新世纪全国高等中医药院校创新教材
北京高等教育精品教材建设立项项目

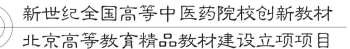

中医皮肤性病学

（供中医类临床专业用）

主　编　瞿　幸（北京中医药大学）

副主编　李元文（北京中医药大学）

　　　　叶建州（云南中医学院）

　　　　段行武（北京中医药大学）

U0284499

中国中医药出版社
·北京·

图书在版编目(CIP)数据

中医皮肤性病学 /瞿幸主编 .—北京：中国中医药出版社，2009.12（2020.9重印）

新世纪全国高等中医药院校创新教材

ISBN 978－7－80231－784－0

Ⅰ. 中⋯ Ⅱ. 瞿⋯ Ⅲ.①中医学：皮肤病学－中医学院－教材
②中医学：性病学－中医学院－教材 Ⅳ. R275

中国版本图书馆 CIP 数据核字（2009）第 196860 号

中 国 中 医 药 出 版 社 出 版

北京经济技术开发区科创十三街 31 号院二区 8 号楼

邮政编码　100176

传真　010 64405750

廊坊市祥丰印刷有限公司印刷

各地新华书店经销

＊

开本 850×1168　1/16　印张 20.5　字数 484 千字

2009 年 12 月第 1 版　　2020 年 9 月第 10 次印刷

书　号　ISBN 978－7－80231－784－0

＊

定价　62.00 元

网址　www.cptcm.com

如有印装质量问题请与本社出版部调换（010 64405510）

社长热线　010 64405720

读者服务部电话　010 64065415　010 84042153

书店网址　csln. net/qksd/

前　　言

　　中医药治疗皮肤病历史悠久，疗效显著，积累了丰富的经验。经过多年的发展，中医皮肤科学已经形成完整的理论体系，成为一门独立的学科。特别是在皮肤病的病因辨证、皮损辨证、辨证论治、外治疗法、美容疗法等方面具有自身的特点，是其他学科所无法替代的。但是一直以来中医院校皮肤科教学没有一本独立的教材，只是在《中医外科学》教材中有皮肤病一章，远远不能满足临床教学的需要。

　　本教材是新世纪全国高等中医药院校创新教材、北京高等教育精品教材建设立项项目，以北京中医药大学为主，与云南中医学院、山东中医药大学、长春中医药大学、首都医科大学共同编写完成。参加编写人员均具有多年临床医疗教学工作经验。编写中参考了历代中医文献中关于皮肤病的论述、各版《中医外科学》教材，以及名老中医著作，力求全面系统地体现中医皮肤科学的理论，紧密结合临床实际，反映名老中医经验，突出中医药治疗皮肤病的特点和优势。

　　本教材分总论、各论两部分。

　　总论部分重点介绍各种病因所致皮肤病的特点，皮肤病自觉症状及他觉症状（皮损）的辨证，皮肤病、性病的诊断与检查，皮肤病的中医内治、外治疗法，以及美容疗法、皮肤毛发的保健等。

　　各论为临床篇，以中医病名为主，无确切中医病名的用西医病名，按疾病的性质分章。介绍了70多种常见皮肤病性病的病因病机、诊断与鉴别诊断、辨证论治、外治疗法等，以及名老中医经验、历代相关的文献。突出实用性，辨病有条理，辨证分型及治疗方法体现古代及现代中医的临床经验及研究成果。

　　配有140多张皮损照片，使学生加深对皮肤病、性病的感性认识，便于理解、记忆。

　　本教材为方便学生学习，在"目录"中的中医病名后括号内加上西医对应病名。

　　本教材适用于高等中医院校本科生、研究生、留学生的中医皮肤科教学，亦可作为西医学习中医的教材。本科生按照教学大纲要求学习部分内容，中医皮肤科专业研究生要求学习全部内容。

　　由于水平所限，不妥之处在所难免，敬请国内外同道不吝赐教，使本教材不断完善。让我们为中医皮肤科事业的发展共同努力！

《中医皮肤性病学》编委会

2009.6

目　录

上篇　总　论

第一章　中医皮肤科学发展概况·····································（1）

第二章　皮肤的结构与生理功能·····································（3）

　一、皮肤的结构···（3）

　二、皮肤的性状···（5）

　三、皮肤的生理功能···（6）

第三章　皮肤与脏腑经络的关系·····································（9）

第四章　皮肤病的病因病机···（10）

　一、风···（10）

　二、寒···（11）

　三、湿···（11）

　四、燥···（12）

　五、热···（12）

　六、虫···（13）

　七、毒···（13）

　八、饮食不节···（14）

　九、情志失调···（14）

　十、血瘀···（14）

　十一、血虚风燥···（15）

　十二、肝肾不足···（15）

　十三、禀赋···（15）

第五章　皮肤病的常见症状及辨证··································（16）

　第一节　皮肤病症状辨证···（16）

　　一、自觉症状及其辨证···（16）

　　二、他觉症状及其辨证···（17）

　第二节　八纲辨证···（24）

　第三节　卫气营血辨证···（24）

　　一、卫分证···（25）

　　二、气分证···（25）

三、营分证……………………………………………………………（25）

四、血分证……………………………………………………………（25）

第四节 脏腑辨证……………………………………………………（25）

一、心与小肠…………………………………………………………（26）

二、肺与大肠…………………………………………………………（26）

三、脾与胃……………………………………………………………（26）

四、肝与胆……………………………………………………………（26）

五、肾与膀胱…………………………………………………………（26）

第五节 气血津液辨证………………………………………………（27）

一、气血辨证…………………………………………………………（27）

二、津液辨证…………………………………………………………（28）

第六节 辨皮肤病的性质……………………………………………（28）

第六章 皮肤病性病的诊断与检查…………………………………（30）

第一节 望诊…………………………………………………………（30）

一、望皮肤……………………………………………………………（30）

二、望黏膜……………………………………………………………（30）

三、望毛发……………………………………………………………（31）

四、望甲………………………………………………………………（31）

五、望舌………………………………………………………………（31）

第二节 闻诊…………………………………………………………（32）

第三节 问诊…………………………………………………………（32）

第四节 切诊…………………………………………………………（33）

第五节 临床检查……………………………………………………（34）

一、皮肤划痕试验……………………………………………………（34）

二、尼氏征检查………………………………………………………（34）

三、玻片压诊…………………………………………………………（34）

第六节 实验室检查…………………………………………………（35）

一、真菌检查…………………………………………………………（35）

二、皮肤寄生虫检查…………………………………………………（36）

（一）人疥螨检查……………………………………………………（36）

（二）毛囊虫（毛囊蠕形螨）检查…………………………………（36）

（三）人阴虱检查……………………………………………………（36）

三、皮肤过敏原检查…………………………………………………（37）

（一）斑贴试验………………………………………………………（37）

（二）皮肤点刺试验…………………………………………………（38）

四、皮肤组织病理检查………………………………………………（38）

五、常见性病实验室检查 ………………………………………………（39）
  （一）梅毒螺旋体暗视野显微镜检查 ………………………………（39）
  （二）梅毒血清免疫学检查 …………………………………………（39）
  （三）淋球菌检查 ……………………………………………………（40）
  （四）沙眼衣原体检查 ………………………………………………（41）
  （五）支原体检查 ……………………………………………………（41）
  （六）生殖器疱疹病毒（HSV）检查 ……………………………（41）
  （七）人类免疫缺陷病毒（HIV）检查 …………………………（42）
  （八）醋酸白试验 ……………………………………………………（42）

第七章 皮肤病的常用中医治疗方法 ……………………………………（43）
第一节 皮肤病中医治疗的特色 …………………………………………（43）
第二节 内治法 ……………………………………………………………（43）
  一、祛风法 ……………………………………………………………（43）
  二、清热法 ……………………………………………………………（44）
  三、祛湿法 ……………………………………………………………（44）
  四、润燥法 ……………………………………………………………（45）
  五、调理气血法 ………………………………………………………（45）
  六、温阳法 ……………………………………………………………（46）
  七、化痰软坚法 ………………………………………………………（46）
  八、补肾法 ……………………………………………………………（46）
第三节 外治法 ……………………………………………………………（47）
  一、皮肤病中医外治概论 ……………………………………………（47）
  二、外用药物的剂型 …………………………………………………（47）
  三、外用药物使用原则 ………………………………………………（49）
第四节 皮肤病针灸疗法 …………………………………………………（51）
  一、针灸治疗皮肤病的发展概况 ……………………………………（51）
  二、针灸治疗皮肤病的常用方法 ……………………………………（51）
第五节 中医皮肤美容疗法 ………………………………………………（54）
  一、中医皮肤美容的特点 ……………………………………………（55）
  二、中医皮肤美容的常用方法 ………………………………………（55）

第八章 皮肤毛发的保健 …………………………………………………（58）
第一节 皮肤的保健 ………………………………………………………（58）
第二节 头发的保健 ………………………………………………………（59）

下篇 各 论

第九章 病毒性皮肤病……………………………………………（61）
　第一节 热疮 ……………………………………………………（61）
　第二节 蛇串疮…………………………………………………（63）
　第三节 疣…………………………………………………………（67）
　　疣目……………………………………………………………（67）
　　扁瘊……………………………………………………………（69）
　　牛程蹇…………………………………………………………（71）
　　线瘊……………………………………………………………（72）
　第四节 鼠乳……………………………………………………（73）
　第五节 风疹……………………………………………………（74）
　第六节 麻疹……………………………………………………（76）
　第七节 手足口病………………………………………………（79）
　第八节 水痘……………………………………………………（81）
第十章 细菌性皮肤病……………………………………………（85）
　第一节 黄水疮…………………………………………………（85）
　第二节 丹毒……………………………………………………（88）
　第三节 伤水疮…………………………………………………（91）
　第四节 腓腨发…………………………………………………（93）
第十一章 真菌性皮肤病…………………………………………（96）
　第一节 白秃疮…………………………………………………（96）
　第二节 肥疮……………………………………………………（98）
　第三节 鹅掌风…………………………………………………（100）
　第四节 脚湿气…………………………………………………（102）
　第五节 油灰指甲………………………………………………（104）
　第六节 圆癣、阴癣……………………………………………（105）
　第七节 紫白癜风………………………………………………（107）
第十二章 动物源性皮肤病………………………………………（109）
　第一节 疥疮 ……………………………………………………（109）
　第二节 恶虫叮咬………………………………………………（111）
　第三节 虱疮、阴虱疮…………………………………………（114）
第十三章 物理性皮肤病…………………………………………（117）
　第一节 日晒疮…………………………………………………（117）
　第二节 痱子……………………………………………………（120）

第三节　冻疮 ……………………………………………………………………… (123)

第四节　鸡眼 ……………………………………………………………………… (126)

第五节　皲裂疮 …………………………………………………………………… (127)

第十四章　超敏反应性皮肤病 …………………………………………………… (131)

第一节　湿疮 ……………………………………………………………………… (131)

第二节　奶癣 ……………………………………………………………………… (136)

第三节　四弯风 …………………………………………………………………… (139)

第四节　漆疮 ……………………………………………………………………… (142)

第五节　药毒 ……………………………………………………………………… (146)

第六节　瘾疹 ……………………………………………………………………… (151)

第十五章　瘙痒性神经功能障碍性皮肤病 ……………………………………… (156)

第一节　牛皮癣 …………………………………………………………………… (156)

第二节　风瘙痒 …………………………………………………………………… (158)

第三节　马疥 ……………………………………………………………………… (161)

第十六章　红斑鳞屑性皮肤病 …………………………………………………… (164)

第一节　白疕 ……………………………………………………………………… (164)

第二节　风热疮 …………………………………………………………………… (171)

第三节　猫眼疮 …………………………………………………………………… (173)

第四节　紫癜风 …………………………………………………………………… (177)

第五节　红皮病 …………………………………………………………………… (180)

第十七章　血管性皮肤病 ………………………………………………………… (184)

第一节　葡萄疫 …………………………………………………………………… (184)

第二节　瓜藤缠 …………………………………………………………………… (188)

第三节　狐惑病 …………………………………………………………………… (191)

第四节　手足逆冷 ………………………………………………………………… (194)

第五节　血痹 ……………………………………………………………………… (197)

第十八章　结缔组织病及大疱性皮肤病 ………………………………………… (200)

第一节　红蝴蝶疮 ………………………………………………………………… (200)

第二节　肌痹 ……………………………………………………………………… (207)

第三节　皮痹 ……………………………………………………………………… (212)

第四节　天疱疮 …………………………………………………………………… (216)

第十九章　皮肤附属器疾病 ……………………………………………………… (222)

第一节　白屑风 …………………………………………………………………… (222)

第二节　粉刺 ……………………………………………………………………… (225)

第三节　酒齄鼻 …………………………………………………………………… (228)

第四节　油风 ……………………………………………………………………… (231)

第五节 蛀发癣 ·· (235)
第六节 汗疱疹 ·· (238)
第二十章 色素性皮肤病 ···································· (241)
第一节 黧黑斑 ·· (241)
第二节 白驳风 ·· (245)
第二十一章 遗传、代谢性皮肤病及皮肤肿瘤 ·········· (250)
第一节 蛇皮癣 ·· (250)
第二节 原发性皮肤淀粉样变 ······················ (252)
第三节 黄瘤病 ·· (255)
第四节 蕈样肉芽肿 ··· (257)
第二十二章 性传播疾病 ···································· (261)
第一节 杨梅疮 ·· (261)
第二节 花柳毒淋 ··· (267)
第三节 非淋菌性尿道炎 ··································· (271)
第四节 臊瘊 ·· (274)
第五节 生殖器疱疹 ··· (277)
第六节 艾滋病 ·· (280)
附录一 内服方剂 ·· (287)
附录二 外用方剂 ·· (292)
附录三 中西医病名对照 ···································· (305)
附录四 西医病名索引 ···································· (308)
附录五 英文索引 ·· (310)
附录六 主要参考文献 ···································· (314)

上篇 总论

第一章
中医皮肤科学发展概况

中医皮肤科学是以中医学的理论和方法研究皮肤和皮肤附属器疾病的一门学科。皮肤附属器包括毛囊、毛发、皮脂腺、汗腺、指（趾）甲。目前性传播疾病也归入皮肤科。

中医皮肤科在传统上属于中医外科范畴，其内容多记载于历代中医文献特别是中医外科专著中。新中国成立以后，由于政府的重视，中医药学得以迅速发展，全国各地中医医院的皮肤科逐渐从中医外科中独立出来。

中医药防治皮肤病有悠久的历史，可以说是与中医药同步发展起来的。公元前 14 世纪殷商时期的甲骨文中即有皮肤病病名的记载，如疥（《说文解字》云"搔也"，指多种瘙痒性皮肤病）、疕（《说文解字》云"头疡也"，指头疮或泛指疮疡）。

春秋战国时期的《五十二病方》是我国目前发现的最早的医学文献。记载了疣、身疕（疮疡）、瘃（冻疮）、白处（白驳风）等 10 余种皮肤病，多种治疗皮肤病的处方，以及以灸法治疣等 10 余种治疗方法。

《黄帝内经》全面总结了秦汉以前的医学成就，奠定了中医学的理论基础，也奠定了中医皮肤科学的理论基础。该书论述了皮肤、毛发、爪甲的生理、病理，与脏腑、气血的关系。如："心者……其华在面，其充在血脉……。肺者……其华在毛，其充在皮……。肾者……其华在发，其充在骨……。肝者……其华在爪，其充在筋……。""百病之始生，必先于皮毛。""诸湿肿满皆属于脾"，"诸痛痒疮皆属于心。"书中还记载了多种皮肤病的病名和病机，如"汗出见湿，乃生痤痱，高粱之变，足生大疗，受如虚持；劳汗当风，寒迫为皶，郁乃痤。"

东汉·张仲景《伤寒论》、《金匮要略》创立了六经辨证，总结了汉代以前治疗杂病的经验，载方富有实效，很多方药至今都在皮肤科临床应用。如桂枝汤、麻杏石甘汤等治疗瘾疹，外用黄连粉治疗浸淫疮（泛发性湿疹）；狐惑病（白塞氏病）用甘草泻心汤治疗等。

晋代·龚庆宣《刘涓子鬼遗方》是我国现存的第一部中医外科专著。其中有很多关于皮肤病的论述，如用紫草膏治疗小儿头癣，用白芷膏治疗发秃。葛洪《肘后备急方》卷 5 专论外科病，记载了多种外治法及外用药剂型，包括治疗皮肤病的外用方药，特点是简、便、廉。

隋·巢元方《诸病源候论》是一部论述疾病病因病机的专著。其中记载了皮肤病100多种，小儿皮肤病40余种，详细阐述了皮肤病的病因、病机、症状。值得一提的是，当时已经认识到漆疮的发病与人的禀赋即先天体质因素有关，"漆有毒，人有禀性畏漆，但见漆便中其毒。……亦有性自耐者，终日烧煮，竟不为害也。"这一论点与现代医学关于超敏反应（变态反应）的认识完全一致，但早了1000多年。书中关于热疮（单纯疱疹）病因病机、反复发作的论述："人脏腑虚实不调，则生于客热，表有风湿，与热气相搏，则身体生疮，痒痛而脓汁出，甚者一瘥一剧，此风湿所为也，"与现代医学关于复发性单纯疱疹，因患者机体免疫功能障碍、病毒反复活动的认识相吻合。

唐·孙思邈《备急千金要方》、《千金翼方》、王焘《外台秘要》是大型的临床医学全书，记载了大量的治疗皮肤病的方药和治疗方法，特别是有很多皮肤美容、护肤的方药。

宋元时期开始出现了中医外科专著。如宋·陈自明《外科精要》，元·齐德之《外科精义》，其中包括了皮肤疾病，在治疗方法上也更加丰富。

明清时期中医外科学发展很快，有很多外科专著问世，如明·王肯堂《证治准绳·疡医》、申斗垣《外科启玄》。特别是陈实功《外科正宗》，总结收集了历代中医诊疗皮肤病的研究成果，"列证最详，论述最精"，明确提出"内之证或不及于其外，外之证则必根于其内也。"汪机《外科理例》更进一步提出："治外必本诸内，治内亦即治外。"强调外病内治，内外治结合。明·陈司成《霉疮秘录》成书于1632年，是我国第一部专门论述梅毒的专著。

清·祁坤《外科大成》、吴谦《医宗金鉴·外科心法要诀》，以及许克昌《外科证治全书》记载的皮肤病病种广泛，从症状、病因病机、辨证论治到内外治疗方法论述详尽，是我们学习研究中医皮肤性病学的重要文献。吴尚先《理瀹骈文》是一部外治法专著，提出："外治之理，即内治之理；外治之药，亦即内治之药，所异者法耳。"本书以中医理法方药为依据，以外治为手段，结合个人临床经验，系统总结了历代外治疗法、方药，包括敷贴法、熨法、洗法、蒸法、烟熏法、照法等，对于临床治疗、研究具有重要参考价值。

新中国成立以后，由于政府的重视，中医各科都得到了迅速发展。各地中医医院都设立了中医外科，诊治皮肤疾病。20世纪70～80年代，中医皮肤科相继从中医外科独立出来，中医院校开设了中医皮肤性病学课程。各种中医皮肤科专著也大量问世，如《赵炳南临床经验集》、《朱仁康临床经验集》、金起凤《中医皮肤病学》、欧阳恒《新编中医皮肤病学》等。目前中医皮肤科正蓬勃发展，前景广阔。

第二章 皮肤的结构与生理功能

一、皮肤的结构

皮肤覆盖人体表面，在腔孔（如口腔、眼、鼻、外阴及肛门）周围逐渐移行为黏膜。皮肤是人体最大的器官，成人皮肤的总面积约为 $1.5m^2$，总重量约占体重的 16%。

人体的皮肤分为三层。即表皮、真皮、皮下组织。

（一）表皮

表皮位于皮肤的最外层，由外胚层分化而来，主要由角质形成细胞以及黑素细胞、朗格汉斯细胞组成。角质形成细胞周期性地更新、角化、脱落。黑素细胞分泌黑素颗粒，与皮肤的颜色有关。朗格汉斯细胞来源于骨髓，是免疫活性细胞。表皮分为五层，由外向内为角质层、透明层、颗粒层、棘层、基底层。

1. 角质层 是表皮最外面的一层。由 5～20 层致密的扁平细胞所组成，此层细胞无细胞核，已无生物活性。角质层在眼睑、包皮、皮肤皱折部位较薄，在掌跖部位最厚，起重要的保护作用。指甲也是由致密的角质所组成的。

2. 透明层 位于角质层的下方，仅见于掌跖等角质层厚的部位。

3. 颗粒层 位于角质层、透明层的下方。由 1～3 层扁平或梭形细胞所组成，细胞的胞浆内含有粗大的、深嗜碱性的角质颗粒。

4. 棘层 位于颗粒层下方。由 4～8 层多角形细胞组成，细胞有棘刺状突起，相邻细胞的突起互相连接，形成桥粒。

5. 基底层 位于表皮最下层。由一层呈栅栏状排列的柱状基底细胞组成，黑素细胞镶嵌在其中。基底细胞周期性分裂，产生新的细胞，不断向外移行，形成表皮各层细胞，最后角化脱落。

（二）真皮

真皮位于表皮下方，由中胚层分化而来。真皮浅层接近表皮的部分称为乳头层，真皮下层称为网状层。真皮主要由纤维、基质和细胞成分组成，以胶原纤维、网状纤维、弹力纤维为主，纤维之间有少量的基质和成纤维细胞、肥大细胞等细胞成分。真皮内含有丰富的血管、神经、淋巴管，以及毛囊、皮质腺、汗腺等皮肤附属器。

胶原纤维、弹力纤维具有一定的张力和弹性，在真皮中平行或交错排列，构成皮肤和内含组织的支架，可抵抗外力的损伤，使皮肤保持弹性。

（三）皮下组织

位于真皮下方，又称皮下脂肪层、或脂膜。由疏松结缔组织和脂肪小叶构成。其结缔组织纤维皆自真皮下部延续而来，脂肪小叶间有较大的血管、淋巴管、神经和皮肤附属器。

皮下脂肪层的厚度因个人的营养状况、年龄、性别及身体各部位的不同而有很大差别。对人体有储存能量，防止热量散失，保持体温，以及缓冲外界碰撞、冲击等功能。

（四）皮肤附属器

1. 毛发

毛发由毛囊中长出，其深入皮内的部分称为毛根，露出皮面的部分称为毛干。毛发分布广泛，几乎遍及全身，分为长毛、短毛、毳毛三种。毛发有生长期、退行期、休止期。头发的生长期长，平均为 3 年，退行期约 3 周，休止期约 3 月。头发的生长速度受到季节、年龄等因素的影响，约 1 个月长 1 厘米左右，夏天比冬天长得快些。甲状腺激素、性激素、糖皮质激素调节毛发的生长。精神因素和某些疾病可抑制毛发生长，使之进入休止期，导致脱发。头发主要成分是毛发角蛋白。

2. 皮脂腺

皮脂腺分布较广，除掌跖和指趾屈侧以外，几乎遍及全身，以头面部、胸背上部较多。皮脂腺的导管开口于毛囊上部，其分泌的皮脂经毛囊口排至皮肤表面。唇红部、妇女乳晕、阴唇、眼睑、包皮内侧等处的皮脂腺导管直接开口于皮肤表面。皮脂分布在毛发和皮肤表面，起着防止水分散失，润滑毛发、皮肤的作用。

3. 汗腺

人体的汗腺分为小汗腺和顶泌汗腺。成人皮肤上的小汗腺约为 160 万～400 万个，除口唇、小阴唇、龟头、包皮内侧外，几乎遍及全身，尤以掌跖最多。小汗腺分泌的汗液较稀，占人体出汗总量的绝大部分，每天 24 小时人体都在不显性出汗。汗液可以补充角质层的水分散失，以保持角质层的正常含水量，使皮肤柔软、光滑、湿润。

顶泌汗腺（大汗腺）主要分布在腋窝、乳晕、脐窝、会阴部及肛门周围。顶泌汗腺的分泌量少，汗液中含有脂肪性物质，经局部皮肤上的细菌作用，产生臭味。顶泌汗腺的分泌受性激素的影响，青春期分泌旺盛。

4. 甲

包括指甲和趾甲，它们都是由致密而坚硬的角质所组成。甲板表面光滑有光泽，甲板的下面是甲床，甲板的远端称为游离缘，后方隐藏在皮肤皱折内的部分称为甲根，近甲根处半月形白色区称为甲半月。甲根下的甲床称为甲母质，是甲的生发区，若甲母质受到损害，长出来的甲板就会凹凸不平。

甲与毛发不同，在整个生命中一直不断地生长。指甲比趾甲长得快，成人指甲从甲根长到甲游离缘一般需要 100 天左右。甲的生长受很多因素的影响，长期营养不良会影响甲的生长。

二、皮肤的性状

（一）厚度

皮肤的厚度不包括皮下组织约为 0.5～4.0mm。皮肤的厚度因人而异，一般男性皮肤较厚，女性皮肤较薄，儿童皮肤最薄。不同部位皮肤的厚度也不一致，四肢和躯干的皮肤伸侧比屈侧厚，枕后、项部、臀部、掌跖部位皮肤最厚，眼睑、外阴、乳房等处皮肤最薄。

（二）颜色

皮肤的颜色因人种、年龄及部位而不同。正常皮肤的颜色受三种色素的影响，即黑素、胡萝卜素、血色素（血红蛋白）。

黑素产生褐黑色，是决定皮肤颜色的最主要因素。黑素由散布在表皮基底层，以及毛囊、眼等处的黑素细胞所产生，通过树枝状的突起部位排出，移行到表皮各层，最后与角质层细胞一起脱落。黑素是一种微小的颗粒，它可吸收过量的日光，特别是紫外线，以保护机体不受伤害。

胡萝卜素是皮肤黄色的主要来源，是一种脂溶性色素。身体中此种物质含量升高，则角质层厚的部位如掌跖，以及皮脂腺分泌较多的部位如面部的皮肤黄色更加明显。

血红蛋白存在于血液中。动脉血中的氧化血红蛋白呈鲜红色，若皮肤中的毛细血管丰富，氧化血红蛋白较多则皮肤发红。如运动、饮酒、发热时，皮肤毛细血管扩张，血流加速，皮肤就会充血发红。静脉中的还原血红蛋白呈蓝色，所以当血流缓慢、缺氧时，还原血红蛋白增多，皮肤颜色青紫。

（三）酸碱度

正常皮肤表面呈弱酸性，pH 值约为 5.5～7。男性的皮肤比女性更偏酸性。皮肤表面的弱酸环境主要由皮肤的代谢产物，如乳酸、氨基酸、游离脂肪等酸性物质造成。皮肤酸碱度受出汗多少的影响，少量出汗时，汗液的 pH 值约为 4.5～5.5，大量出汗时 pH 值可增加到 7.0 左右 。皮肤的弱酸性能抑制细菌、真菌的繁殖。

皮肤对酸碱有一定的缓冲能力，若改变皮肤表面正常的弱酸环境，破坏了皮肤的中和能力，皮肤就容易受到外界因素的伤害而引起皮肤病。如家庭主妇易患手湿疹，就是由于过多接触碱性物质造成的。有些人因使用不适合于自己皮肤的香皂或化妆品引起面部皮肤发炎起疹。

（四）干性与油性

皮脂腺分泌排出的皮脂有润泽皮肤、毛发的作用。根据皮脂的多少，可将皮肤分为油性、中性、干性。一般年轻人、特别是男性皮脂腺分泌旺盛，油性皮肤者多；而老年人及女性皮脂较少，干性皮肤者多。

三、皮肤的生理功能

(一) 屏障功能

皮肤是人体的第一道防线，如同一道屏障，保护机体免受外界环境中各种有害物质的伤害，同时防止人体内的各种营养物质、电解质和水分的丢失。

1. 防止微生物侵入

在人体皮肤表面存在着许多微生物，在一定条件下它们可以成为致病菌，对人体造成危害。但是皮肤有多方面的防御能力。首先，致密角质层对微生物有良好的屏障作用，一般在正常情况下细菌和病毒不能由皮肤进入人体。当皮肤破损，防御能力被破坏时，容易受到致病菌的感染，如患足癣的人，因脱屑、搔抓，皮肤上会有一些小的破损，若细菌乘隙侵入，就会导致丹毒、淋巴管炎的发生。其次，皮肤表面偏酸性，不利于微生物的生长。此外，皮肤表面皮脂中的某些游离脂肪酸对寄生菌的生长有抑制作用。如头白癣到青春期后可以自愈，就是因为皮脂腺发育，分泌的皮脂增多，其中的不饱和脂肪酸抑制了真菌的繁殖。

2. 防止化学物质侵入

皮肤对化学物质的防护主要在角质层。角质层结构紧密，表面有脂膜，可以防护一些弱酸或弱碱性物质的伤害。当皮损破损，或角质层被脱脂后，它的保护和屏障能力就降低了。如过度的清洗、或某些职业皮肤长期浸泡、接触酸碱物质及有机溶剂，就能使这一屏障作用大为减弱，促使化学物质的吸收。

3. 对物理性损伤的防护

皮肤的角质层比较干燥，是电的不良导体，对低压电流有一定的阻抗能力。皮肤潮湿时角质层含水量增加，皮肤的电阻降低，电流损伤的危险性会大大增加。皮肤内层及身体其他软组织含水量高，是电的良导体，若角质层被破坏，将严重削弱皮肤对电的防护能力。

皮肤对光线有吸收的作用。角质层主要吸收短波紫外线（波长 180～280nm），棘层和基底层主要吸收长波紫外线（波长 320～400nm）。黑素细胞产生的黑素颗粒能吸收紫外线。当皮肤受到日光照射，黑素细胞就会产生大量的黑素颗粒，以增强对紫外线的防护能力。

4. 对机械性损伤的防护

正常的皮肤角质层坚韧，表皮细胞排列紧密，真皮中的弹力纤维和纵横交错的胶原纤维坚韧而具有弹性，柔软的皮下脂肪能对外来的冲撞、挤压起一些缓冲作用。皮肤这三层组织共同形成一个完整的整体，具有一定的张力和弹性。在一定程度内，皮肤能耐受外界的各种机械性刺激，如摩擦、牵拉、挤压及冲撞。如皮肤长期受摩擦的部位，局部角质层会增厚，形成硬的胼胝，俗称老茧子，防止皮肤被擦伤。

5. 防止体液的过度丢失

结构紧密的角质细胞和富含脂质的细胞间物质，以及皮肤表面的皮脂使水分子难以通过，可防止体液的过度丢失。如果皮肤失去角质层，水分的丢失将增加 10 倍或更多。烧伤患者表皮大面积破坏，使得体液和电解质大量丢失，造成严重的合并症。

（二）调节体温

皮肤在体温的调节中起重要作用。全身皮肤中分布有温度感受器，当外界温度过高或人体发热时，通过神经反射使皮肤血管扩张，流经皮肤的血流量增加，促进散热；同时汗腺分泌增加，出汗增多，达到降温的目的。相反，当外界温度过低或人体有冷的感觉时，皮肤血管收缩，汗腺分泌减少，从而减少了体温的散失。

（三）触知感觉

正常的皮肤有感觉神经和运动神经，它们的神经末梢和特殊感受器广泛地分布在表皮、真皮和皮下组织。外界刺激作用于皮肤后，通过皮肤神经传递到中枢神经系统，产生冷觉、热觉、触觉、压觉、痛觉、痒觉、麻木等，并引起相应的保护性反应，以维护身体的健康。

（四）皮肤的新陈代谢

1. 皮肤的吸收作用

完整的皮肤只能吸收少量的水分和微量气体，水溶质物质不易被吸收。对油脂和脂溶性物质吸收良好，如动物油、矿物和植物油、维生素 A、维生素 D、维生素 K、性激素及大部分糖皮质激素。主要吸收途径为毛囊和皮脂腺。重金属及其盐类如汞、铅、锌、铜、镍、砷等，可能与皮脂中的脂肪酸结合，变成脂溶性物质而被皮肤吸收。

2. 皮肤的分泌与排泄

皮肤通过分泌汗液，排泄水和部分无机盐类，可部分代替肾脏功能。皮脂腺分泌皮脂，有润滑皮肤的作用，其中的游离脂肪酸对某些病原微生物的生长起到抑制作用。

3. 皮肤的代谢作用

皮肤的表皮细胞有合成糖原的能力，能有效地进行糖的分解代谢。皮肤内的葡萄糖含量约为血糖浓度的 2/3。糖尿病患者皮肤含糖量增加，有利于细菌和真菌的繁殖，所以容易发生皮肤感染，如疖肿、毛囊炎、手足癣等。

蛋白质是组成皮肤细胞、结缔组织纤维和基质的主要成分，包括角蛋白、胶原蛋白、弹力蛋白，以及黏蛋白。蛋白质的不断合成、降解维持了皮肤的稳定完整，和毛发、指甲的生长。若长期营养不良，身体缺乏蛋白质，则皮肤伤口难以愈合。

皮肤能够合成和降解脂类。皮肤的脂类包括皮下组织的脂肪和表皮脂质。儿童皮肤表面的皮脂主要来自表皮细胞，成人皮肤表面的脂类主要来自皮脂腺的分泌。角质层中分布的脂质是防止水分丢失的屏障，7-脱氢胆固醇经紫外线照射后可转变为维生素 D3 前体。

皮肤是电解质的主要储藏库之一，它们大部分储藏在皮下组织。氯和钠是细胞间液的主要电解质，也是皮肤中含量最高的无机盐，可维持水的渗透压和酸碱平衡。钾主要存在于细胞内，是调节细胞内渗透压和酸碱平衡的重要电解质。镁是位于细胞内的阳离子，可激活某些酶，并具有抑制兴奋的作用。钙主要存在于细胞及骨骼内，与细胞膜的通透性和细胞间的黏着性有关。铜在皮肤内的含量虽然很少，但它是组成酪氨酸酶的成分，在黑色素代谢中起重要作用。

（五）皮肤的免疫功能

皮肤是重要的免疫器官。皮肤不仅是许多免疫反应的靶组织，同时又主动参与机体的免疫反应。

1. 皮肤免疫细胞

在表皮内，角质形成细胞数量最多，它能表达 MHC－Ⅱ类抗原，合成和分泌多种具有生物学活性的细胞因子，如白细胞介素（IL）、干扰素（IFN）、肿瘤坏死因子（TNF）等，以及吞噬及粗加工抗原物质，参与皮肤免疫反应。

表皮朗格汉斯细胞是皮肤内主要的抗原呈递细胞，对启动皮肤免疫反应起着重要的作用。朗格汉斯细胞合成分泌许多细胞因子，调控 T 淋巴细胞的增殖和迁移。此外，它还参与免疫调节、免疫监视、免疫耐受、皮肤移植物排斥反应和接触性超敏反应。

皮肤内的淋巴细胞主要是 T 淋巴细胞。T 淋巴细胞具有亲表皮特性，可在血循环和皮肤之间进行交换，传递各种信息，介导免疫反应。

此外，皮肤中的血管内皮细胞、肥大细胞、巨噬细胞也都参与皮肤免疫反应。真皮成纤维细胞参与维持皮肤免疫系统的自稳状态。

2. 皮肤病与超敏反应（变态反应）类型

Ⅰ型——速发型：主要表现为过敏性休克、荨麻疹。

Ⅱ型——细胞毒型：系统性红斑狼疮患者的贫血、自身免疫性大疱性皮肤病的发病机制可能与此有关。

Ⅲ型——免疫复合物型：主要病变为血管炎，所引起的疾病有红斑狼疮、变应性血管炎、过敏性紫癜等。

Ⅳ型——迟发型：接触性皮炎、湿疹、移植物抗宿主反应，以及麻风、结核病的免疫反应属这一类型。

第三章
皮肤与脏腑经络的关系

中医认为人体是一个有机的整体，皮肤和脏腑通过经络相互联系。《素问·五藏生成篇》："心之合脉也，其荣色也；……肺之合皮也，其荣毛也；……肝之合筋也，其荣爪也；……脾之合肉也，其荣唇也；……肾之合骨也，其荣发也。"五脏与体表的肤色、皮肤、毛发、爪甲关系密切，脏腑的精气充养着体表器官，五脏功能正常与否，体内的病变、气血的盛衰都可以通过体表反映出来。

心主血脉，其华在面。人体面部的气血最为丰富，气血的盛衰可以通过面部皮肤的颜色和光泽显现于外。

肺主气主皮毛，其华在毛。肺气宣发，将体内的精微物质布散于体表，温养肌肤，润泽皮肤毛发，调解汗孔开合，防御外邪入侵。

脾主运化主肌肉四肢，其华在唇。脾气运化水谷精微，化生气血，充养肌肉四肢。

肝主疏泄主藏血，其华在爪。肝血充足，气机调畅，血脉通畅，则爪甲坚韧红润光泽。

肾藏精主骨，其华在发。发为血之余，肾精能生血，精血充足，毛发得以荣养则正常生长、乌黑发亮。

经络运行全身气血，内连脏腑，外络肢体、皮肤，沟通表里上下，调解平衡人体各部分的功能。经络循行分布于皮肤的部位，称为皮部。《素问·皮部论》："皮有分部。""皮者，脉之部也。"如面部、面颊的皮肤属足阳明胃经，头两侧、耳部前后的皮肤属足少阳胆经，胁肋部的皮肤属足厥阴肝经、足少阳胆经，上肢伸侧、下肢外侧的皮肤属三阳经，上肢屈侧、下肢内侧的皮肤属三阴经。不同部位皮肤的变化，可以反映相应脏腑、经络的病变。

在病理上，皮肤的疾病也与脏腑功能失常，气血失和密切相关。如《素问·至真要大论》："诸痛痒疮皆属于心。"

第四章 皮肤病的病因病机

皮肤病的病因有外因、内因之分。外因包括风、寒、暑、湿、燥、火、虫、毒；内因包括七情内伤、饮食劳倦、湿热瘀血等内生之邪及禀赋。病机主要有气血失和，脏腑功能失调，而生风、蕴湿、蕴毒、化热、化燥、致虚、致瘀等。病因与病机密切相关，不可能截然分开。如风，既是外界致病因素中的六淫之首，又是皮肤病发病过程中重要的病机变化之一；又如血瘀，既是一种病理产物，又是一种导致疾病的原因。

性传播疾病主要由性接触染毒致病，属特殊病种，其病因病机分述于各论中。

一、风

风为六淫之首，百病之长，许多皮肤病的发病与风有关，以风命名的皮肤病也相当多。风邪是引发皮肤病的重要因素。

（一）风邪的形成与特性

风有外风、内风之分。中医认识的外风应从广义去理解，不单指自然界的风，还包括符合风邪致病特点的其他物质，如空气中的花粉、尘螨、某些气味、真菌孢子等。内风多与肝有关，肝主风，主藏血，如营血不足，血不养肝，或热毒伤阴，或水不涵木，则肝风内生。另外，还有血热生风、血虚化燥生风等。

风邪的特性是风为阳邪，其性开泄，有升发、向上、向外的特点；风性善行而数变，风性燥烈，动摇不定，常夹其他邪气致病。

（二）风邪与皮肤病

外风侵袭，或内生之风，搏于肌肤，外不得疏，内不得息，致使营卫不和，气血运行失常，肌肤失养而发生瘾疹（荨麻疹）、风瘙痒（皮肤瘙痒症）、牛皮癣（神经性皮炎）等皮肤病。

风邪所致皮肤病的特点：

1. 发病迅速，骤起骤消，游走不定，泛发全身或发于身体上部。

2. 疹无定形，多为干性，常见风团、丘疹、斑疹、抓痕、鳞屑、苔藓样变，多伴有瘙痒、恶风。

3. 常与热、湿、寒邪夹杂致病。

风热：皮损色淡红，压之褪色，遇热受风加重。

风寒：皮损色白，遇寒受风加重。

风湿：多为皮色丘疹、丘疱疹，瘙痒剧烈。

二、寒

（一）寒邪的形成与特性

寒有内寒、外寒。外寒指自然界之寒冷，为冬之主气，故冬季多寒病。内寒因阳气虚弱，寒从内生。外寒与内寒可互相联系，互相影响，如阳虚内寒者易感外寒；外寒入侵，常损阳气，从而加重内寒。皮肤病以外寒致病者多。

寒为阴邪，易伤阳气；寒性凝滞收引，易阻经络。

（二）寒邪与皮肤病

寒邪袭表，毛窍收缩，腠理闭塞，卫气不得宣泄，以致营卫不和；寒邪侵袭经脉，或阳气虚弱，不达四肢，气血运行不畅，以致气血凝滞，肢端发凉紫绀，疼痛麻木，肌肤肿硬，而发生寒冷性瘾疹（荨麻疹）、冻疮、皮痹（硬皮病）、四肢厥冷（雷诺氏病）等皮肤病。

寒邪所致皮肤病的特点：

1. 恶寒，肢冷，屈伸不利，疼痛麻木。
2. 皮疹色淡或青紫，可见风团、斑疹、皲裂、浮肿、硬结、溃疡等。
3. 寒邪常与风、湿相合为病。

三、湿

许多皮肤病的发病与湿邪有关。湿邪也是引发皮肤病的重要因素。

（一）湿邪的形成与特性

湿有内湿与外湿。外湿指自然界之湿气，四季中以长夏湿气最盛，故长夏多湿病。感受外湿除与季节有关外，还与工作性质、生活环境有关，如涉水淋雨，久居湿地，汗水渍衣等都可能成为湿邪侵袭人体的条件。内湿多因过食膏粱厚味、贪食生冷或过度饮酒，以致损伤脾阳，脾失健运，湿浊内生；或情志抑郁，肝失疏泄，脾失健运，水湿内生。

湿为阴邪，易伤阳气；湿性重浊向下，湿性黏腻，留滞难去；湿邪郁久化热。

（二）湿邪与皮肤病

湿邪蕴阻肌肤，郁久化热，或浸淫四窜，或阻滞气机，可致多种有水疱、渗液的皮肤病，如湿疮（湿疹）、天疱疮、脚湿气（足癣）等。

湿邪所致皮肤病的特点：

1. 皮损反复发作，缠绵难愈。
2. 多发于身体下部，严重者浸淫遍体。
3. 皮肤水肿、有水疱、丘疱疹、糜烂、渗液、瘙痒。
4. 伴倦怠，胸闷，纳呆，下肢沉重，舌苔腻。

5. 常与风、寒、热邪合而为病。

四、燥

（一）燥邪的形成与特性

燥分内燥与外燥。外燥指自然界的过于干燥的邪气，人体感受外界燥邪而发病，属外燥证，因多见于秋令，故又称秋燥。机体津血亏损可致内燥。此外，外邪蕴久可伤阴化燥，血虚亦可化燥。

燥胜则干，燥邪易伤肺，易伤阴耗津。

（二）燥邪与皮肤病

燥邪伤阴耗津，致使皮肤毛发失于濡养；或燥邪伤肺，肺失宣发布散津液，则出现干燥、瘙痒性皮肤病，如老年性风瘙痒（瘙痒症）、皲裂疮（手足皲裂）、毛发干枯等。风、湿、热邪蕴久，伤阴耗血，化燥生风，或病久血虚，化燥生风，可致慢性湿疮（湿疹）、白疕（银屑病）、鹅掌风（手癣）等皮肤病。

燥邪所致皮肤病的特点：

1. 常发生于气候干燥的秋冬季，老年人、女性多见。
2. 皮肤干燥，粗糙，枯皱，皲裂，肥厚，脱屑，苔藓样变，瘙痒，毛发干枯不荣。
3. 内燥多病程长，伴阴血不足之证，口燥、咽干、鼻干、小便短赤，舌干少津或光红裂纹。

五、热

很多炎症性皮肤病的发病与热邪有关。热邪也是引发皮肤病的重要因素。

（一）热邪的形成与特性

热与火同类，常互称，仅程度不同，火为热之甚，热为火之渐，热甚则化火化毒。热有内热（内火）与外热（外火）。感受外界的温热之邪为外热，或因感受风、寒、暑、湿、燥邪入里化热、化火而成。过食辛辣炙煿、情志失调等可引起脏腑功能失调而生内热、内火，如心火、肝火、肺热、肝胆实热、脾胃实热等。所以有"五气皆能化火"与"五志皆能化火"之说。

火热为阳邪，其性上炎，易伤阴津，易生风动血；热微则痒，热甚则痛；热盛则肉腐。

（二）火热之邪与皮肤病

《内经》云："诸痛痒疮皆属于心"。心属火，主血脉，心火偏盛则血热，血热熏灼肌肤则生疮疡。故刘完素又加了一个字，"诸痛痒疮皆属于心火"。热盛化火化毒，腐肉成脓，迫血妄行，火热之邪耗伤津液，可致多种皮肤病，如黄水疮（脓疱疮）、丹毒、疖肿、药毒（药疹）、白疕（银屑病）进行期、红皮病、酒齄鼻、粉刺（痤疮）等。

火热之邪致皮肤病的特点：

1. 发病急速，蔓延也快，多发生在人体上部。

2. 皮损颜色鲜红、肿胀、灼热，可发生血疱、脓疱、糜烂、溃疡、紫癜、出血等。

3. 自觉瘙痒，或疼痛。

4. 全身症状明显，身热，口渴喜饮，尿黄赤，大便秘结，舌红，苔黄，脉数。

六、虫

（一）虫邪的种类与特性

中医认识的虫邪是广义的，除昆虫、寄生虫外，还包括真菌、虫毒过敏等。

昆虫类：如蚊子、臭虫、跳蚤、蜱、蠓虫、螨虫、蜂、蝎、蜈蚣、刺毛虫、桑毛虫、松毛虫、隐翅虫等。

寄生虫类：如疥虫、虱、蛲虫、蛔虫、钩虫、绦虫、血吸虫等。

虫毒类：为肉眼看不见的毒虫，如滴虫、尾蚴，以及真菌等。

湿热蕴积易生虫，虫动则痒，有的虫邪可相互传染，如疥虫、虱、真菌。

（二）虫邪与皮肤病

虫邪可由直接叮咬，毒汁、毒刺侵入皮肤而引起皮肤病，如恶虫叮咬引起的虫咬皮炎，蜂蝎螫伤等。或接触其毒毛致病，如毛虫皮炎、隐翅虫皮炎。或寄生于人体而致病，如疥疮、虱病、毛囊虫病、蛲虫病等。

虫邪所致皮肤病的特点：

1. 奇痒难忍，痒如虫行，夜间尤甚。严重的灼热、疼痛。

2. 患处可见红肿、丘疹、水疱、风团，搔抓后渗出、糜烂、结痂。

3. 易传染蔓延。

4. 严重者出现畏寒、发热、头痛、恶心、呕吐、腹痛、腹泻等全身中毒症状。

七、毒

（一）毒邪的概念与特性

邪盛谓之毒。毒邪是对人体有明显伤害，比六淫邪气伤害更强烈的致病因素。毒邪包括疫毒、药毒、食毒、虫毒、漆毒、光毒、热毒、风毒、湿毒等，一般起病急、病情重的多责之于毒邪。

毒邪可直接感受，如疫毒、光毒、漆毒、风毒；或直接食入体内，如药毒、食毒；或由六淫、内生的其他邪气蕴积化生而成，如热毒、火毒、湿毒。

（二）毒邪所致皮肤病的特点

1. 发病前常有服药、食发物、接触某些易致敏的物质、曝晒、皮肤破损感染、虫咬等诱发因素；部分患者为禀赋不耐的体质。

2. 来势暴急，发展迅速，全身症状重，祛除诱因经过治疗去病也快。

3. 皮损多形态，以热毒夹湿为多见，可见皮损红肿、水疱、大疱、脓疱、糜烂、紫癜等，灼热瘙痒，或痒痛兼作。

4. 毒邪易陷营血，侵犯脏腑，引起严重的全身症状，甚至危及生命。

八、饮食不节

（一）过食肥甘厚味，脾胃运化不及，阻滞中焦，而致生湿化热。湿热郁阻肌肤，或湿热下注，或湿热上蒸头面可引起多种皮肤病，如湿疮（湿疹）、粉刺（痤疮）、疖等。

（二）过食辛辣、腥膻发物。所谓发物就是气味较重，具有走窜特性的食物。辛辣走窜，易燥血伤阴，易引发内风内热，诱发加重多种皮肤病，如湿疮（湿疹）、白屑风（脂溢性皮炎）、风瘙痒（瘙痒症）、瘾疹（荨麻疹）等瘙痒性皮肤病，以及粉刺（痤疮）、酒齄鼻、白疕（银屑病）等皮肤病。

（三）过食生冷，损伤脾胃，脾不化湿，湿浊蕴阻肌肤，可导致多种慢性皮肤病，如慢性湿疮（湿疹）、瘾疹（荨麻疹）。

九、情志失调

喜怒忧思悲恐惊是人正常的情志变化。若七情过度，超过人体所能承受的范围，则可引起体内气机紊乱，脏腑功能失调而导致多种疾病，如牛皮癣（神经性皮炎）、油风（斑秃）、白驳风（白癜风）、黧黑斑（黄褐斑）、白疕（银屑病）等。

十、血瘀

（一）血瘀的形成与特性

气滞、气虚、寒凝、热邪煎熬、外伤等均可造成血行失常，血脉瘀滞，而形成血瘀；或因血脉受伤而形成血瘀。血瘀是发病过程中形成的一种病理变化，一旦发生又成为新的致病因素，如血脉瘀阻，血行不畅，不通则痛；或血脉瘀阻，血不归经；或瘀血不去、新血不生等。

（二）血瘀与皮肤病

血瘀是皮肤病重要的病因病机。很多皮肤病，特别是慢性皮肤病的发展过程中，由于各种原因引起血脉不通，而出现血瘀症候。如蛇串疮（带状疱疹）后遗神经痛、斑块状白疕（银屑病）、酒齄鼻鼻赘期、瓜藤缠（结节性红斑）、红蝴蝶疮（红斑狼疮）等。另外，皮肤位于人体表面，全靠血脉通畅得以荣养，若血瘀气滞，气血失和，皮肤、毛发、爪甲失于濡养可导致多种皮肤病，如黧黑斑（黄褐斑）、白驳风（白癜风）、油风（斑秃）等。

血瘀所致皮肤病的特点：

1. 病程一般较长，或为慢性皮肤病。

2. 皮肤出现紫癜、瘀斑、色素沉着、色素脱失、结节、肿块、疣赘、瘢痕、脱发、肌肤甲错等，皮损粗糙肥厚，颜色暗红、青紫。

3. 瘙痒、疼痛有定处。

4. 舌质紫暗，有瘀斑瘀点，脉涩。

十一、血虚风燥

血虚风燥是多种慢性皮肤病的病因病机。久病阴血耗伤，或脏腑功能失调，气血生化不足均可导致血虚。血虚生风化燥则肌肤、毛发、爪甲失于濡养，可引起牛皮癣（神经性皮炎）、慢性湿疮（湿疹）、风瘙痒（皮肤瘙痒症）、皲裂疮（手足皲裂）等皮肤病。

血虚风燥所致皮肤病的特点：

1. 病程长，皮肤干燥、粗糙、脱屑、皲裂、瘙痒或干痛。

2. 毛发干枯脱落，爪甲发脆不平、无光泽。

3. 舌质淡，脉细。

十二、肝肾不足

脏腑功能失调是皮肤病的重要病因病机，其中以肝肾不足在皮肤病中多见。肝藏血，开窍于目，在体为筋，其荣在爪，其色属青；肾藏精，为生殖发育之源，开窍于耳，其荣在发，其色黑。肝肾不足，精血亏虚，可致毛发、爪甲、色素异常等多种皮肤病。

肝肾不足所致皮肤病的特点：

1. 慢性过程，皮损干燥、粗糙、脱屑。

2. 脱发、白发、皮肤色素沉着或色素脱失、指甲、关节病变。

3. 其皮肤病的发生发展，常同患者的生长、发育、妊娠、月经等有关，常伴有头晕、眼花、耳鸣、腰膝酸软等症状。

十三、禀赋

禀赋即先天禀于父母的体质，包括禀赋不足和禀赋不耐。

（一）禀赋不足

多表现为肝肾精血不足，可致先天性指甲、毛发发育不良，以及红蝴蝶疮（红斑狼疮）等皮肤病。

（二）禀赋不耐

即先天禀性不能耐受，也就是过敏体质。某些物质少数人天生不能耐受，而对大多数人则无害。中医对此早有精辟论述，《诸病源候论》云："漆有毒，人有禀性畏漆，但见漆便中其毒……亦有性自耐者，终日烧煮，竟不为害也。"禀赋不耐者易患湿疮（湿疹）、接触性皮炎、药毒（药疹）、瘾疹（荨麻疹）等过敏性皮肤病。

第五章
皮肤病的常见症状及辨证

第一节　皮肤病症状辨证

皮肤病的症状包括自觉症状和他觉症状。

一、自觉症状及其辨证

皮肤病的自觉症状最主要的是瘙痒，其次还有疼痛、灼热、蚁走感、麻木感。

（一）瘙痒

瘙痒是一种可诱发搔抓和摩擦的不愉快的皮肤感觉。是皮肤病最常见的、患者最痛苦的自觉症状。除皮肤病外，很多全身性疾病也可出现皮肤瘙痒的症状，如糖尿病、肾衰竭、某些肝胆疾病、甲状腺功能亢进、恶性淋巴瘤及血液病等。

1. **风痒**　阵发性瘙痒，痒无定处，或遍身作痒，抓破出血、结痂而不湿烂。
2. **湿痒**　瘙痒缠绵难解，抓破糜烂、渗液，多见于人体下部及皱褶部位
3. **热痒**　皮损红肿，灼热瘙痒，遇热加重，抓破渗血，甚则糜烂、渗液或化脓、结痂。
4. **虫痒**　奇痒难忍，状如虫行皮中，夜间尤甚，浸淫蔓延，或可传染。
5. **血虚血燥痒**　多为阵发性瘙痒，常昼轻夜重，皮肤干燥脱屑，日久皮肤粗糙肥厚。
6. **血瘀痒**　结节、斑块瘙痒，痒有定处，顽固难愈。

（二）疼痛

1. **寒痛**　肤温低，皮肤苍白青紫，疼痛遇寒加重，得暖则减。
2. **热痛**　皮肤红肿疼痛，遇热加重，得冷则减。
3. **气滞痛**　痛无定处，阵发性疼痛，或抽痛、窜痛。
4. **血瘀痛**　痛有定处，肿块、瘀斑、结节疼痛。

（三）灼热

灼热感为热邪或火邪炽盛，炙灼肌肤所致。

（四）蚁走感、麻木感

蚁走感与瘙痒感相似，但程度较轻，由虫淫或气血不和所致。

麻木感常见于一些特殊的皮肤病如麻风，一些慢性皮肤病后期也偶见之。一般认为麻木为血虚；或湿痰败血阻络，经脉失养；或气血凝滞，经络不通所致。

二、他觉症状及其辨证

凡在皮肤上客观存在的，能看到、摸到、检查到的异常变化称他觉症状或客观症状。这种皮肤的异常变化称为皮肤损害，简称皮损或皮疹。皮损分原发性皮损和继发性皮损两类。

（一）原发性皮损

原发性皮损是皮肤病变直接产生的皮损，又称为原发疹。包括斑疹、丘疹、风团、疱疹、脓疱、结节、囊肿。

1. 斑疹 是皮肤局限性的明显的色素变化，既不高起，也不凹下，抚之不碍手。较大的斑疹称为斑片。

红斑：压之退色，多为炎症性红斑，淡红斑辨证属风热；鲜红斑属血热。压之不退色，多为出血性红斑（瘀点、瘀斑），色红属血热；暗红属血瘀。红斑稀疏为热轻，密集为热重；深红、紫红为热毒炽盛。（图5－1A、B）

白斑：有色素减退性白斑和色素脱失性白斑，辨证属气血凝滞，或血虚风盛。（图5－1C）

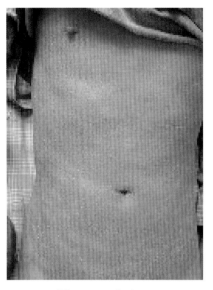

图5－1A 红斑

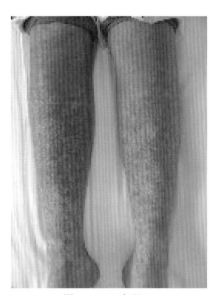

图5－1B 瘀斑

褐色斑：黄褐色斑、或黑褐色斑，辨证多属肝肾不足，或气滞血瘀。

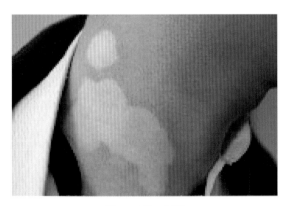

图5－1C 白斑

2. 丘疹 为突出于皮肤表面的实质性损害，形如小山丘，直径小于0.5cm。丘疹相互融合扩大称为斑块，介于斑疹与丘疹之间的稍隆起的皮损称为斑丘疹，丘疹顶端有小水疱称为丘疱疹。(图5-2A、B)淡红色丘疹辨证属风热；鲜红色丘疹属血热；皮色或淡褐色丘疹属风湿或脾虚湿蕴。

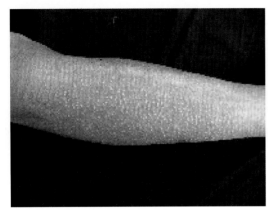
图5-2A 丘疹

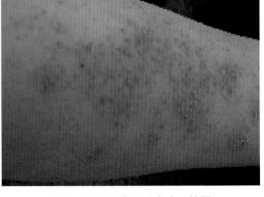
图5-2B 丘疹、丘疱疹、鳞屑

3. 风团 为皮肤暂时性、局限性的水肿，呈扁平隆起，常骤起骤消，消退不留痕迹。(图5-3)

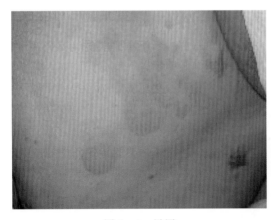
图5-3 风团

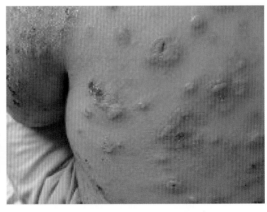
图5-4 水疱、结痂

风团色红辨证属风热；色淡白属风寒或血虚受风。

4. 疱疹 是局限性高于皮面的空腔，内含液体。含浆液的是水疱，含血液的是血疱，直径大于1cm称为大疱。疱疹的疱壁破后形成糜烂，干燥后结痂、脱屑。(图5-4)

正常皮肤上的水疱辨证属湿；红斑基础上的水疱属湿热；红斑、大疱、糜烂属热毒；血疱属血热或血瘀。

5. 脓疱 是局限性高于皮面的空腔，内含脓液。（图 5－5A、B）

脓疱多发于红斑上或周围有红晕，辨证属热毒。

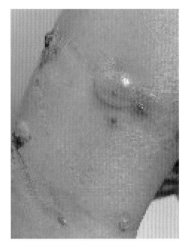

图 5－5A 脓疱、脓痂

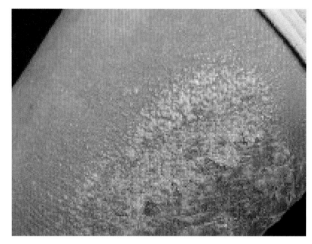

图 5－5B 红斑、脓疱

6. 结节 为界限清楚的实质性损害，或高于皮面，或陷于皮下，直径 0.5cm 以上。（图 5－6A、B）

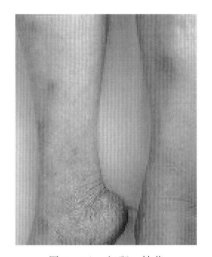

图 5－6A 红斑、结节

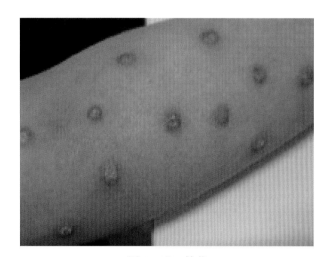

图 5－6B 结节

结节色红，多发于下肢，辨证属湿热血瘀；结节暗红属气滞血瘀；皮色或褐色的结节属痰湿凝结。

7. 囊肿 为含有液体或黏稠物及细胞成分的囊样皮损。球形或卵圆形，触之有囊性感，大小不等。常见皮脂腺囊肿。辨证多属痰湿。（图 5－7）

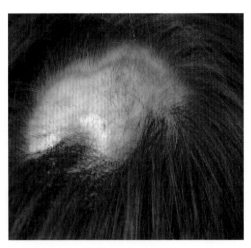

图 5-7 囊肿

（二）继发性皮损

继发性皮损是由原发性皮损演变而来，或由于治疗、搔抓继发而来的皮肤损害，又称为继发疹。包括鳞屑、糜烂、溃疡、浸渍、结痂、抓痕、皲裂、苔藓样变、色素沉着、瘢痕、萎缩。

1. 鳞屑 为表皮角质层细胞已脱落或即将脱落的鳞片状碎屑。细碎而薄的称为糠秕状脱屑，厚而堆积的称为云母状或蛎壳状鳞屑。（图 5-8A、B）

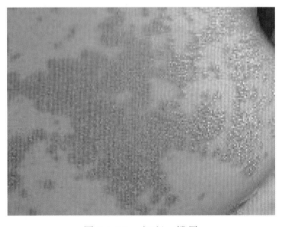

图 5-8A 红斑、鳞屑

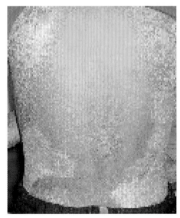

图 5-8B 鳞屑

红斑上的鳞屑辨证属热盛生风；干燥性鳞屑属血虚或血燥；油腻性的鳞屑或痂屑属湿热。

2. 糜烂 是局限性表皮缺损，露出的红色潮湿面，愈后不留瘢痕。由疱疹破裂，浸渍处表皮脱落，或抠掉痂皮，或摩擦导致表皮破损而引起。（图 5-9A、B）

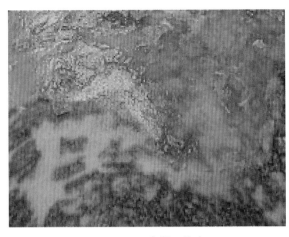

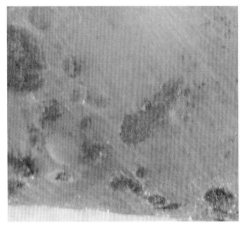

图 5-9A 糜烂、结痂　　　　　　　图 5-9B 水疱、糜烂、结痂

糜烂辨证属湿热；糜烂面有脓液多属热毒。

3. 溃疡　是局限性表皮层以下的皮肤缺损形成的疮面，皮肤缺损深达真皮、皮下组织，愈后留有疤痕。（图 5-10）

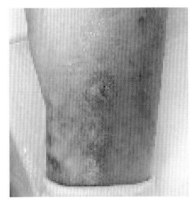

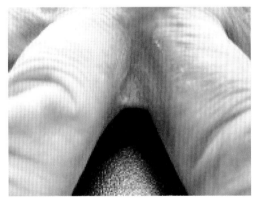

图 5-10 溃疡　　　　　　　　　图 5-11 浸渍

溃疡疮面红活，脓稠色黄，腐肉易脱，周围红肿辨证属热毒；溃疡疮面灰暗，脓液清稀，腐肉不易脱落，疮面难收难敛，不知痛痒，属气血虚弱；溃疡疮面肉芽水肿为湿盛。

4. 浸渍　因皮肤角质层吸收较多水分导致表皮变软变白，摩擦后表皮易脱落而露出糜烂面。常见于足趾缝等皮肤皱褶部位，以及皮肤长时间潮湿浸水所致。（图 5-11）

浸渍辨证属湿；浸渍糜烂属湿热。

5. 结痂　由皮肤渗液、脓液或渗血干燥后形成，内混有脱落的表皮细胞、细菌、灰尘等。（图 5-12A、B）

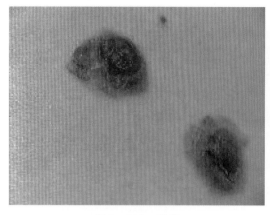
图 5-12A 结痂

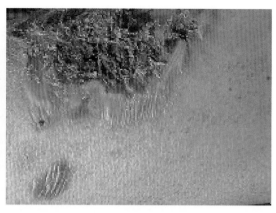
图 5-12B 疱疹、结痂

浆痂辨证属湿热；脓痂属热毒未清；血痂属血热或血燥。

6. 抓痕 为搔抓引起的皮肤线状损害，常与血痂伴发。（图 5-13）

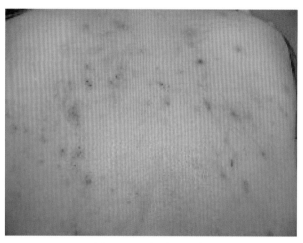
图 5-13 抓痕、血痂

抓痕多由瘙痒引起，因此导致瘙痒的许多因素，如风盛、血热、虫毒、血虚风燥等均可引起抓痕。

7. 皲裂 为皮肤弹性减低或消失后，在外力作用下而产生的线状裂缝。多发生在皮肤纹理处，伴疼痛出血、皮肤干燥、角化。（图 5-14）

皲裂辨证多属血虚风燥。

8. 苔藓样变 为局限性皮肤增厚、粗糙，皮沟加深、增宽，形如皮革的损害，外形像苔藓故名。多由反复搔抓、摩擦引起。（图 5-15）

苔藓样变辨证多属血虚风盛。

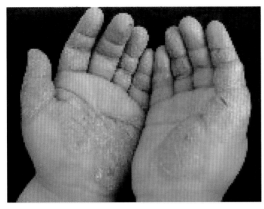
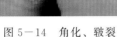

图 5-14 角化、皲裂

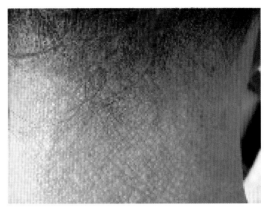

图 5-15 苔藓样变

9. 瘢痕 是外伤后或溃疡愈合后形成的新生结缔组织，表面光滑，无正常皮肤纹理及附属器。

增生性疤痕：高于皮肤表面，色红，质硬，有痒痛感，为局部气血凝滞不散所致。（图 5-16A）

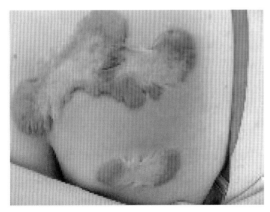

图 5-16A 增生性瘢痕

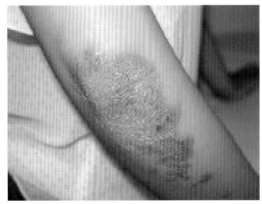

图 5-16B 萎缩性疤痕

萎缩性疤痕：低于皮肤表面，色白，柔软，一般无自觉症状，为局部气血失和，皮肤失于濡养所致。（图 5-16B）

10. 色素沉着 为原发性皮损消退后局部皮肤色素加深。（图 5-17）

继发性色素沉着辨证多属局部气滞血瘀。

11. 萎缩 为表皮变薄，或真皮结缔组织、皮下组织减少。表皮萎缩表现为皮肤变薄，半透明，正常皮沟变浅或消失，呈羊皮纸样；真皮萎缩表现为局部皮肤凹陷，毛发可能变细消失，但表皮纹理正常；皮下组织萎缩表现为局部明显的凹陷。（图 5-18）

萎缩辨证多属气血亏虚，或脾肾不足，或气血瘀滞，皮肤失于濡养所致。

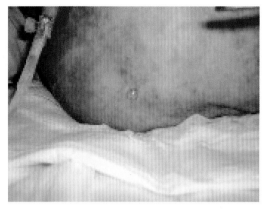

图 5-17 色素沉着、水疱

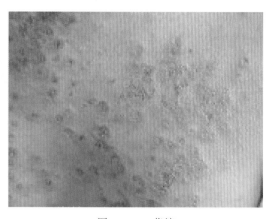

图 5-18 萎缩

第二节 八纲辨证

用阴阳、表里、寒热、虚实八纲辨证的方法归纳皮肤病，一般来说，急性皮肤病发病急骤，进展迅速，皮损表现为潮红、肿胀、灼热、红色风团、丘疹、水疱、脓疱、渗出、糜烂、结痂等，痒痛较剧，全身症状有发热、烦躁、口干、口渴、大便干结、小便短赤，脉浮、洪、滑、数、有力，舌质或舌尖红，苔白、黄或黄腻等，多属阳证、热证、实证。

慢性皮肤病，发病缓慢，病程日久，皮损表现为肥厚粗糙、苔藓样变、色素沉着或色素减退、萎缩、皲裂、鳞屑等，或有脱发、指（趾）甲变化，自觉症状轻微，全身症状有形寒肢冷，不思饮食，便溏，尿清，脉沉、缓、细、迟，舌质胖淡，舌边有齿痕，舌苔白滑、白腻等，多属阴证、寒证、虚证。

皮肤病虽位于体表，但只有部分属于表证，如瘾疹（荨麻疹）、风疹、风热疮（玫瑰糠疹）。很多皮肤病的根源在于体内脏腑功能失调，气血运行失常，应属于里证，如白疕（银屑病）、湿疮（湿疹）、牛皮癣（神经性皮炎）、油风（斑秃）、黧黑斑（黄褐斑）、红蝴蝶疮（红斑狼疮）、皮痹（硬皮病）、肌痹（皮肌炎）等。

第三节 卫气营血辨证

卫气营血辨证是外感温热病的辨证纲领，概括了温邪侵袭人体后由浅入深的病理变化，病变各个阶段的证候特点及治疗大法。卫气营血辨证在皮肤病的诊疗中亦有很高的实用价值，如红斑性的皮肤病、伴有发热等全身症状明显的皮肤病常采用卫气营血辨证。

一、卫分证

风热之邪侵犯肌肤。证见发热，微恶风寒，舌边尖红，脉浮数；常伴头痛，鼻塞，喷嚏，口干微渴，咳嗽，咽喉肿痛等。皮肤损害可见风团、淡红斑、斑丘疹等，自觉瘙痒。某些感染性皮肤病的初期，某些过敏性皮肤病可出现卫分证，例如风疹、水痘、风热疮（玫瑰糠疹）、瘾疹（荨麻疹）等。卫分证常用辛凉疏风清热法治疗。

二、气分证

温热之邪入里，正盛邪实，阳热亢盛。证见身热，不恶寒，反恶热，心烦，口渴，汗出，尿赤，舌红苔黄，脉数；或兼咳喘痰黄，日晡潮热，腹满胀痛，胁痛口苦等。皮肤损害可见红肿斑片、灼热、红色风团、丘疹、水疱、脓疱、糜烂、结痂等。很多皮肤病急性期可出现气分证，例如药毒（药物性皮炎）、日晒疮（日光性皮炎）、漆疮（接触性皮炎）、湿疮（湿疹）、黄水疮（脓疱疮）等。气分证常用清热解毒、清热泻火、清热利湿等法治疗。

三、营分证

温热之邪深入营分，耗伤阴液，心神被扰。证见身热夜甚，口不甚渴或不渴，心烦不寐，甚者谵语，舌红绛，脉细数；皮肤损害可见鲜红色斑片、斑丘疹、鳞屑，或见大疱、脓疱、表皮松解，皮损广泛。某些重症皮肤病可出现营分证，例如重症药毒（药物性皮炎）、红皮病、脓疱型白疕（银屑病）、重症猫眼疮（多形性红斑）、系统性红蝴蝶疮（红斑狼疮）、肌痹（皮肌炎）等。营分证常用清营透热、清热养阴等法治疗。

四、血分证

温热之邪深入血分，血热炽盛而迫血妄行、耗伤阴血、生风动风。证见身热夜甚，烦躁不安，甚或狂躁，衄血、便血等出血症状，舌深绛，脉滑数；或兼抽搐、五心烦热、口干咽燥。皮肤损害可见鲜红色或紫红色斑疹、紫癜、血疱等。某些重症皮肤病、红斑性皮肤病、紫癜性皮肤病可出现血分证。例如白疕（银屑病）、红皮病、葡萄疫（过敏性紫癜）、重症药毒（药物性皮炎）、重症猫眼疮（多形性红斑）、系统性红蝴蝶疮（红斑狼疮）等。血分证常用凉血清热、凉血解毒救阴等法治疗。

第四节　脏腑辨证

皮肤通过经络与脏腑相连，无论是生理还是病理上，皮肤与脏腑的关系都十分密切。脏腑辨证是利用四诊的方法及八纲辨证的原则，结合脏腑经络的理论进行辨证，判断病变的脏腑和所属证候。

一、心与小肠

心属火，"诸痛痒疮皆属于心"。疮疡痛痒属火热、热毒证候均与心火有关。心火炽盛，随气血外发肌肤，可出现红斑、疮疡、脓疱、糜烂、紫癜、灼热痒痛等。心火上炎则面赤、口舌生疮。心火下移小肠则小便赤数涩痛。

心主神志，瘙痒性皮肤病常伴心烦失眠，与心神不宁有关。

二、肺与大肠

肺主一身之气，司理卫气，主皮毛。肺气亏虚，卫外不固，腠理疏松则自汗畏风，易感冒，皮肤发生风团，瘙痒。肺气卫外功能异常，营卫失和，外邪侵袭肌肤，易发生过敏性皮肤病，如瘾疹（荨麻疹）、湿疮（湿疹）等。

"肺朝百脉"，主宣发肃降。若肺不能有效地将气血津液输于皮毛，则皮肤干燥、鳞屑、毛发枯槁，同时可伴口干、鼻燥。

肺开窍于鼻，肺热出肺窍散布于鼻面部，可发生粉刺（痤疮）、酒齄鼻、热疮（单纯疱疹）；若肠热腑实，大便秘结，则肺热症状加重。

三、脾与胃

脾主运化，主肌肉及四肢，"诸湿肿满皆属于脾"。脾失健运，则湿浊内生，湿郁化热，湿热外泛肌肤，出现丘疱疹、水疱、渗出、糜烂、结痂等皮损。脾虚生痰浊，痰瘀互结，发于肌肤，可发生皮肤结节、囊肿、痰核。脾胃功能紊乱，则气血化生乏源，肌肤失于濡养，可发生皮肤角化、萎缩、肢软、乏力、肌肉肿胀等症状。脾开窍于口，脾胃湿浊外泛口周，可发生口周皮炎、唇炎、热疮（单纯疱疹）等。

脾主统血。脾气虚不能统摄血液，皮肤可出现紫癜、瘀斑等。

足阳明胃经多气多血上行面部，若胃热亢盛，循经上熏，气血壅滞，可发生粉刺（痤疮）、酒齄鼻、热疮（单纯疱疹）等皮肤病。

四、肝与胆

"诸风掉眩皆属于肝。"肝血不足，血虚生风；或肝阳上亢，肝风内动；风动则痒，故很多瘙痒性皮肤病与肝风有关。

肝主藏血，主筋，其华在爪，开窍于目。肝血不足，失于濡养，则爪甲变形、纵裂或失去光泽，肢体麻木，双目干涩。

肝失疏泄，肝气郁滞，气滞血瘀可发生皮肤苔藓样变、肌肤甲错、色素沉着、色素脱失、脱发等症状。肝胆湿热外发肌肤，则胁肋部、头两侧、外阴等循经部位可发生红斑、丘疹、水疱、瘙痒、疼痛等症状。

五、肾与膀胱

肾藏精为先天之本，先天性遗传性皮肤病多与肾关系密切。肾阴肾阳为元阴元阳，对于维护人体阴阳平衡有重要作用，这种平衡机制失调，可发生红蝴蝶疮（红斑狼疮）、肌痹（皮肌炎）、皮痹（硬皮病）等自身免疫性结缔组织病。肾之精血不足，失于濡养，可发生毛发的病变和色素异常性皮肤病，如白发、脱发、黧黑斑（黄褐斑、黑变病）、白驳风（白癜风）。

肾主水主生殖，开窍于二阴，与泌尿生殖关系密切。性病淫毒易耗伤肾阴，致火毒变生，蚀灼阴茎，或溃腐成脓，或反复发作疱疹。

应该指出，脏腑之间是相互联系和相互影响的，在许多疾病中，其脏腑病理变化，往往是数脏、数腑同病。例如面部、鼻部的皮肤病，如粉刺（痤疮）、酒齄鼻、热疮（单纯疱疹），与肺胃蕴热，胃肠湿热等有关；系统性红斑狼疮后期，可出现脾肾阳虚的症状；黧黑斑（黄褐斑）与肝脾肾三脏关系密切。

第五节 气血津液辨证

气血津液是构成人体和维持人体生命活动的基本物质。气血津液的产生及发挥其作用须依赖脏腑正常的功能活动，而脏腑功能的维持，须靠气的推动、血的濡养、津液的滋润来协助。当脏腑功能失常时，必然会引起气血津液的病变，而气血津液的病变也必然导致脏腑功能的失常。两者在生理上相互依存，相互促进，在病理条件下则相互影响。故气血津液辨证与脏腑辨证相互结合，互为补充，对于皮肤科杂病的诊治尤为适用。

一、气血辨证

若气血生成不足或消耗过多，则表现为气虚、血虚，或气血两虚；外感六淫、内伤七情、饮食所伤、劳逸过度等，均可导致气血运行失常，而产生气滞、血瘀等证；邪入血分而致血热、血燥证。

1. 气虚 气虚是脏腑功能活动衰退的表现。五脏皆有气虚，但又以肺、脾、肾为主。气虚与某些慢性皮肤病关系密切。如肺气虚，卫外不固可引起慢性瘾疹（荨麻疹）；肺脾气虚，风热毒邪侵袭，可导致面部热疮（单纯疱疹）反复发作；气虚统摄无权，血不归经，外溢肌肤而致葡萄疫（过敏性紫癜）病程迁延。

2. 气滞 气机不畅，停滞不行，可致气滞血瘀，不通则痛诸证。出现局部胀痛、胸闷，常因情绪不良而加重，因太息、嗳气或矢气而减轻。皮肤可见色素沉着、色素减退、皮损肥厚、蛇串疮（带状疱疹）神经痛等。

3. 血虚 血虚失于濡养，可出现面色苍白无华或萎黄，唇色爪甲淡白，头昏眼花，心悸失眠，手足发麻，月经量少色淡，皮肤干燥脱屑、萎缩，或头发干枯脱落、白发，指甲薄脆变形等。症状在月经期或产后加重。

4. 血瘀 血瘀是皮肤病的重要病因病机。详述见第四章。

5. 血热 血热可由外感热邪，内传营血，或由脏腑内热，燔灼营血而成。症状详见卫气营血辨证血分证。

6. 血燥 可由血虚生风化燥，亦可由血热伤阴化燥而致。表现为口咽干燥、大便干结，皮肤干燥、鳞屑、皮损肥厚、皲裂等。

二、津液辨证

津液的病证主要有津液不足与水液停滞两大类别。津液的生成、输布和排泄，是在各个脏腑功能正常，协调配合下完成的。其中肺气的宣发肃降，通调水道，脾气的运化水湿，肾气的气化行水功能起着主导作用。

1. 津液亏虚 体内津液不足，则脏器、孔窍失于濡润，可出现咽干唇燥，口渴，干咳声嘶，鼻干目涩，皮肤干燥鳞屑，毛发枯槁，小便短赤，大便干硬等症。如干燥综合征等。

2. 水液停滞 水液的输布和排泄障碍，会变生湿浊、痰饮等内邪。内湿外泛，蕴阻肌肤则皮肤水肿、水疱、渗出、糜烂；痰湿凝结于皮里膜外，可产生皮下结节、囊肿。如囊性粉刺（痤疮）、脂膜炎、皮下肿瘤等。

第六节　辨皮肤病的性质

按照临床表现来分，皮肤病的性质主要分为急性、慢性两大类。急性者大多为实证，慢性者多为虚证或虚实夹杂证。准确辨证皮肤病的性质，对治疗有重要的指导意义。

一、辨急性皮肤病

起病急，病程短，皮损表现为红斑、丘疹、水疱、脓疱、糜烂等，伴有渗液或脓液，自觉瘙痒、灼热、或疼痛。发病原因大多为风、湿、热、虫、毒。以实证为主。与脏腑的关系中，与心、肝、肺、胃的关系最为密切。

二、辨慢性皮肤病

起病缓慢，病程长，皮损表现为苔藓样变、色素沉着、鳞屑、皲裂等，或伴有毛发脱落，指（趾）甲改变。发病原因大多为血瘀、血虚、脾虚湿蕴、肝肾不足、冲任失调。以虚证或虚实夹杂证为主。与脏腑的关系中，同肝、脾、肾的关系最为密切。

【文献选录】

清·徐真钰《外科选要·论痛痒麻木》："经云：诸痛痒疮疡者，皆属心火。火之为物，能销铄万物，残败百端故也。盖人之肌肤，附近火灼则为疮，若肉近火则痛，微远则痒，此火之用也。或有痒痛如针尖轻刺者，犹飞进火星灼之然也。然疮痒时，灸之以火，清之以汤，而痒转甚者，是微热助之所使也。有因而不痒者，是热令皮肤舒缓，腠理开通，阳气得泄，热气易散矣，故不痒也。有痒而用冷水沃之，暂时少退，良久复大痒者，乃寒主收敛，阳气郁结，不得散越，沸热内作，故复痒转甚也。又痒得抓而解者，抓主动，动为阳，阳属火化，故轻轻抓而能痒，亦火之微也，重重抓则痒去者，是皮肤抓得辛辣，而属金化，辛能散，故金化见火力而解，故不痒也。

经曰：痛者为实，痒者为虚，非为虚寒之虚，乃火热微甚之意也。又有疮疡麻木而不知痛痒者，是气虚而不运，又兼疮毒壅塞经络不通，致令麻木而不知有无也。亦分轻重耳，盖麻者木之轻，木者麻之重也。假如人坐久之，腿膝木而不知有无，少顷舒伸，良久复疏，则麻乃壅之少，气通血复行之意也。"

第六章 皮肤病性病的诊断与检查

第一节 望 诊

一、望皮肤

皮肤病发于体表，很多皮肤病的发病部位、局部表现因比较特殊而一目了然。如半球形隆起，蜡样光泽，中央有脐窝样凹陷为鼠乳（传染性软疣）；水疱成群，带状排列，多缠腰而发，伴有疼痛，则为蛇串疮（带状疱疹）的表现。

检查皮肤时光线要明亮，最好是自然光。对皮损分布较广和诊断不明确的皮肤病应检查全身皮肤，以及毛发、指趾甲、黏膜。观察并记录发病部位、局部表现时应注意如下各点。

1. 部位 皮肤病常有一定的好发部位，注意发病部位往往有助于诊断。如扁瘊（扁平疣）好发于面部、手背；牛皮癣（神经性皮炎）好发于颈部、肘部。必要时绘图表明。

2. 皮损 原发性皮损有斑疹、丘疹、疱疹、脓疱、结节、风团、囊肿；继发性皮损有鳞屑、糜烂、溃疡、浸渍、结痂、抓痕、皲裂、苔藓样变、色素沉着、瘢痕、萎缩等。

3. 分布与排列 有全身性、局限性、对称性、单侧性、伸侧、屈侧、密集、散在、散发（皮损面积小于体表总面积的 50%）、泛发（皮损面积大于体表总面积的 50%）、不规则等。如湿疮（湿疹）多对称发生，可局限于耳周（旋耳疮）、手部（病疮）、阴囊（肾囊风），又常泛发全身（浸淫疮）。蛇串疮（带状疱疹）为单侧发病，数群水疱呈带状排列。

4. 数目 皮损单发、多发、或记录具体数目。

5. 大小 常以实物形容，如针尖、针头、粟粒、绿豆、指甲、钱币、手掌等，或以毫米、厘米表达直径、横径长度。

6. 颜色 皮损颜色有淡红、黄红、红色、紫红、暗红、黄色、白色、黑色、浅褐色、深褐色以及正常皮色等。

7. 形状 皮损有圆形、椭圆形、环形、球形、半球形、梭形、蝶形、多角形、点滴状、地图状、条状、带状、网状、盘状、蛎壳状、疣状、乳头状、菜花状以及不规则等。

8. 边缘 边缘清楚或不清楚、边缘是否隆起等。

9. 表面 表面光滑或粗糙、高起或凹陷、干燥或湿润、蜡样光泽、表面有脐窝、有无分泌物等。

二、望黏膜

有些皮肤病有黏膜损害。如麻疹在颊黏膜可见 Koplik 斑；扁平苔藓在口腔黏膜有网纹状白斑（Wickham 纹）；狐蜜病（白塞病）口腔、外阴黏膜有溃疡；猫眼疮（多形红斑）、天疱疮等都可出现黏膜损害；临床要注意检查。

三、望毛发

引起毛发改变的原因很多，常见有折断、稀疏、脱落、多毛、少毛。如白秃疮（白癣）可引起断发、秃发；油风（斑秃）是成片的脱发；蛀发癣（脂溢性脱发）为前发际及头顶秃发；瘤型麻风眉毛稀少或脱落。或出现毛发色素异常，如白癜风发生在头皮局部会出现一片白发。头部白疕（银屑病）红斑鳞屑处的头发常呈束状等。

四、望甲

甲损害可单独出现，亦可为某种皮肤病或全身性疾病的一种表现。有先天性、遗传性甲损害，如先天性外胚叶发育不良、先天性无甲症；大部分甲损害为后天性外界因素、疾病所引起，如职业长期磨损、酸碱等化学物刺激、药物、真菌及细菌感染、外伤、皮肤病或全身疾病等。疾病引起的甲损害多种多样，真菌感染可使甲板增厚、破坏蛀空；银屑病甲表面有顶针样凹陷；扁平苔藓甲受累可引起甲板增厚或变薄、出现甲纵嵴、纵沟；慢性心肺疾病可引起杵状甲；缺铁性贫血可引起反甲。甲下亦可发生肿瘤如甲下黑色素瘤、甲下角化棘皮瘤、血管球瘤等。

五、望舌

舌与脏腑、经络关系密切。舌的肌肉为脾胃所主，舌的血脉为心所主，足三阴经等连络舌本。可以说舌是脏腑的外候器官，人体脏腑、气血、津液的虚实，疾病的深浅轻重，都有可能客观地反映于舌象。故望舌是望诊的重要组成部分，皮肤病除皮损辨证外，舌象常常是辨证的重要依据。

一般认为舌尖属心肺，舌中属脾胃，舌边属肝胆，舌根属肾。

望舌主要是观察舌质与舌苔。正常舌质一般是淡红而润，不胖不瘦，活动自如，舌苔薄白，不滑不燥。

舌质红主热证，红而起刺为热盛，红而干燥为热盛而津液不足；舌尖红为心火上炎，舌边红为肝胆热盛；舌红绛为邪热入营血；舌红无苔或舌裂苔剥为阴虚火旺。舌青紫或有瘀斑主气血瘀滞；舌质淡白主阳虚、气血两虚。舌干枯、裂纹，甚至有芒刺，为津液亏耗或热盛伤阴；舌胖嫩而边缘有齿痕为脾气虚或阳气虚，水湿内停。

白苔主寒证、表证；黄苔主热证、里证。苔薄白而干常见于风热表证；苔薄黄提示热邪较轻，多见于风热表证或风寒化热入里初期。腻苔主湿浊、痰饮、食积；白腻多为寒湿，黄腻为湿热。舌质红、苔黄腻为湿热俱重；舌质红、苔黄燥为胃肠燥热。苔灰黑而滑润见于阳虚寒湿；苔灰黑而干裂多属热极津枯。花剥苔或无苔为胃气、胃阴损伤；舌红苔少或花剥多为阴虚。

第二节 闻 诊

在皮肤疾患中，闻诊主要通过嗅气味来协助诊断和辨证。某些皮肤病具有特殊的臭味，如肥疮（黄癣）的黄癣痂有鼠尿样臭味，足癣常有腐臭味，腋臭则有狐臊臭味等。

口气臭秽多属胃热；口气酸臭多属食积；大便酸臭多为肠中积热；小便臊臭黄浊多为下焦湿热。一般说，臭味浓厚的多实多热，反之多虚多寒。

第三节 问 诊

一、问病史

包括病程、初发时的情况、病情发展变化的情况、诱发与加重的因素、治疗经过、疗效如何，以及现在症状等。

二、问寒热

某些皮肤病伴有恶寒发热，如水痘常伴有发热；丹毒发疹前常突然寒战高热；系统性红蝴蝶疮（系统性红斑狼疮）多有不规则发热，在急性活动期常见高热；药毒（药疹）、急性瘾疹（急性荨麻疹）也可出现发热。

一般说，突然恶寒发热为表证，寒多热少为风寒表证，热多寒少为风热表证。壮热高烧为毒热炽盛，里实热证。午后低热为阴虚火旺；热入营血则表现为身热夜甚。

三、问汗

自汗为卫阳不固；盗汗多为阴虚内热；身热多汗为里热炽盛，迫津外泄所致；手足心出汗多属脾胃湿热郁蒸所致；外阴潮湿多汗为下焦湿热蕴积所致。

四、问饮食

很多皮肤病都与饮食不节有关。详见第四章皮肤病的病因病机。

问饮食喜好不仅可以了解某些皮肤病的病因病机，还是辨证的重要依据。口不渴，不欲饮水多为寒证、湿阻；口渴，饮水较多见于燥证、热证；大渴喜冷饮为里热炽盛，胃有实热。

治疗某些炎症性皮肤病多用苦寒之品，用药前及复诊时一定要问患者饮食是否正常，以免过用苦寒药物伤及脾胃。

五、问二便

大小便的排出是人体新陈代谢的必然现象，也是最佳的排出体内代谢废物的途径。二便排出不畅，体内代谢废物堆积，则为内邪，可引起多种皮肤病。如粉刺（痤疮）肺胃蕴热证患者常伴大便秘结；湿疮（湿疹）湿热证患者常伴小便短赤；老年人皮肤干燥瘙痒，伴大便秘结多属血虚肠燥。

治疗皮肤病先问二便，不畅者使之通畅，可使体内之邪有排泄的出路，减轻皮肤的症状；而大便溏薄或完谷不化者，通过调理使之正常，也可使治疗皮肤病的药物更好地吸收，发挥作用。

六、问家族史

很多皮肤病有家族史，如四弯风（特应性皮炎）、白疕（银屑病）、红蝴蝶疮（红斑狼疮）、慢性家族性良性天疱疮等。初诊时要问家族中有无同样病史者，有无患其他过敏性疾病者，有助于诊断和防治。

七、问旧病

了解既往的疾病及治疗情况，以及目前存在的慢性病，对皮肤病的诊断及治疗用药有重要意义。如风瘙痒（瘙痒症）患者可能伴有糖尿病、肾病、肝病，治疗用药不应影响血糖及肝肾功能，同时要积极治疗原发病。

八、问月经

有些皮肤病与月经有关，如女性粉刺（痤疮）常在月经前皮损增多或加重，治疗用药应适当加入调经之品；黧黑斑（黄褐斑）患者若伴月经不调，治疗应以调理气血、调摄冲任为法。另外女性月经期慎用苦寒及活血化瘀药。

九、问个人史

问职业，问生活环境，特别是长期接触的物质等，有助于皮肤病的诊断与了解发病诱因。如美发行业从业人员易患手部的接触性皮炎；居室新装修后可能会诱发瘾疹（荨麻疹）、湿疮（湿疹）等过敏性皮肤病；疥疮患者可能有外出旅游、出差史等。

第四节 切 诊

一、切脉

脉象在皮肤病的辨证中有一定参考价值。如风证常见浮脉、弦脉；湿证常见滑脉、濡脉、缓脉、细脉；热证常见数脉，数而有力为实热，数而无力为虚热；风热证多浮而带数，风寒证多浮而紧或缓；气血虚证常为脉沉细弱；阴虚内热证常为脉细数；气滞疼痛多见弦脉；气滞血瘀多见脉弦涩。急性皮肤病多见滑数、弦滑、浮数脉；慢性皮肤病多见沉缓、沉细或细弱脉。

二、按肌肤

1. 触按皮损 用手触摸按压皮损局部，以辨其表面温度高或低，压之是否退色，柔软或坚硬，有无压痛，与周围组织是否粘连，有无皮下结节、肿物，固定还是活动等。

如红斑按之退色者为炎症性；按之不退色者为出血性；肢端青紫、触之发凉者属寒证；皮肤按之凹陷者为水肿；疖肿按之中软有波动感为脓已成；按触皮肤麻木不仁甚无知觉者可能为麻风。

2. 触摸浅表淋巴结 有无肿大、压痛、粘连。

第五节　临床检查

一、皮肤划痕试验

用尖圆头钝器以适当压力划压皮肤后，若划处有索条状风团出现，即为皮肤划痕征阳性。反应过程为三联征：①划后 3～15 秒，在划过处出现红色线条，可能由真皮肥大细胞释放组胺，引起毛细血管扩张所致；②15～45 秒后，在红色线条两侧出现红晕，此为神经轴索反应，引起的小动脉扩张所致。麻风皮损处不发生这种反应；③划后 1～3 分钟，划过处出现水肿性隆起、苍白色风团状线条，可能是组胺、激肽等引起水肿所致。见于皮肤划痕症和某些瘾疹（荨麻疹）患者。

二、尼氏征检查

尼氏征又称棘层松解征，是某些皮肤病发生棘层松解时的触诊表现。尼氏征阳性表现为：①用手指推压水疱，水疱向外扩大；②手指轻压疱顶，疱液可向四周移动；③稍用力在外观正常的皮肤上摩擦，表皮即剥离；④牵扯已破损的水疱壁时，可见水疱周边的外观正常皮肤一同剥离。可见于天疱疮、药毒（药疹）大疱性表皮松解型。

三、玻片压诊

用玻片按压红斑至少 15 秒后，颜色消退为充血性红斑，颜色不消退为出血性红斑、紫癜、色素斑。寻常狼疮结节、颜面播散性粟粒性狼疮结节玻片压诊时呈现特有的苹果酱色，有诊断价值。

第六节 实验室检查

一、真菌检查

（一）真菌直接镜检

1. 检查方法

采集标本：取病变处皮屑、甲屑、病发、痂、分泌物为标本进行涂片检查。取材时应选择未经治疗和病灶边缘的新损害。

制片：将标本少许置于玻片上，加 1 滴 10% 氢氧化钾溶液，盖上盖玻片，在酒精灯火上微微加热，以加速溶解角质，如标本为分泌物则不必加热。最后将盖玻片轻轻压紧使标本透明，吸取周围溢液，供镜检用。

染色涂片能更好地显示真菌形态与结构。如瑞氏染色适用于组织胞浆菌，墨汁染色用于检查隐球菌，革兰染色适用于白色念珠菌、孢子丝菌等。

镜检：先在低倍镜下遮去强光，检查有无真菌菌丝或孢子，然后再用高倍镜观察菌丝和孢子的特征。（图 6－1A、B）

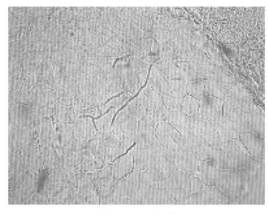 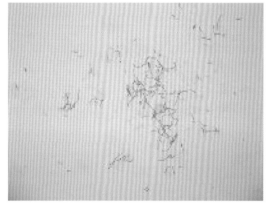

图 6－1A 真菌　　　　　　　　　　　　　　图 6－1B 真菌

2. 临床意义

直接镜检阳性提示有真菌感染，除少数特殊菌种外，一般不能确定真菌菌种。直接镜检阴性不能除外真菌存在，可能因取材原因出现假阴性。

（二）真菌培养

可提高真菌检出率，并能确定菌种。标本接种于葡萄糖蛋白胨琼脂培养基上，置室温或 37℃ 培养 1～3 周，以鉴定菌种。必要时可行玻片小培养协助鉴定。

菌种鉴定常根据菌落的形态、结构、颜色、边缘、生长速度、繁殖程度、下沉现象和显微镜下形态等判断。对某些真菌，有时尚需配合其他鉴别培养基和生化反应确定。

二、皮肤寄生虫检查

（一）人疥螨检查

人疥螨常寄居于表皮角质层的隧道末端和水疱中，在隧道中并有虫卵。

1. 检查方法 选择指缝、手腕的屈侧等处未经搔抓的丘疱疹、水疱或隧道，用消毒针尖挑出隧道末端灰白色小点置玻片上，滴 1 滴生理盐水后镜检。如虫体被针挑破，则可见到虫体的残肢，挑拨隧道，有时可查见虫卵。（图 6—2A、B）

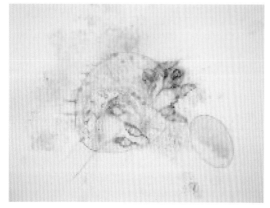

图 6—2A　疥虫及卵　　　　　　　　　　图 6—2B　疥虫卵

2. 临床意义 如能发现人疥螨或虫卵，即可确诊疥疮。

（二）毛囊虫（毛囊蠕形螨）检查

毛囊虫多寄生于鼻、眼睑、前额及颧颊等部位的毛囊或皮脂腺内。

1. 检查方法 选鼻沟等皮损区，用粉刺挤压器或刮刀挤压扩大的毛囊口，将挤出物置于载玻片上，点上 1 滴生理盐水，覆上盖玻片并轻轻压平，置低倍显微镜下观察。

2. 临床意义 检出毛囊虫的临床意义尚不明确，可能与所患酒齄鼻（酒渣鼻）样皮疹或面游风（脂溢性皮炎）等有一定因果关系。（图 6—3）

（三）人阴虱检查

1. 检查方法 用剪刀剪下可疑附有阴虱或虫卵的阴毛，或用镊子夹下阴毛根部的黑点，放在玻璃片上，滴 1 滴 10％氢氧化钾溶液，在显微镜下观察。

2. 临床意义 检出阴虱或虫卵，即可确诊阴虱病。（图 6—4）

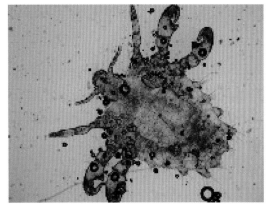

图6-3　毛囊蠕形螨　　　　　　　　　　图6-4　阴虱

三、皮肤过敏原检查

（一）斑贴试验

皮肤接触某些化学物质后，经过一定的时间可以被致敏，一旦再接触相同物质就可能发生局部炎性反应，斑贴试验即根据上述原理以测定机体迟发型超敏反应。

1. 适应证　用于协助寻找因接触物引起的一些过敏性皮肤病的病因，如漆疮（接触性皮炎）、湿疮（湿疹）、某些职业性皮肤病等。

2. 检查方法　将受试物置于1cm²大小的4层纱布上，敷贴在后背或前臂屈面正常皮肤上，盖上2cm²不通气的玻璃纸或蜡纸，然后用较大一点的胶布固定。本试验可同时做几个以至几十个不同试验物。每两个之间的距离至少应有4cm，必须同时设对照组。敷贴后48小时取下受试物，观察结果，敷贴后72小时再观察结果。如感到试验处剧痒或刺痛，应随时移去试验物，并用清水洗净。

目前国内已普遍采用预制的标准化斑贴试剂和斑试器，操作简便，观察标记清楚。

3. 结果判定　根据反应的强度用下列标志记录。

阳性反应："±"可疑，瘙痒或有轻微发红；"＋"弱阳性，红斑明显或瘙痒；"＋＋"中等阳性，水肿性红斑、丘疹；"＋＋＋"强阳性，红肿显著，有丘疹或疱疹。

阴性反应：敷贴部位无任何改变。

4. 临床意义

阳性反应：表示患者对被试物过敏，真正的敏感性反应，在移去被试物的24～48小时内，一般是增强而不是减弱。

假阳性：可能是由丁原发性刺激或其他因素，一旦移去被试物，反应多很快消退。

阴性反应：表示患者对被试物不敏感。

假阴性：可能与试剂浓度低，受试物与皮肤接触时间短，服用药物，操作技术不当等有关。

5. 注意事项

(1) 配制的受试物（包括对照试验物），应做到质地纯净，浓度精确。

(2) 配制的受试物浓度对正常人应不引起反应，一般由低到高，以免引起强烈反应，增加病人不必要的痛苦，不可用高浓度的原发性刺激物作斑贴试验。

(3) 不宜在皮肤病急性发作期做试验。

(4) 受试前 2 周和受试期间服糖皮质激素、受试前 3 天和受试期间服用抗组胺类药物均可出现假阴性。

(5) 如果在试验后 72 小时至 1 周内局部出现红斑、瘙痒等表现，应及时到医院检查。

(6) 观察及判断结果时应力求定时、正确，且应有详细记录，结果的判断应有统一标准。

（二）皮肤点刺试验

是临床上常用的检测过敏原的体内试验，方法简便、疼痛小、观察结果快。现有试剂主要分为食入类和吸入类，包含生活和临床中最常见的过敏原物质。

1. 适应证　用于测试 Ⅰ 型和 Ⅳ 型超敏反应性皮肤病，如瘾疹（荨麻疹）、四弯风（特应性皮炎）、过敏性皮炎、湿疮（湿疹）等。

2. 检查方法　一般选择前臂屈侧为受试部位，局部清洁消毒后，每隔 1～2cm 做一个标记，在每一个标记的皮肤上滴 1 滴过敏原试剂，使用一次性特制的点刺针在滴上过敏原皮试液的皮肤中央垂直刺破皮肤（不出血），5～10 分钟拭去皮试液，20 分钟观察结果。

3. 结果判定　受试部位无反应为（-）；出现红斑直径>1cm、伴风团为（+）；直径 2cm、伴风团为（++）；直径>2cm、伴风团或伪足为（+++）。6～48 小时后出现反应并出现浸润性结节为迟发反应阳性。

4. 注意事项

(1) 宜在病情稳定期进行；有过敏性休克史者禁用；妊娠期应尽量避免检查。皮肤划痕症患者可出现假阳性结果，不宜做点刺试验。

(2) 应设生理盐水及组胺液作阴性对照及阳性对照。

(3) 结果为阴性时，应继续观察 3～4 天，必要时 3～4 周后重复试验。

(4) 应做好抢救准备，以应对可能发生的过敏性休克。

(5) 受试前 3 天应停用抗组胺药物。

四、皮肤组织病理检查

采取皮损组织标本进行检查的目的在于了解皮损组织病变的情况，以利于皮肤病的诊断和治疗。

（一）适应证

1. 有高度诊断价值的皮肤病　皮肤肿瘤、病毒性皮肤病、角化性皮肤病以及某些红斑鳞屑性皮肤病如银屑病、扁平苔藓等。

2. 有诊断价值的皮肤病 疱疹类皮肤病、代谢障碍性皮肤病、某些肉芽肿性皮肤病以及结缔组织疾病等。

3. 具有病原体的皮肤病 虽无明显的组织学特征，但找到病原体，即可明确诊断。

4. 在诊断、分类、预后及疗效观察等方面均有相当价值的皮肤病，如麻风及皮肤结核等。

5. 有些皮肤病无明显组织病理特征，但病理检查可以除外某些疾病。

（二）检查方法

1. 损害的选择

（1）选择未经治疗的成熟的损害。由于早期损害常缺乏特异性，而晚期损害常见恢复期或变性的变化，因此，对一般病变，应选择充分发育的成熟损害，才能更好地获得准确的病理诊断。

（2）水疱性、脓疱性以及含有病原体的损害应选择早期损害。否则发生继发性改变，影响辨别原发的病理改变。

（3）选择损害的活动边缘部分。如切取中央不活动部分，病变可能已趋向消退而找不出真正典型的病变。

（4）取材要够深。浸润性皮损切取标本应包括皮下组织，不少皮肤病的典型病变在真皮深层或皮下组织中，取材过浅，往往不能作出诊断。

（5）切取标本时应包括一部分正常组织，以便与病变组织对照。

2. 操作方法 尽量避免在腋窝或腹股沟等皱襞部位、关节及面部取材。如需在面部取材，尽量选耳后、发际边缘或颌下，使形成的瘢痕不易察见。如在毛发部位取材，应先剃毛。

清洁、消毒局部皮肤，然后以 2%盐酸利多卡因局部麻醉。较大较深的皮损用手术取材；较小的皮损用钻孔取材。

3. 标本的处理 活体组织块应立即放入 10%甲醛溶液内固定。如需做免疫荧光和免疫组织化学染色，活体组织应立即冰冻。

五、常见性病实验室检查

（一）梅毒螺旋体暗视野显微镜检查

检查者戴手套，取病灶组织渗出物、淋巴结穿刺液或组织研磨液，置于载玻片上，盖上盖玻片，用暗视野显微镜观察。梅毒螺旋体菌体细长，两端尖直，在暗视野显微镜下折光性强，沿纵轴旋转伴轻度前后运动。阳性结果结合临床表现、性接触史可确诊。

（二）梅毒血清免疫学检查

有两组试验：一组试验的抗原是与梅毒螺旋体无关的非特异性抗原，检测血清中反应素的高低，特异性差。另一组试验的抗原是梅毒螺旋体抗原，用以对非特异性反应阳性者作确诊。两组试验均取患者血清。

1. 快速血浆反应素环状卡片试验（RPR）

梅毒螺旋体在破坏梅毒患者组织的过程中，体内释放一种抗原性心凝脂，后者刺激体内产生抗心凝脂抗体（反应素），可用免疫学方法检测。

（1）操作方法：①卡片定性试验：取 $50\mu l$ 待检血清加入卡片的圆圈内并涂匀，用专用滴管加入摇匀的抗原1滴，将卡片摇摆8分钟后立即观察结果，出现黑色凝聚颗粒和絮片为阳性；②卡片定量试验：取 $50\mu l$ 血清用等量生理盐水在小试管内作6个稀释度，即 1:1、1:2、1:4、1:8、1:16、1:32，每个稀释度加入玻片圆圈中，按定性法测定。

（2）临床意义：本试验敏感性高而特异性低。可作为筛查试验。

结果为阳性时，结合病史、临床表现，可作初步诊断。定量试验是观察疗效、判断复发及再感染的手段。

假阴性常见于一期梅毒硬下疳出现后的2～3周内、感染梅毒后立即治疗或晚期梅毒，以及二期梅毒的"前带现象"。前带现象即血清中心凝脂抗体过多，对阳性反应有抑制效应，出现假阴性结果，对血清进行适当稀释后，可出现阳性结果。

假阳性常见于自身免疫性疾病、麻风、莱姆病、海洛因成瘾者、少数孕妇及老人。

2. 梅毒螺旋体抗原血清试验

用梅毒螺旋体抗原，来检测血清中梅毒螺旋体的特异性抗体。包括梅毒螺旋体凝集试验（TPPA）、梅毒螺旋体血凝试验（TPHA）、荧光螺旋体抗体吸收试验（FTA－ABS），后者特异性更高，因抗原制备复杂，已很少采用。

临床意义：为特异性诊断试验，敏感性和特异性均高。由于这类试验检测的是梅毒螺旋体IgG抗体，常呈持久阳性，因此不能用于观察、判断疗效和再感染。

（三）淋球菌检查

1. 检查方法

（1）标本采集：取患处的分泌物进行镜检或培养。取材部位是否准确是提高检验质量的关键因素。淋球菌主要侵犯泌尿生殖道的柱状上皮细胞，通过黏附、侵入和增殖出现炎症，因此，做淋球菌检查应从柱状上皮部位取材。男性病人应将小棉拭子插到尿道内2～4cm处，轻轻转动取出分泌物；女性病人应先用一棉拭子揩去宫颈口堆积的脓液，再用另一棉拭子插入宫颈口1～2cm处旋转出分泌物取材；患结膜炎的患者取结膜分泌物；前列腺炎患者取前列腺液；全身性淋病时可取关节穿刺液。

注意事项：①取材时棉拭子深入尿道口、阴道口内的深度要足够；②取材时动作要轻柔，防止细胞破裂变形，涂片的厚薄与固定及革兰染色时间要合适；③男性患者做淋球菌培养，应在晨起排尿前或排尿2小时后取材。

（2）直接涂片：主要用于急性感染者。涂片后自然干燥、加热固定后作革兰染色，油镜下检查。

（3）淋球菌培养：标本立即接种于血琼脂或巧克力琼脂平板上，置于含 $5\%\sim10\%$ 的 CO_2 孵箱，37℃孵育24～48小时后观察结果。挑选可疑菌落作涂片染色镜检，也可用氧化酶试验或糖发酵试验进一步证实。

2. 结果   直接涂片染色镜检可见大量多形核细胞，细胞内外可找到成双排列、呈肾形的革兰阴性双球菌。在培养皿上可形成圆形、稍凸、湿润、光滑、透明到灰白色的菌落，直径为 0.5～1.0mm。生化反应符合淋球菌特性。（图 6－5A、B）

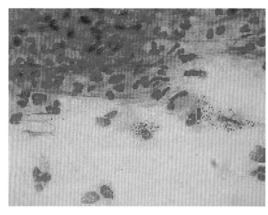
图 6－5A   淋球菌

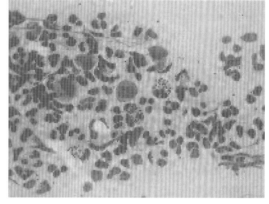
图 6－5B   淋球菌

3. 临床意义   直接涂片镜检阳性者可初步诊断，但阴性不能排除诊断。培养阳性可确诊。

（四）沙眼衣原体检查

衣原体抗原检测法（简称 C－C 快速法）：用商品试剂盒检测，方便、简单、快速，但稳定性略差。

标本采集同淋球菌检查。

临床意义：阳性结果结合临床可确诊沙眼衣原体感染。阴性时不能完全排除感染，可用细胞培养法确定。

（五）支原体检查

支原体培养：将采集到的标本接种于液体培养基，37℃培养 48 小时后观察颜色变化。如由黄色变为粉红色，可能有解脲支原体生长。取 0.2ml 培养物接种到固体培养基上，培养 48 小时后观察，有典型"油煎蛋"状菌落者为阳性。

采集标本同淋球菌检查。

临床意义：阳性可考虑支原体感染，还必须根据病史、临床表现综合判断。

（六）生殖器疱疹病毒（HSV）检查

1. 病毒培养   从水疱底部取材作组织培养，是目前最敏感、最特异的检查方法，阳性率 60％～90％。因其技术条件要求高，价格高，不能普遍使用。

2. 细胞学检查   疱疹底部刮取物涂片寻找多核巨细胞和核内嗜酸性包涵体。不能区分

HSV 和水痘－带状疱疹病毒（HZV）病毒感染。

3. 抗原检测　对早期损害有较高的敏感性和特异性。常用的方法有免疫荧光（IF）及酶联免疫吸附试验（ELISA）。

4. 抗体检测　应用最广泛的是 HSV－Ⅱ抗体检测，特异性抗体可在发病后 10～14 天出现，复发时体内可存在高水平抗体。原发感染急性期抗体可以是阴性。

（七）人类免疫缺陷病毒（HIV）检查

因为 HIV 抗体最易检出且持续时间最长，因此检测 HIV 抗体是最常用的方法。分为初筛试验和确诊试验。

1. 初筛试验　最常用酶联免疫吸附试验（ELISA），适用于献血员筛查及临床 HIV 抗体检测，但不能检测早期感染。

2. 确诊试验　蛋白印迹试验（WB），敏感性和特异性均较强。

（八）醋酸白试验

人类乳头瘤病毒感染的上皮细胞与正常细胞产生的角蛋白不同，能被冰醋酸致白。

检查方法：以棉签清除局部分泌物后，蘸 5％冰醋酸涂在皮损及周围正常皮肤黏膜，2～5 分钟后皮损变为白色、周围正常组织不变色为阳性。

第七章 皮肤病的常用中医治疗方法

第一节 皮肤病中医治疗的特色

一、整体观念，外病内治，全身调理

《内经》云："有诸内必形诸外。"《外科理例》："治外必本诸内，治内亦即治外。"发于体表的皮肤病，常因体内的脏腑功能失调，气血失和，内生或外感的病邪郁阻肌肤所致。如浸淫疮（急性湿疹）体表皮肤发生红斑、水肿、密集丘疹、小水疱，瘙痒剧烈，搔破湿烂，其根源在于体内热盛湿重，湿热外发肌肤而致。用清热利湿法治疗，体内热清湿除，体表的皮损才能消退，瘙痒缓解。

二、辨证论治，标本结合，个体化治疗

辨证论治是中医认识疾病和治疗疾病的基本原则，也是皮肤病治疗的原则。很多皮肤病不能一方统治，必须在明确诊断，准确辨证的基础上处方用药。如湿疮（湿疹）有急性、亚急性、慢性之分，有旋耳疮、乳头风、痼疮、肾囊风等特殊部位湿疮，辨证有湿热浸淫、脾虚湿蕴、血虚风燥等证型，因此治疗方药也是因人而异。

第二节 内 治 法

一、祛风法

1. 疏风清热

适应证：风热证。红色风团、淡红色斑片、丘疹、鳞屑、瘙痒，好发于身体上部；可伴发热、微恶风寒、口渴，舌苔薄，脉浮数。

常用方剂：银翘散、消风散。

常用药：银花、连翘、薄荷、荆芥、防风、蝉衣、牛蒡子、柴胡。

2. 疏风散寒

适应证：风寒证。风团颜色淡白，硬化或萎缩斑块，遇冷加重，舌苔白，脉浮紧。

常用方剂：麻黄汤、麻桂各半汤、桂枝汤。

常用药：麻黄、桂枝、细辛、荆芥、防风、苏叶。

3. 祛风除湿

适应证：风湿证、风湿热证。淡红色风团、斑片、丘疹、丘疱疹、小水疱、轻度糜烂、结痂、鳞屑，瘙痒，舌淡红苔白或黄，脉滑。

常用方剂：荆防败毒散、消风散。

常用药：荆芥、防风、羌活、忍冬藤、苦参、苍术、秦艽、威灵仙。

4. 平肝息风，重镇潜阳

适应证：血虚肝旺、肝风内动证。肥厚斑片、丘疹、苔藓样变、鳞屑、抓痕、血痂、皲裂等皮损，颜色淡褐，干燥瘙痒，夜间加重；伴头晕、眼花、失眠，舌淡红苔白，脉弦细。

常用方剂：天麻钩藤饮。

常用药：钩藤、僵蚕、白蒺藜、生龙骨、生牡蛎、石决明、珍珠母、白芍。

二、清热法

1. 清热泻火

适应证：实热证。红斑、丘疹、水肿、糜烂，皮损红肿热痒；伴恶热、口渴喜冷饮、多汗、尿赤、便干，舌红苔黄，脉数。

常用方剂：白虎汤、导赤散、清胃散。

常用药：生石膏、知母、栀子、黄连、天花粉、生地、竹叶、白木通、六一散。

2. 清热解毒

适应证：热毒证。焮热红肿斑片、肿块、脓疱、糜烂，灼热、疼痛、瘙痒；伴身热、口干、口苦、尿赤、便秘，舌红苔黄，脉滑数。

常用方剂：黄连解毒汤、五味消毒饮、泻心汤。

常用药：黄芩、黄连、黄柏、银花、连翘、野菊花、板蓝根、蒲公英、紫花地丁、大黄。

3. 清热凉血

适应证：血热证。鲜红或深红色斑片、鳞屑、紫癜、血疱，灼热、瘙痒或痒痛间作；伴身热、口干、心烦、尿赤便干，舌红绛，苔黄燥，脉数。

常用方剂：犀角地黄汤、清营汤、化斑解毒汤、清瘟败毒饮。

常用药：羚羊角、水牛角、生地、丹皮、赤芍、紫草、白茅根、生槐花、大青叶。

三、祛湿法

1. 清热利湿

适应证：湿热证、暑湿证。水肿性红斑、丘疱疹、水疱、糜烂、渗液、结痂，瘙痒或疼痛，皮肤潮湿多汗；伴口渴不欲饮、尿赤涩痛，舌红苔黄腻，脉滑数。

常用方剂：茵陈蒿汤、龙胆泻肝汤、萆薢渗湿汤。

常用药：茵陈、栀子、车前草、龙胆草、黄芩、苦参、萆薢、六一散、地肤子、白鲜皮。

2. 健脾化湿

适应证：脾湿证。淡红色斑片、丘疹、水疱、渗液、结痂，瘙痒；伴纳呆、腹胀、便溏，舌淡胖苔白腻，脉濡细。

常用方剂：除湿胃苓汤、参苓白术散。

常用药：苍术、白术、厚朴、陈皮、猪苓、茯苓、泽泻、苡仁、党参、扁豆、山药、藿香。

四、润燥法

1. 养血润燥

适应证：血虚风燥证。皮疹色淡，干燥脱屑，增厚粗糙，皲裂，瘙痒夜间加重，或头发枯槁脱落，爪甲不荣；伴头晕目眩、心悸失眠，口眼干燥，舌淡苔白，脉细无力。

常用方剂：四物汤、当归饮子、二至丸、神应养真丹。

常用药：生熟地、当归、川芎、白芍、女贞子、何首乌、鸡血藤、麻仁、白蒺藜、天麻。

2. 凉血润燥

适应证：血热风燥证。鲜红色斑片、丘疹、干燥鳞屑、抓痕、血痂，瘙痒；伴口干，心烦，尿赤，便干，舌红苔薄，脉细数。

常用方剂：犀角地黄汤、凉血消风散。

常用药：水牛角、生地、玄参、丹皮、赤芍、麦冬、石斛、沙参、天花粉。

五、调理气血法

1. 理气活血

适应证：气滞血瘀证。黄褐色斑片、白斑、暗红色丘疹、紫癜、苔藓样斑片，或刺痛，或瘙痒；伴胁肋胀满，情志不遂，妇女经血色暗夹块，舌质暗，脉弦涩。

常用方剂：桃红四物汤、血府逐瘀汤、通窍活血汤。

常用药：桃仁、红花、归尾、川芎、赤芍、丹参、鸡血藤、柴胡、香附、郁金。

2. 活血化瘀散结

适应证：血瘀凝结证。暗红色斑块、结节、增生性疤痕，疼痛或瘙痒，舌质紫暗。

常用方剂：大黄䗪虫丸

常用药：大黄、䗪虫、桃仁、红花、三棱、莪术、皂刺、水蛭。

3. 益气活血

适应证：气虚血瘀证。溃疡疮面不鲜、周围皮色暗红，或局部皮肤刺痛，夜间加重；伴气短乏力，精神疲惫，舌质淡暗苔白，脉沉细。

常用方剂：补阳还五汤。

常用药：黄芪、归尾、地龙、赤芍、川芎、桃仁、红花。

六、温阳法

1. 温经散寒通络

适应证：血虚寒厥证，风寒湿痹证。四末不温、青紫，肢端麻木疼痛；或皮肤硬化发凉、或硬肿、结节，关节肿痛，酸软无力，遇寒湿加重，舌质淡或淡暗苔白，脉弦细。

常用方剂：当归四逆汤、独活寄生汤。

常用药：当归、桂枝、细辛、白芍、路路通、大枣、地龙、独活、寄生、秦艽、细辛、桂枝、羌活、制川乌、牛膝。

2. 温阳散寒

适应证：疮疡阴寒证。皮肤溃疡疮面灰暗，脓液清稀，腐肉不易脱落，难收难敛，不知痛痒，或皮肤硬化；伴畏寒肢冷，精神不振，小便清长，舌质淡胖，脉沉细无力。

常用方剂：阳和汤。

常用药：鹿角胶、熟地、麻黄、肉桂、干姜、白芥子。

七、化痰软坚法

适应证：痰核证。结节、肿块、囊肿，皮色或淡黄色、淡褐色，不痛或微痛；可伴胸闷，舌苔腻，脉弦滑。

常用方剂：海藻玉壶汤、二陈汤。

常用药：半夏、贝母、陈皮、青皮、茯苓、海藻、昆布、夏枯草。

八、补肾法

1. 滋补肝肾

适应证：肝肾阴虚证。皮损颜色淡红，色素沉着斑，或色素脱失斑，头发脱落；伴头晕、耳鸣耳聋、口咽干燥、腰膝酸软，舌淡红苔少，脉细。

常用方剂：六味地黄丸、左归丸、二至丸、七宝美髯丹。

常用药：熟地、山茱萸、山药、茯苓、枸杞子、女贞子、旱莲草、牛膝、龟板胶、菟丝子、何首乌。

2. 滋阴降火

适应证：阴虚内热证。皮损色红，色素沉着斑，头发脱落，伴潮热盗汗、手足心热、虚烦不寐、头晕耳鸣、口咽干燥、腰膝酸软，舌红苔少，脉细数。

常用方剂：知柏地黄丸、青蒿鳖甲汤。

常用药：知母、黄柏、生熟地、玄参、山茱萸、天麦冬、鳖甲、青蒿、丹皮、地骨皮。

3. 温补脾肾

适应证：脾肾阳虚证。皮肤硬化、萎缩，满月脸，四肢肿胀、沉重无力，形寒肢冷，腰膝酸软，小便不利，或腹胀下利，舌质淡胖，脉沉弱。

常用方剂：肾气丸、右归丸、真武汤。

常用药：肉桂、附子、菟丝子、杜仲、巴戟天、淫羊藿、鹿角胶、党参、黄芪、白术、茯苓。

第三节 外 治 法

一、皮肤病中医外治概论

外治法是运用药物，以及手术、物理方法或使用一定的器械，直接作用于患者体表或病变部位而达到治疗目的的一种方法。皮肤病发生于人体外表，外治疗法在皮肤科尤为重要。本节主要讨论药物的外治疗法。

皮肤病中医外治的特点：

1. 直接作用于局部皮损，药效直达病所。对于某些皮肤病单纯应用外治即可以"治本"。这主要包括某些外界致病因素直接作用于体表而引起的皮肤病，如疣、鹅掌风（手癣）、紫白癜风（花斑癣）、疥疮、虱病、鸡眼、胼胝等。

2. 配合内治法，能很快地缓解皮肤病的各种症状。更多的皮肤病内治与外治结合应用，较单纯的内治或外治疗法能收到更满意的疗效。如瘙痒性皮肤病在辨证内治的同时，外用有止痒作用的药物，能很快止痒；急性湿疮（湿疹）皮损潮红水肿、糜烂渗出，除了内服清热利湿药外，外用清热消肿、收敛止痒的药液进行冷湿敷，对皮损的消退十分重要。

3. 外治可减少药物的毒副作用。药物的毒副作用对人体的损害已经越来越受到人们重视。外治时药物直接作用于局部，所需药量远远小于内用药的剂量，在患处形成较高的药物浓度，而吸收入体内的血药浓度则甚微，这就会大大减少药物的毒副作用。因此，治疗皮肤病时只要病情允许，能够单用外治疗法治愈的就不用内治。

4. 药物外治的功效与内治有区别。例如：乳香、没药内治活血止痛，外用则有生肌长皮的作用；鸦胆子内治清热解毒，治痢抗疟，外用则有腐蚀赘疣的作用；白附子内治燥湿化痰，祛风止痉，解毒散结，外用则有退黑斑的作用；白芥子内治温肺祛痰，散结止痛，外用则有发疱的作用；蛇床子内治温肾助阳，外用则有燥湿杀虫止痒的作用。

二、外用药物的剂型

外用药是由药物和基质按照一定的方法配制而成，不同的剂型具有不同的作用和适应证。

1. 溶液 溶液是将单味或复方药物加水煎煮后，滤过药渣所得的溶液，如10％黄柏溶液；或将水溶性的药物直接溶于水而成，如芒硝溶液。

溶液具有清洁、止痒、消肿、收敛、清热解毒的作用。

（1）用于湿敷。适用于急性皮肤病，红肿明显、渗出较多或脓性分泌物多的皮损，或糜烂伴轻度痂皮性损害。常用药物如苦参、黄柏、马齿苋、生地榆、野菊花、蒲公英等水煎液，或10％黄柏溶液、生理盐水等。湿敷的方法是，将敷料（多层消毒纱布或毛巾）置于药液中浸透，稍挤拧至不滴水为度，敷于患处，每隔15～20分钟重复操作一次，每次持续

1~2 小时，每日湿敷次数据病情而定。

（2）用于外洗、药浴。适用于瘙痒性皮肤病，无渗出糜烂者。常用药物如苦参、地肤子、白鲜皮、防风、当归、桃仁、蛇床子、川椒、艾叶等。

2. 粉剂（又名散剂）

是将单味药或复方药物研成极细粉末的制剂。用时直接掺布于病变部位，或掺布于膏药或油膏上。如痱子粉、青黛散、九一丹。

粉剂有保护、吸收、蒸发、干燥、止痒的作用。

（1）适用于无渗出的急性或亚急性的皮肤病。常用药物如青黛散、六一散、枯矾粉、滑石粉、止痒扑粉等。用法为每天 3~5 次，扑患部。

（2）适用于溃疡、窦道腐肉未脱者。常用药物如九一丹、五五丹等。用法为掺于疮口，或掺于药膏上敷盖。疮口小者，可做成药捻插入。

3. 洗剂（又名混悬剂、悬垂剂）

是水和粉剂混合在一起的制剂，久置后一些不溶于水的药粉沉淀于水底，使用时需振荡摇匀。

洗剂有清凉止痒、保护、干燥的作用。

适用于无渗出性的急性或亚急性的皮肤病。常用药物如三黄洗剂、炉甘石洗剂、颠倒散洗剂等。如止痒可加 1％薄荷脑、樟脑、冰片等；杀菌可加 10％九一丹或 5％~10％硫黄。小儿及面部的皮损，或皮损广泛及冬天最好不用薄荷脑、樟脑等。

4. 酊剂（又名药酒）　　是将药物浸泡于 75％乙醇或白酒中，密封 7~30 天后，滤去药渣制成的酒浸剂。

酊剂具有清凉止痒，解毒杀虫，活血通络，散瘀止痛的作用。

适用于无糜烂渗出的脚湿气、鹅掌风、体癣、牛皮癣（神经性皮炎）、皮痹（硬皮病）、冻疮早期等。常用药物如复方土槿皮酊、1 号癣药水、百部酒、红灵酒等。用法为用棉棒蘸药液，直接外涂皮损区；或涂药后按摩；每天 1~3 次。凡急性炎症性皮肤病、皮破糜烂处、头面、会阴部皮肤薄嫩处禁用，用后易引起皮肤烧灼及剧痛。

5. 油剂（又名药油）

是将药物浸泡在植物油中，煎炸后去渣得到的制剂。常用的植物油为麻油、花生油、茶油等，以麻油最佳，有清凉润肤之功。或是含油的药物直接榨取、干馏等制成药油，如蛋黄油。

油剂具有润泽保护、清洁去痂、收敛生肌的作用。

适用于亚急性皮肤病有少量糜烂渗出、结痂、溃疡的皮损。常用药物如黄连油、甘草油、紫草油、蛋黄油等。用法为每天外搽 2~3 次；或敷于患处。

6. 软膏

是将药物研成细末与油性基质调成均匀细腻的半固体状的制剂。软膏的基质主要包括凡士林、液状石蜡、豚脂、羊脂、蜂蜡等。软膏中含有的药粉一般不超过 25％。

软膏具有保护疮面，润滑皮肤，清除痂皮，软化角质，促进吸收的作用。

适用于一切慢性皮肤病具有结痂、鳞屑、皲裂、结节、苔藓样变等皮损。常用药物如青黛膏、黄连膏、如意金黄膏、疯油膏、润肌膏、硫黄软膏等。用法为每天外搽 2～3 次，或涂于纱布上敷贴于患部再加包扎。去痂时宜涂得厚些。用于皲裂、角化、苔藓样变皮损时，加用热烘疗法效果更好。凡滋水较多、糜烂较重的皮损，不宜外涂或敷贴软膏。

7. 乳剂（又名霜剂）　是将油和水，在乳化剂的作用下制成的细腻乳状的制剂，分为水包油型和油包水型两种。

乳剂具有清凉止痒，润滑护肤，促进吸收的作用。中药乳剂是一种新剂型，较软膏清洁，但药力渗透皮肤没有软膏深入。

适用于亚急性、慢性皮肤炎症，干燥瘙痒性皮肤病。用法为涂搽患处，每日 2～3 次。

8. 糊剂（药糊）　是将药粉与液体基质调成糊状的外用制剂。药糊是中医常用的外用药剂型之一。糊剂的基质有油性的，如植物油、凡士林；也有水溶性的，如凉开水、茶水、新鲜植物汁、蜂蜜等。药粉所占比例超过 25%，稠的为半固体状，稀的呈稀浆糊状。

糊剂具有清凉止痒，干燥收敛，保护疮面的作用。适应于无渗出或伴有轻度糜烂渗出的皮肤病。如丹毒，用如意金黄散加水调成糊状外涂；亚急性湿疮用甘草油调青黛散涂于患处。此外，糊剂还可以用作穴位敷贴药、敷脐药。

9. 醋剂　是以醋为基质，浸泡药物或调药粉制成的制剂。

醋剂具有收敛止痒，解毒杀虫，软坚消肿，活血散瘀的作用。

适用于限局性、慢性、肥厚角化性皮肤病，如皮肤淀粉样变、手足多汗症、汗疱疹、角化脱屑型脚湿气、鹅掌风等。常用药有二号癣药水、醋泡方。使用方法可以采用涂药法或浸泡法。

10. 硬膏（膏药）　是将药物和黏着性基质涂布在裱褙材料上的制剂。

硬膏具有软化角质，消散硬结，促进吸收的作用。借助硬膏的黏附性，在皮损处形成封闭状态，可以软化角质及促进药物透皮吸收，也能保护疮面，加快皲裂愈合。

适用于限局性、孤立性、增生肥厚性皮肤病，如鸡眼、胼胝、牛程蹇（跖疣）、牛皮癣（神经性皮炎）、瘢痕疙瘩等。常用药如鸡眼膏、黑布药膏。用法是将硬膏直接贴附于患处，1～3 天换药 1 次。传统的膏药使用前需加温软化，贴上后可使患处较长时间发热，改善局部血液循环，加速皮肤浸润及结节的吸收。

三、外用药物使用原则

皮肤病的外用药物使用原则是要根据皮肤损害的表现来选择适当的剂型和药物。

1. 正确选择药物剂型　要根据病情不同阶段和不同的皮损来选择。

（1）根据病情不同阶段选择

皮肤炎症在急性阶段，若仅有红斑、丘疹、风团、水疱而无渗液，宜用洗剂、粉剂、乳剂；若有大量渗液或明显红肿，则用溶液湿敷为宜。

皮肤炎症在亚急性阶段，渗液与糜烂很少，红肿减轻，有鳞屑和结痂，则用油剂、乳剂、糊剂为宜。

皮肤炎症在慢性阶段，有苔藓样变、浸润肥厚，角化过度时，则用软膏、硬膏、醋剂为主。

无明显炎症的皮肤病如白驳风（白癜风）、油风（斑秃），以及风瘙痒（瘙痒症），可选用酊剂，注意黏膜部位不要用。

在剂型选择上有一条基本的原则，"干对干，湿对湿"。即对于肥厚、粗糙、干燥的皮损要应用流动性较差的剂型，如硬膏、软膏；对于糜烂、渗出的皮损选择液态的剂型如溶液、油剂进行治疗。

（2）根据不同的皮损选择（表7—1）

表7—1　根据不同的皮损选择外用药的剂型

皮损	选用剂型
丘疹、丘疱疹	洗剂、油剂、糊剂、乳剂
水疱、脓疱	溶液、洗剂、糊剂
糜烂、渗出	溶液（用于渗液较多者）、油剂、糊剂（用于渗液较少者）
结痂	糊剂、油剂、软膏
风团	洗剂
结节	软膏、硬膏
肥厚、苔藓样变	软膏、硬膏、醋剂、酊剂
鳞屑、抓痕	油剂、乳剂、软膏
皲裂	软膏、硬膏
瘢痕	软膏、硬膏
溃疡	糊剂、油剂、软膏、散剂

2. 正确选择药物作用　根据病因病机、皮损辨证选择用药。如红肿、糜烂、渗出的皮损应选用清热燥湿、解毒收敛的药物；疥疮应选用杀虫止痒的药物。

3. 外用药注意事项

（1）注意控制感染。有感染时先用清热解毒、抗感染制剂控制感染，然后再针对原来皮损选用药物。

（2）用药宜先温和后强烈。先用性质比较温和的药物。尤其是儿童或女性患者不宜采用刺激性强、浓度高的药物。面部、阴部皮肤慎用刺激性强的药物。

（3）用药浓度宜先低后高。先用低浓度制剂，根据病情需要再提高浓度。一般急性皮肤病用药宜温和安抚，顽固性慢性皮损可用刺激性较强和浓度较高的药物。

（4）随时注意药物不良反应。一旦出现药物过敏、刺激现象，应立即停用，并给予及时处理。大面积使用溶液时，要注意药物浓度，以防吸收中毒。

（5）注意清除陈药。再次用药前，应清除皮损表面残存的陈药，可蘸植物油或药油轻轻擦去。

第四节 皮肤病针灸疗法

一、针灸治疗皮肤病的发展概况

针灸治疗皮肤病在我国有悠久的历史。晋代皇甫谧所著《针灸甲乙经》较详细地记载了一些皮肤病及损容疾病的针法、灸法的治疗，如"虚则生疣、小者痂疥，支正主之"。"身热痱、缺盆中痛，临泣主之。"

唐宋时期是针灸治疗皮肤病及美容全面发展的时期。唐·孙思邈《千金要方》中记载："（瘾疹）灸曲池二穴，小儿随年壮，发即灸之，神良。"宋·王执中《针灸资生经》中指出："曲泽治风疹，肩髃治热风瘾疹，曲池治刺风瘾疹，涌泉、环跳治风疹，伏兔疗瘾疹，合谷，曲池疗大小人遍身风疹。"又指出"支沟、间使、液门主面赤；气海疗冷病面黑；肾俞疗面黄黑"；"举体痛痒如虫啮，痒而搔之，皮便脱落作疮，灸曲池二穴随年壮。"《圣济总录》中也有灸法治疗皮肤病的记载："治癣灸法，灸病处影上，三壮灸之。""疣目，著艾炷疣目上，灸之三壮即除。"

明代是针灸治疗皮肤病的全盛时期。治疗病种增多，治疗方法日臻完善。如杨继洲《针灸大成》记载："面痒肿，迎香，合谷。""毛发焦脱，下廉，头目眩痛及皮生白屑，灸囟会。""遍身生疮：曲池、合谷、三里、绝骨、膝眼"。"疥癣疮：曲池、支沟、阳溪、阳合、大陵、合谷、后溪、委中、三里、阳辅、昆仑，行间，三阴交、百虫窠。"《外科正宗》、《古今医统》、《医学入门》等著作对皮肤病的针灸治疗也有相应的记载。在方法学上除针灸外，还采用穴位刺络放血，贴敷药物，火针等作为治疗手段，如刺血治疗痤疮。

清代由于重视灸法，此时采用灸法治疗皮肤病的方法和书籍有了很大发展。吴谦《医宗金鉴·刺法要诀》记载："赘疣诸痣灸奇穴，更灸紫白二癜风，手之左右中指节，屈节尖上宛宛中。"另外吴亦鼎《神灸经论》、寥润鸿《针灸集成》及《续名医类案》中也有不少灸法治疗皮肤病的记载。

建国几十年来，针灸疗法在皮肤病治疗中得到广泛应用。在治疗脱发、蛇串疮（带状疱疹）、牛皮癣（神经性皮炎）等取得了一定的疗效；用耳针治疗皮肤病，美容，减肥等也日益为人们所重视。目前针灸疗法治疗皮肤病和针灸美容正在走向世界，受到各国人民所欢迎，为解除皮肤病给人们带来的痛苦发挥着越来越大的作用。

二、针灸治疗皮肤病的常用方法

针灸治疗皮肤病的常用方法不下数十种，有从古代使用至今的毫针、火针、三棱针刺血、梅花针等，有结合特定部位针刺的耳针、头针、腕踝针；有结合现代研究成果的电针、磁针等；有结合了中西药物的穴位注射、中药穴位离子导入等。灸法包括艾炷灸、艾条灸、天灸、温灸器灸、温针灸等。这些治疗方法在临床治疗中可单用一种，也可几种方法配合使用。

（一）毫针法

毫针法是针灸疗法中应用最广泛的一种针具，可以针刺全身的任何腧穴，是针灸的基本方法之一。

常用的毫针粗细为28～32号，长短一般在1～3寸，针刺深浅要根据病人的形体肥瘦及穴位的深浅选择，根据病情，年龄，体质的强弱加以调整。一般讲头面部应用较细的短毫针，如美容时应使用更细的毫针称"美容针"。四肢躯干部可用较粗较长的毫针。

针刺疗法适用于多种皮肤病的治疗。

（二）三棱针刺血法

三棱针刺血疗法是用三棱针刺破患者身体的一定穴位或浅表血络，放出少量血液治疗疾病的方法。又称刺络法。具有清热、活血、通络、解毒消肿等作用。刺络法可与拔罐法配合使用，称为刺络拔罐法。

1. 散刺法 在病变周围进行点刺，针距较大。适用于丹毒、酒齄鼻、溃疡等。

2. 密刺法 轻轻点刺，针距较小。刺时使局部微微出血，适用于疥癣、脱发、牛皮癣（神经性皮炎）等。

3. 速刺法 是用三棱针快速点刺穴位，随即将针快速退出。用于点刺十宣、十二井穴等处。适用于酒齄鼻、湿疮（湿疹）、发际疮（毛囊炎）、疖肿、粉刺（痤疮）、油风（斑秃）、瘾疹（荨麻疹）、扁瘊（扁平疣）等。

（三）火针法

火针疗法是用火将针体下部烧红，迅速刺入穴位内治疗疾病的一种方法。火针疗法具有温经散寒，通经活络，消肿排脓等作用。

适应症：临床主要用于外科及皮肤科的治疗。如痈、疽、疖、疣、鸡眼、汗管瘤、牛皮癣（神经性皮炎）等皮肤病。

（四）耳针法

耳针是选用较细、短的毫针刺激耳廓上的穴位，以防治疾病的一种方法。耳廓与人体各部存在着一定的生理联系。耳针的适应症很广，适用于多种皮肤病的治疗，以及减肥、祛皱、抗衰老等皮肤美容，为皮肤病的治疗和皮肤美容开辟了一条新的途径。

（五）耳穴压豆法

是在耳穴表面贴敷小颗粒状药物刺激穴位，以防治疾病的一种简便方法。一般选用王不留行籽压耳穴。耳穴压豆法治疗一些病症，不仅能收到毫针，埋针同样的疗效，且安全无痛，不易引起炎症，适用于儿童及惧针患者。由于压豆法可起到持续刺激的作用，患者可以随时按压以加强刺激，对于一些慢性皮肤病及美容更为适宜。

（六）挑刺法

挑刺法是在一定穴位或部位，用特定针具挑断皮下白色纤维组织，以治疗疾病的方法。常用于治疗粉刺（痤疮）、瘾疹（荨麻疹）、湿疮（湿疹）等皮肤病。

（七）穴位注射疗法

又称"水针疗法"。是一种针刺与药物结合的治疗方法。用治疗某些病的药物注射剂，注入治疗该病的穴位内，利用针刺和药物对穴位的刺激和小剂量药液的作用，以加强针刺效果，达到防治疾病的目的。

操作方法：

1. 针具 常用注射器有 2ml、5ml、10ml 三种，常用针头为 4～6 号普通注射针头。

2. 选穴 一般采用主要治疗穴位注射，每次 1～2 穴，最多不超过 3～5 穴。也可选择局部阿是穴或触诊明显的结节、条索状等阳性反应点处。

3. 常用注射药物及用量 凡是肌肉注射的药物，均可作穴位注射药。常用于皮肤病及美容的药物有：生理盐水，低浓度葡萄糖注射液，注射用维生素类，抗组织胺类及中药注射液等。头面部及关节处一般每穴注射 0.1～0.3ml，其它部位一般每穴注射 0.5～1.0ml。穴位注射的药物浓度一般低于常规注射浓度。

4. 适应证 鳖黑斑（黄褐斑）、粉刺（痤疮）、扁瘊（扁平疣）、眼袋、皱纹、油风（斑秃）、腋臭、瘾疹（荨麻疹）、白疕（银屑病）等。

（八）灸法

灸法是用艾绒或其它药物放置在体表的穴位上烧灼、温熨，借灸火的温热力和药物的作用，通过经络的传导，达到治病和保健目的的一种外治方法。有温通气血，扶正祛邪的功效。灸法的施灸材料主要是艾叶制成的艾绒，还有用硫黄、黄蜡、烟草、灯心草、桑枝、桃枝等。施灸的方法有艾灸法和非艾灸法，包括艾炷灸，艾条灸、温针灸、温灸器灸等。

1. 艾炷无瘢痕灸 灸后皮肤不留瘢痕，临床多用中小艾炷。施灸时病人稍觉烫就去掉艾炷，另换一炷。以病人患处皮肤红晕，无烧伤，病人自觉舒适为度。本法适用于疥癣，湿疮（湿疹）、疣及皮肤病慢性溃疡。

2. 艾炷发疱灸 灸后局部起疱，用小艾炷。艾炷点燃后病人感到发烫时继续灸 3～5 秒钟，此时施灸部位皮肤可出现一艾炷大小的红晕，1～2 小时后局部发疱，一般无需挑破，外敷以消毒纱布，3～4 天后可自然吸收。此法用于疖疮、白驳风（白癜风）、慢性皮炎、疥癣等。

3. 艾炷间接灸 是在艾炷与腧穴处皮肤之间放置药物或药饼而施灸的一种方法。此法具有灸法与药物的双重作用，较直接着肤灸常用。

隔姜灸：用鲜生姜切成 3～4mm 厚的姜片，中间扎些小孔，放在穴位上，上置小艾炷灸之。多用于冻疮、各种慢性皮炎、疮癣等。

隔蒜灸：使用独头蒜片。多用于治疗痈疽，皮肤红肿、瘙痒、毒虫咬伤等。

另外，隔葱灸多用于减肥，保健美容，抗衰老等；隔附子灸用于治疗身肿、面黑（黑变病）、面尘（黄褐斑）、皮肤色素沉着；隔胡椒灸多于用牛皮癣（神经性皮炎），慢性湿疮（慢性湿疹）等症。

4. 艾条灸 将艾条的一端点燃，对准施灸部位，约距皮肤 1～2cm 左右进行熏灸，使患者局部有温热感而无灼痛，一般每穴施灸 3～5 分钟，以皮肤红晕为度。适应于眼袋、皱纹、风瘙痒（瘙痒症）、白驳风（白癜风）、手足逆冷（雷诺氏症）、油风（斑秃）、瘾疹（荨麻疹）、疣目（寻常疣）等病症。

第五节　中医皮肤美容疗法

中医美容是中医药学的一个组成部分。中医皮肤美容疗法以中医基础理论为指导，采用中医多种治疗保健方法，防治损容性皮肤病，延缓皮肤毛发衰老，达到皮肤毛发健美的目的。

中医皮肤美容疗法源远流长，浩瀚的中医文献中，记载了大量的治疗损容性皮肤病的内服外用方药，以及针灸、按摩、气功导引、饮食疗法等美容方法。如早在战国时期《山海经》就记载了治疗痤、疣、皮皲起、及"美人色"的动植物。我国现存最早的药物学专著《神农本草经》，记载了多种具有美容治疗保健作用的中药，如白僵蚕"灭黑𪒰，令人面色好。"菟丝子"汁去面𪒰。"白芷能"润泽，可作面脂"。

晋代《肘后备急方》辟有专篇讨论美容及损容性疾病的治疗，记载有令面白如玉、疗人面无光、润黑𪒰及皱、疗面鼻酒齄、作手脂法等内容。还记载了以鸡子白、蜜、杏仁等做成的面膜，减少皱纹、雀斑。隋《诸病源候论》在论述诸病的病因病机之后，多附"养生方"、"导引法"，记载了秃发、白发、面疱、面𪒰𪒰的养生保健方法。

唐代盛世，美容发展成为一个行业，出现了专职的美容师。孙思邈《千金翼方》云："面脂手膏，衣香澡豆，仕人贵胜，皆是所要。"可见美容护肤品的应用已十分普遍。《备急千金要方》中有"面药"专章，共收美容方剂 81 个，如治面𪒰方、令人面白净悦泽方等。还记载有针灸美容处方，如"行间主面苍黑，太冲主面尘黑。"《外台秘要》列有美容专卷，记载了面脂、面膏、敷粉、胭脂、口脂、洗面药、沐发方、生发膏、染发药等多方面的美容护肤方 220 多个。

宋元明清时期的医学著作中有关美容的药方、疗法更丰富更全面。《本草纲目》记载介绍了数百味美容药物及处方，如"李花、梨花、木瓜花、杏花、樱桃花，并入面脂，去黑𪒰皱皮，好颜色。"清代宫廷的美容术更臻完备，制作美容护肤品的选料极其考究，如胭脂用纯玫瑰花原汁，且要求所有花瓣颜色一致；肥皂则用玫瑰花或茉莉花的原汁，加上上等油类制成。

近代，由于化学药品、化妆品大量涌入我国，影响了传统的天然的美容护肤品的发展。近年来，随着国民经济的发展，生活水平的提高，人们对美容的需求也越来越高，而且认识到天然美容化妆品的优越性。因此，源于天然药物、自然疗法的中医美容日益受到国内外的广泛关注，有着广阔的发展前景。

一、中医皮肤美容的特点

1. 整体美容，以健康为基础 整体美容是中医美容区别于化妆美容的最大特色。人体的皮肤毛发指甲等体表的器官通过经络与体内脏腑相连。《内经》曰："夫精明五色者，气之华也。"五脏六腑功能正常，气血充盛，经络通调，人体的阳气、精血、津液能输送布散到体表，荣养滋润皮肤、毛发、指甲，则皮肤润滑、有光泽、有弹性，面色红润，毛发乌黑发亮，指甲红润、光滑、硬固。

健康是美容的基础。《圣济总录》："驻颜色，当以益气血为先，倘不如此，徒区区于膏面染髭之术去道远矣。"通过补益调理气血，祛邪排毒，将美容与治疗、养生、保健结合在一起，较之化妆美容更有益于健康，美容效果肯定且持久。

2. 辨证论治，疗法多样 中医美容疗法与中医临床各科一样，强调辨证论治。根据每个人不同的体质、不同证候，选择适当的治疗方法。如头发脱落可由血热、血虚、肾虚、湿热等多种原因引起，治疗用药、针刺穴位亦不相同。除药物、针灸疗法外，中医美容还有很多方法，如面膜、洗浴、按摩、气功、食疗等多种疗法。

3. 自然疗法，安全可靠 中医美容疗法采用天然的药物、食物，以及物理自然疗法，刺激性小，安全有效，符合现代美容的发展趋势。

二、中医皮肤美容的常用方法

1. 药物美容 辨证治疗损容性皮肤病是中医美容的主要方法。皮肤色素脱失、局部色素增加、脱发、面部各种皮肤病的辨证论治将在各论中论述。

中医文献中记载了很多中药具有养颜保健作用。有"好颜色"、"泽皮肤"功效的灵芝、肉苁蓉、当归、天冬、麦冬、枸杞子、柏子仁、山茱萸、桃花、菊花、山药、茯苓、苍术、半夏；有去黑鼾功效的菟丝子、玉竹、白术、白僵蚕、冬瓜子；有"乌须黑发"、"止发白"功效的女贞子、墨旱莲、地黄、首乌、桑椹、丝瓜、丁香、天冬、黄精、牛膝、苍术、菊花、槐实、诃子。中药的悦色、润肤、祛斑、乌发作用，不是单纯的增白祛黑乌发，而是以中医理论为指导，利于天然药物的性味归经功效，通过补益脏腑，调理气血，祛除病邪而发挥作用。

此外，补益气血阴精的人参、黄芪、黄精、莲子肉、百合、大枣、首乌；调理气血、疏通经络的桃仁、红花、川芎、桂枝；散风祛湿的白蒺藜等也都有美容的功效。可在辨证论治的基础上选择用药。

2. 中药美容护肤品 中医历代古籍中记载了大量的美容护肤方药。剂型多样，有面脂、手膏、洗面药、洗手药、澡豆、香皂，在清洁、洗面、护肤的同时，起到使面部皮肤红润光泽，祛黑斑增白的作用。此外还有用于化妆的胭脂，用于洁发护发的洗头药、生发膏、黑发油、润发油、染发药等。

常用的药物有，具有增白祛斑作用的白芷、白及、白蔹、白茯苓、白术、白附子、细辛、珍珠粉等；具有润肤防皱作用的杏仁、桃仁、瓜蒌仁、鸡蛋清、牛乳、蜂蜜等；具有活血散风养颜作用的零陵香、香附子、川芎、当归、甘松；具有增色化妆作用的紫草、红花、茜草。

3. 针灸美容 应用针刺、灸法、耳穴压豆、拔罐、走罐、刺络等多种疗法。主要适用于黧黑斑（黄褐斑）、白驳风（白癜风）、粉刺（痤疮）、酒齄鼻、油风（斑秃）等损容性皮肤病，以及润肤抗皱、乌发护发、减肥等美容保健。

4. 推拿按摩美容 推拿按摩与针灸疗法一样，也是通过刺激体表的特定经络穴位，调理脏腑功能，疏通经络，调理气血，达到的美容保健目的。

推拿按摩美容简便易行，无需医疗器具，不受时间场地限制，不但可以在医院接受治疗，也可以在家自我按摩。安全可靠，无副作用。

适用于任何人，特别是面色晦暗无光泽、面部皱纹、皮肤干燥松弛、脱发、头发早白、头发干枯、冻疮等。

例如头发保健按摩法，用手指梳头发 20～40 次，从前向后按揉头皮 2～3 分钟，按揉百会、四神聪、风池、上星、头维穴各 10 次，轻轻提拉头发。具有松弛头部神经的紧张状态，促进头皮和脑部的血液循环，促进头发生长，防止脱发白发，提神醒脑等作用。

5. 气功健身美容 气功疗法是一种自我身心锻炼方法，能从整体调节身体的机能，激发自身潜在的防御修复能力，产生健身美容的效果。

气功的主要方法是调身、调息、调心。三者中以调心最为重要。调身是指练功中对姿势的调练，有静功和动功，通过姿势的锻炼，以求强身治病，同时为调息和调心提供良好的条件。调息是指练功时调整和控制呼吸，使呼吸的气息达到深、匀、细、缓，气贯丹田。调心是通过意念活动的锻炼，达到入静和诱导机体活动向正常方向转化。

气功疗法不分男女老幼，均可选择适宜的功法自行锻炼，尤其适用于身心疾病的治疗康复。如受情志精神因素影响较大的皮肤病牛皮癣（神经性皮炎）、风瘙痒（瘙痒症）、脱发、黧黑斑（黄褐斑）、白驳风（白癜风）、白疕（银屑病）等，都可以通过气功锻炼调整机体失调的功能状态、调畅情志，达到祛病健身、养颜美容的目的。

6. 药膳食疗美容 中医学认为药食同源，食物与药物一样具有四气五味。药膳食疗美容就是利用食物的四气五味，来调和阴阳，补益气血，调整脏腑功能，从而达到强身健体，美容养颜的目的。药膳食疗寓治疗于日常饮食之中，无服药之苦，易为人们接受。一般需要长期坚持，不会立竿见影。

食疗美容的原则，首先是营养均衡，天然新鲜；其次要根据个人不同的体质有所侧重地选择适当的食物。如油性皮肤的人应多食新鲜的蔬菜、水果、豆类、海带；皮肤干燥松弛的人要多食牛奶、肉蛋、坚果类、银耳；早生白发者可常食核桃、瓜子、黑芝麻、黑豆；面生色斑者可常食柑橘、西红柿、柚子、冬瓜、丝瓜、杏仁、苹果。

7. 药物面膜美容 药物面膜是将药物加入适当的基质后，直接贴敷于面部的一种治疗方法。根据面膜中药物的性质，具有清热消痤、化瘀祛斑、润肤抗皱、消炎止痒等多种功效。

药物面膜的种类有以凝胶为基质的软膜，以石膏为基质的硬膜，或中药粉加水调成的糊状面膜。中医古籍中所记载的美容面膜多以鸡蛋清、猪蹄浆为基质。

以中药石膏面膜为例，医用石膏粉作为基质，根据不同的病症，加入适量的中药粉末，如清热解毒、散风祛斑、活血化瘀、润肤止痒等药物的粉末制成。适用于治疗粉刺（痤疮）、黧黑斑（黄褐斑）、扁瘊（扁平疣）、面部过敏性皮炎等病症。具体操作方法是，首先清洁面部，如果是痤疮患者还要清除堵塞在毛囊口和淤积在毛囊内的脂栓、粉渣、脓液，然后涂上药膏，做面部按摩，最后保护好眼睛口鼻，敷上中药石膏面膜，保留 30 分钟后取下。中药石膏面膜在凝固的过程中发热，可促进面部的血液循环，促使药物更好地吸收和皮损的消退。

8. 中药熏洗美容　中药熏洗美容属于中医外治疗法范畴。就是把中药煎煮后，乘热熏蒸面部，或待药液温凉后湿敷面部。可根据不同的肤质选择药物。皮肤干燥、晦暗、无光泽者，宜用热药液先熏蒸再热敷；面部有炎症者，宜用温凉药液湿敷。

第八章 皮肤毛发的保健

第一节 皮肤的保健

一、保持皮肤屏障的完整性

完整的皮肤是一道屏障，皮肤的角质层以及皮肤表面的皮脂起着重要的保护作用。

1. 防止各种皮肤外伤 很多皮肤病是由于不经意的皮肤小破伤引起的。如搔破皮肤引起丹毒，搓澡引起传染性软疣，皮肤外伤处发生白疕皮损等。

2. 皮肤保湿 皮肤过于干燥甚至出现微小的皴裂，会使屏障作用减低。皮脂腺分泌的皮脂是天然的保湿剂，起到润滑皮肤的作用。因此不要过度洗手、洗澡，干燥的季节洗手洗澡后要适当搽一些乳剂保湿。

二、保持皮肤清洁

水是最好的清洗剂。干性和中性皮肤的人，可以根据自己的习惯，选择凉水或温水洗脸，油性皮肤的人需要用温水香皂洗脸。大量出汗、从事污染工作后，以及操作电脑后，要及时洗脸洗澡，防止痱子、毛囊炎以及面部黄褐色斑的发生。

三、合理使用护肤品、化妆品

油性皮肤的人应选用含油量小的乳液，干性皮肤的人应选用含油量较大的霜膏。青年人不要经常使用粉制化妆品，以免堵塞毛孔，使皮脂排出受阻，引起粉刺（痤疮）的发生。

护肤品、化妆品中的某些化学成分、香精以及添加的药物成分，对于敏感性皮肤可能有刺激，引起过敏反应和刺激性皮炎。因此属敏感性皮肤的人，应选用成分简单的护肤品，如婴幼儿护肤品。

四、防止紫外线损伤

皮肤长期过度受到紫外线照射会造成皮肤的慢性损伤，即光老化。表现为皮肤变薄、松弛起皱、弹性明显降低、角化过度、色素加深或出现点状色素减退。因此夏季露天工作、外出旅游要注意遮阳防晒。

使用防晒护肤品宜在外出前 10～15 分钟均匀地涂于暴露部位，每平方厘米皮肤用量为 2mg。因为测定产品的有效性即 SPF 时，涂敷量的标准就是 $2mg/cm^2$。如果用量少于此量，则实际上降低了防晒强度。

五、预防皮肤衰老

健美的皮肤柔软、润滑、光泽、富有弹性。随着年龄的增长，皮肤的含水量和皮脂逐渐减少，皮肤变得干燥、弹性降低、松弛起皱纹、失去光泽。预防皮肤衰老，要做到以下几点。

1. 要经常保持良好的情绪和精神状态。面部肌肉放松，则皮肤平滑，皱纹晚生。

2. 饮食合理，营养充足。果实类食品如核桃、瓜子、杏仁、芝麻、松子等富含蛋白质、脂肪、多种维生素和微量元素，是润泽肌肤的佳品。

3. 坚持冷水洗脸。冷水洗脸可刺激皮肤小血管收缩继而舒张，锻炼皮肤的弹性，延缓皮肤衰老。油性皮肤的人可先用温水洗去面部的油腻灰尘，再用冷水洗。

4. 避免过度风吹日晒。适当搽护肤防晒品。

5. 皮肤自我按摩。经常进行皮肤按摩可以使肌肉、神经放松，血液循环通畅，增加皮肤弹性，防止皮肤松弛。按摩前应先清洁皮肤，涂搽润肤霜，然后顺皮肤纹理按摩。

第二节　头发的保健

健康的头发对于人的心理及精神上的作用远远大于其保护头皮的生理作用。

一、常梳头

《诸病源候论·毛发病诸候》："栉之取多，不得使痛。亦可令侍者栉。取多，血液不滞，发根常牢。""千过梳头，头不白。"常梳头可促进头皮血液循环，增加毛发根部的营养，促进毛发健康生长，防止头发脱落和早白。

二、适当洗头，减少烫发、染发、热风吹发

一般冬季5～7天洗1次，夏天2～3天洗1次。个人发质不同，生活和工作环境不同，洗发次数可适当增减，但不宜洗得过勤。洗头过勤会破坏头发表面及内部的脂质，使头发受到损害，失去光泽。洗头后要适当搽一些护发之品。

烫发剂、染发剂、漂白剂等美发产品以及热风吹发，都会不同程度损伤头发角蛋白，降低头发中的脂质含量，导致头发表面的毛小皮细胞脱落，毛鳞片翘起，头发干枯变脆无光泽。应尽量减少烫发，不做漂白发，少用吹风机高温吹发。

三、调畅情志，劳逸结合

四、头部自我按摩、导引

《诸病源候论·毛发病诸候》记载："坐地，直两脚，以两手指脚胫，以头至地。调脊诸椎，利发根，令长美。"详见推拿按摩美容。

下篇　各　论

第九章
病毒性皮肤病

第一节　热　　疮

热疮是一种急性疱疹性皮肤病。中医文献中又名"热气疮"，俗称"火燎疮"。本病的特点是簇集成群的水疱，好发于皮肤黏膜交界处。常在热病后或高热过程中发生，可因感冒、消化不良、劳累、经期等因素反复发作。

《诸病源候论·热病热疮候》记载："人脏腑虚实不调，则生于客热。表有风湿，与热气相搏，则身体生疮，痒痛而脓汁出，甚者一瘥一剧，此风热所为也。"

本病相当于西医的单纯疱疹（herpes simplex），反复发作称为复发性单纯疱疹。

【病因病机】

1. 肺胃蕴热，外感风热毒邪，内外之邪相合，循经上犯面部而发病。

2. 脏腑虚实不调，脾肺气虚，表卫不固，或阴虚而生内热，风热毒邪因而乘之，则病情一瘥一剧，反复发作。

西医学认为单纯疱疹是因感染单纯疱疹病毒（HSV）而引起。HSV－Ⅰ型主要引起面部等生殖器以外皮肤黏膜的感染，HSV－Ⅱ型主要引起生殖器部位皮肤黏膜的感染（见生殖器疱疹）。

【临床表现】

1. 好发于皮肤黏膜交界处，如口角、唇缘、鼻旁及面颊。其他部位亦可发生。

2. 皮损为群集的小水疱，四周有红晕，多为1群，少数2～3群，初起疱液透明，2～3天后混浊，疱破糜烂结痂，逐渐干枯脱痂而愈，留有轻微的色素沉着。（图9－1）

3. 患处有瘙痒、灼热感。

4. 原发感染可伴发热、局部淋巴结肿大疼痛。

5. 病程1～2周，易反复发作。

【诊断与鉴别诊断】

1. 诊断要点 群集性小水疱，好发于皮肤黏膜交界处，易反复发作。

2. 鉴别诊断

（1）带状疱疹（蛇串疮）：发于身体一侧，数群红斑水疱沿周围神经走行呈带状分布。也可发生于一侧面部、阴部，有多片红斑水疱。疼痛剧烈，愈后不易复发。其中发病部位、疼痛是主要鉴别点。

（2）脓疱疮（黄水疮）：夏秋季节多见。

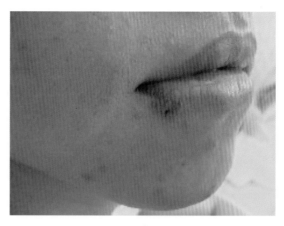

图 9—1 单纯疱疹

好发于面部、手背等皮肤暴露部位，皮损为红斑、上有脓疱或蜜黄色脓痂。有传染性，脓水流到处生新疮。其中脓疱、蜜黄色脓痂，有传染性是主要鉴别点。

【治疗】

一、内治疗法

（一）辨证论治

1. 肺胃风热证

证候：面部疱疹新发，簇集成群，基底潮红，刺痒灼热；伴发热，口渴，便干；舌质红，苔薄黄，脉滑数。

治法：清热疏风解毒。

方药：银翘散加减。身热口干者，加生石膏、知母；心烦加栀子；大便干燥加虎杖；疱液混浊或有脓痂，加野菊花、公英。

2. 阴虚内热证

证候：疱疹反复发作，红肿斑片，上有簇集丘疱疹；伴潮热盗汗，五心烦热，口燥咽干；舌质红，少苔，脉细数。

治法：养阴清热，疏风解毒。

方药：养阴清肺汤加金银花、连翘、生苡仁。

3. 脾肺气虚证

证候：疱疹反复发作，水疱黄白，红晕色淡；伴倦怠乏力，易感冒，纳呆，腹胀便溏；舌质淡红，苔白，脉沉缓。

治法：补气健脾，除湿解毒。

方药：参苓白术散加菊花、薄荷、金银花。

（二）中成药

银翘解毒丸：疏风解表，清热解毒。用于热疮肺胃风热证。

双黄连口服液：疏风解表，清热解毒。用于热疮肺胃风热证。

养阴清肺丸：养阴润燥，清肺利咽。用于热疮反复发作，阴虚内热证。

参苓白术丸：补气健脾，渗湿和胃。用于热疮反复发作，脾肺气虚证。

二、外治疗法

1. 疱疹未破，用青黛散，水调或植物油调匀，涂于患处，早晚各 1 次。

2. 疱破糜烂、渗液，可用板蓝根、马齿苋、黄柏、大青叶等煎汤，放凉后湿敷患处，湿敷后薄涂青黛膏。

【预防与调护】

1. 饮食应清淡，少吃油腻、辛辣食品。

2. 注意皮损局部的清洁，不要抠痂，防止继发感染。

3. 复发性单纯疱疹患者应加强锻炼，增强体质，预防感冒，以减少复发。

【临证参考】

热疮很常见，感冒发热后或"上火"时口唇等处起一群小水疱，有烧灼感及轻微痒感，这就是热疮。症状轻者仅外用药物治疗，或口服中成药板蓝根冲剂、双黄连口服液等即可痊愈。反复发作者因脏腑之气虚实不调，抗邪能力低下，风热毒邪留恋所致，故皮损消退后应继续调理脏腑功能，预防复发。

【文献选录】

《诸病源候论·热疮候》："诸阳气在表，阳气盛则表热，因运动劳役，腠理则虚而开，为风邪所客，风热相搏，留于皮肤，则生疮。初作瘭浆黄汁出，风多则痒，热多则痛，血气乘之，则多脓血，故名热疮。"

第二节 蛇 串 疮

蛇串疮是一种疼痛性的急性疱疹性皮肤病。中医文献中又名"缠腰火丹"、"蛇丹"、"火带疮"、"甄带疮"等。本病的特点是皮肤红斑上出现簇集水疱，累累如串珠，带状分布，痛如火燎。春秋季节多见，愈后很少复发。

隋《诸病源候论·甄带疮候》曰："甄带疮者绕腰生。此亦风湿搏于血气所生。状如甄带，因以为名。"明代《证治准绳·疡医》曰："或问绕腰生疮，累累如珠，何如？曰是名火带疮，亦名缠腰火丹。"

本病相当于西医的带状疱疹（herpes zoster）。

【病因病机】

诱发蛇串疮的病因主要有感冒、劳累、情志不遂等。肿瘤患者、服用激素或免疫抑制剂的人易患本病。

1. 情志内伤，肝气郁结，久而化火；或形劳伤脾，脾失健运，蕴湿化热，湿热内蕴；又外感毒邪，内外之邪相合，外发肌肤而致。邪阻经络，局部气血瘀滞不通则疼痛。

2. 年老体弱者气虚，血行不畅，经络阻滞，以致疼痛剧烈，持续不能缓解。

西医学认为带状疱疹是因感染水痘－带状疱疹病毒（varicella zoster virus VZV）而引起。初次感染此病毒表现为水痘或隐性感染，以后此病毒潜伏于脊髓后根神经节中，在各种诱发因素的作用下，病毒再次活动，使受侵犯的神经节发炎及坏死，产生神经痛；同时病毒沿神经移动到皮肤，出现皮疹。

【临床表现】

1. 皮疹出现前1～5天，常出现局部疼痛或灼热感，可伴低热、全身乏力不适等前驱症状。

2. 皮损好发于身体一侧的腰肋、胸背及头面部，四肢等其他部位亦可发生。

3. 皮损初起为红斑，上有簇集成群的小红丘疹，很快变成水疱，疱液清亮，数群疱疹呈带状分布，一般不超过正中线。数日后疱液转为浑浊，继而结痂。严重者可出现血疱、糜烂。（图9－2A、B）

4. 疼痛明显，老年患者疼痛更为剧烈。

5. 可伴有发热、乏力、局部淋巴结肿痛等全身症状。发于头面部者病情较重，可累及角膜，影响视力；发于耳部，出现面瘫、耳痛、外耳道疱疹三联症，称为"Ramsay－Hunt综合征"；甚至并发病毒性脑炎。

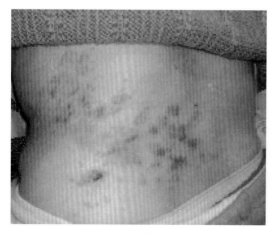

图9－2A 带状疱疹

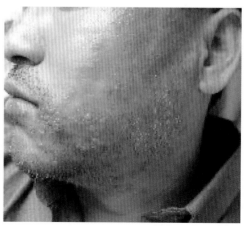

图9－2B 带状疱疹

6. 病程 2～3 周左右，皮疹消退，疼痛逐渐缓解。如果皮损消退 4 周后，疼痛持续则称为"带状疱疹后遗神经痛"。大多数患者愈后不再复发，极少数患者可多次发病。

【诊断与鉴别诊断】

1. **诊断要点** 身体一侧出现簇集成群的红斑水疱，呈带状分布，伴有疼痛。

2. **鉴别诊断**

（1）热疮（单纯疱疹）：好发于皮肤黏膜交界处，疱疹多为一群，自觉瘙痒而不疼痛，易反复发作。其中发病部位、自觉症状、易复发是主要鉴别点。

（2）疱疹未出前，患处疼痛，易误诊为心、肺疾病、肋软骨炎、胆囊炎、坐骨神经痛等，需鉴别诊断，注意观察皮肤情况。

【治疗】

一、内治疗法

（一）辨证论治

1. 肝火湿热证

证候：皮损颜色鲜红，水疱簇集，疱壁紧张，灼热疼痛；可伴有身热，口苦咽干，心烦易怒，大便干，小便黄；舌质红，苔薄黄或黄腻，脉弦滑数。

治法：清泄肝火，利湿解毒。

方药：龙胆泻肝汤加减。可加紫草、板蓝根、元胡、川楝子等。发于头面者，加金银花、野菊花；有血疱者，加白茅根、牡丹皮；疼痛剧烈者，加三七粉；便秘者，加虎杖。

2. 脾虚湿蕴证

证候：皮损颜色淡红，水疱松弛，疼痛不适；伴口不渴，食少腹胀，大便时溏；舌质淡胖或淡红，苔白或腻，脉沉缓或滑。

治法：健脾利湿，解毒止痛。

方药：除湿胃苓汤加减。发于下肢者，加牛膝、黄柏；水疱大而多者，加生薏仁、车前草、土茯苓。

3. 气滞血瘀证

证候：红斑消退，水疱干涸结痂，局部仍刺痛窜痛；伴烦躁不安，夜寐不宁；舌质紫黯，苔白，脉弦。

治法：理气活血，通络止痛。

方药：柴胡疏肝散合桃红四物汤加减。老年患者疼痛剧烈，气短乏力，用补阳还五汤益气活血，通络止痛。心烦失眠者，加珍珠母、生牡蛎、酸枣仁；疼痛剧烈者，加制乳香、制没药、徐长卿、蜈蚣、地龙等。

（二）中成药

龙胆泻肝丸：清肝胆、利湿热。用于蛇串疮肝火湿热证。

参苓白术丸：补气健脾，渗湿和胃。用于蛇串疮脾虚湿蕴证。

元胡止痛片：理气活血止痛。用于蛇串疮疼痛明显者。

二、外治疗法

1. 初起疱疹未破时，外用三黄洗剂，或鲜马齿苋捣烂外敷，或用炉甘石洗剂调青黛散外涂，每日 2～3 次。

2. 水疱破溃，糜烂渗液者，可用马齿苋、黄柏、大青叶等煎汤，放凉后湿敷患处，湿敷后薄涂青黛膏。

3. 水疱较大者，用消毒针头刺破疱壁，放出疱液，以减轻胀痛感。注意尽量保留疱壁，防止感染。

三、其他疗法

1. 针灸疗法

（1）体针：针刺取皮损部位相应的同侧夹脊穴、内关、阳陵泉、足三里；皮损周围采用围刺法，沿皮平刺；留针 30 分钟，每日 1 次。

（2）火针：初期用火针点刺水疱部位。

（3）截法：皮损两端常规消毒后，用三棱针点刺放血，继而拔火罐；配合龙眼穴（小指近端指关节尺侧面上，握拳取之）、大椎穴以三棱针点刺放血。

（4）围灸：用点燃的艾条在皮损周围皮肤或附近的穴位行温和灸，每日 1 次。

2. 物理疗法　皮损部位用氦氖激光、音频电疗等疗法，具有抗炎止痛的作用。

【预防与调护】

1. 发病早期应卧床休息，避免紧张劳累。

2. 饮食宜清淡，忌食辛辣、海鲜等发物及肥甘厚味。

3. 保持皮肤干燥、清洁，皮损部位忌用水洗，注意不要碰破水疱，防止继发感染。

【临证参考】

带状疱疹早期积极治疗并卧床休息，对于缩短病程、防止后遗神经痛有重要意义。发于头面者疼痛剧烈，如不及时控制病情可发生较严重的并发症，需中西医结合治疗，应用抗疱疹病毒药物，如阿昔洛韦、泛昔洛韦等。

陆德铭教授认为气血凝滞，脉络阻塞不通为带状疱疹疼痛的主要原因。治疗上活血化瘀，通络止痛为贯穿始终大法。急性期，湿热较盛，宜在辨证选用龙胆泻肝汤、除湿胃苓汤的基础上，择加生地、赤芍、丹皮、紫草、大青叶、板蓝根、虎杖等清热凉血活血之品。对于疱疹后遗神经痛，用三棱、莪术、石见穿等破血之品，及全蝎、蜈蚣、水蛭、地龙、壁虎等虫类搜剔之品，以开结导滞，直达病所；并加磁石、珍珠母、牡蛎等重镇安神之品，及白芍、甘草等缓急止痛之品。疼痛剧烈者，佐以乳香、没药、细辛、延胡索、徐长卿、马钱子等现代医学证实有止痛作用的中药，常可收到较好止痛效果。〔湖北中医杂志，1999，21（7）〕

【文献选录】

《医宗金鉴·外科心法要诀》："缠腰火丹，此证俗名蛇串疮，有干湿不同，红黄之异，皆如累累珠形。干者色红赤，形如云片，上起风粟，作痒发热。此属心肝二经风火，治宜龙胆泻肝汤。湿者色黄白，水泡大小不等，作烂流水，较干者多痛。此属脾肺二经湿热，治宜除湿胃苓汤。若腰肋生之，系肝火妄动，宜用柴胡清肝汤治之。其间小疱，用线针穿破，外用柏叶散敷之。"

第三节 疣

疣是一种发生于皮肤浅表的良性赘生物。因其皮损形态不同及发生的部位不同，名称各异。

早在《灵枢·经脉篇》中就有"虚则生疣"，以及"邪之所凑，其气必虚"之说，指出疣的病因与外邪有关。

本病西医也称为疣（verruca，wart）。

疣 目

疣目是生于手部、头面等处的疣赘。中医文献中又称为"千日疮"、"枯筋箭"等，俗称"刺瘊"、"瘊子"。本病的特点是好发于皮肤暴露部位，疣赘坚硬粗糙。

《诸病源候论·疣目候》："疣目者，人手足边忽生如豆或如结筋，或五个或十个，相连肌里，粗强于肉谓之疣目。"《外科正宗·枯筋箭》："枯筋箭，乃忧郁伤肝，肝无荣养，以致筋气外发。"

本病相当于西医的寻常疣（verruca vulgaris）

【病因病机】

肝失疏泄，气血失和，肝旺血燥，肌肤不润，又因风热毒邪侵入，搏于肌肤而生。

西医学认为本病是人类乳头瘤病毒（HPV）感染引起。

【临床表现】

1. 好发于手背、手指，也可见于头面部等处。

2. 皮损初起为针头至绿豆大小的丘疹，逐渐增大成黄豆大小赘生物，黄色或褐色，高出皮面，角化坚硬，表面粗糙呈刺状。（图9－3A、B）

初起单发（母瘊），由于自身接种，数目逐渐增多（子瘊）。

3. 一般无自觉症状，皮损大者有挤压痛。

4. 慢性病程，常数年不愈，也有自行脱落者。

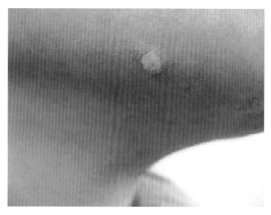

图 9－3A　寻常疣

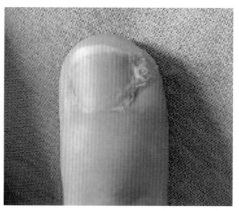

图 9－3B　甲周寻常疣

【治疗】

（一）辨证论治

风毒血燥证

证候：皮肤赘疣如豆，坚硬粗糙，数目多，碰触疼痛易出血；舌质红，苔黄，脉弦。

治法：清热解毒，养血平肝，活血散结。

方药：治瘊方合马齿苋合剂加减。

（二）外治疗法

1. 熏洗　适用于疣目多者，可选用板蓝根、马齿苋、木贼草、生香附、紫草、败酱草、红花、蜂房、芒硝等中药，煎汤熏洗患处，每天 2 次。

2. 推疣法　适用于头大蒂小，明显高于皮面的疣目。在疣的根部用棉花棒与皮肤平行或呈 30 度角，向前推进，推除后压迫止血。

3. 鸦胆子蚀疣　适用于面部以外数量少的疣目。先用热水浸洗患部，用刀刮去表面的角质层，将鸦胆子 5 粒捣烂敷贴，用胶布固定，3 天换药 1 次。

4. 点药蚀疣　适用于数量少的疣目。选用水晶膏、五妙水仙膏、鬼臼毒素点涂皮损，注意保护周围正常皮肤。

5. 冷冻治疗　适用于数量少的疣目。

（三）针灸疗法

1. 针刺　适用于单发的较大的疣目，从疣体顶部或周围进针，刺至疣根部，用强刺激，隔日 1 次。

2. 艾灸法　适用于单发或多发的疣目，用艾条灸，或隔蒜、隔药饼灸，隔日 1 次。

【预防与调护】

1. 防止皮肤干裂及外伤。
2. 不要自行抠挖瘊子，以防自身接种传播。

【临证参考】

疣目的发生与皮肤干裂或破伤，皮肤的屏障作用被破坏有关。患者自行抠挖瘊子，常导致自身传染接种，皮损增多。疣目的治疗，数目少者可选用外治疗法，皮损多发，需配合内治。特殊部位的疣如甲周部位的疣，宜选用艾灸、中药熏洗疗法。

【文献选录】

《外科启玄·千日疮》："千日疮，一名疣疮，又名晦气疮，此疮如鱼鳞，生于人手足上，又名瘊子，生一千日自落，故名之。"

《医宗金鉴·外科心法要诀》："枯筋箭，此证一名疣子。由肝失血养，以致筋气外发。初起如赤豆，枯则微槁，日久破裂，钻出筋头，蓬松枯槁，如花之蕊，多生手、足、胸乳之间。根蒂细小者，宜用药线齐根系紧，七日后其患自落，以月白珍珠散掺之，其疮收敛。根大顶小者，用铜钱一文套疣子上，以草纸穰代艾连灸三壮，其患枯落。疣形若大，用草纸蘸湿，套在疣上灸之。"

扁　瘊

扁瘊是一种多生于手背、面部，其状扁平的疣。属千日疮范畴。本病的特点是好发于面部、手背，为淡褐色扁平丘疹。多发生在青年人。

相当于西医的扁平疣（verruca plana）。又称青年扁平疣。

【病因病机】

风热毒邪侵袭肌肤，与气血相搏，结聚成疣。

西医学认为本病是人类乳头瘤病毒（HPV）感染引起。

【临床表现】

1. 好发于颜面、手背等暴露部位。
2. 皮损为粟粒大小的扁平丘疹，表面光滑，淡褐、淡红或正常皮色，皮损多发，散在分布，或簇集成群。可有同形反应，即在搔抓的抓痕处出现串珠样分布的皮损。（图9—4A）
3. 一般无自觉症状，偶有轻微瘙痒。
4. 慢性病程，可持续多年不愈，有时可自行消退。

【诊断与鉴别诊断】

1. 诊断要点　颜面、手背，淡褐色扁平丘疹，可有同形反应。

2. 鉴别诊断

汗管瘤：多发生于眼睑部位，亦可见于前额、颈部、胸腹部，为粟粒大小较硬的半球形或扁平丘疹，皮色。其中发病部位，半球形丘疹，无同形反应是主要鉴别点。必要时做组织病理检查以鉴别。（图9－4B）

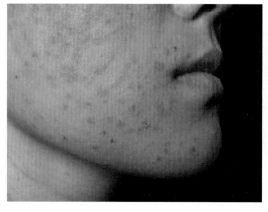

图9－4A　扁平疣　　　　　　　　　　　图9－4B　汗管瘤

【治疗】

（一）辨证论治

1. 风热毒结证

证候：病程短，皮疹数目较多，疹色淡红或皮肤颜色，自觉微痒，有同形反应；伴口干，心烦；舌质红，苔黄，脉弦或数。

治法：疏风清热，解毒散结。

方药：马齿苋合剂加木贼草、生香附、夏枯草、牡蛎等。

2. 毒瘀互结证

证候：病程长，皮疹较硬，颜色暗褐，不痛不痒；舌质暗红或有瘀斑，脉沉弦。

治法：活血化瘀，解毒散结。

方药：桃红四物汤加生黄芪、三棱、莪术、浙贝母、板蓝根、紫草等。

（二）外治疗法

1. 中药熏洗疗法同疣目。亦可用内服汤药第三煎，加芒硝9g，熏洗患处，每日1次，每次20分钟。

2. 冷冻治疗适用于数量少的扁瘊。

【预防与调护】

避免搔抓，消毒毛巾，以防自身传染播散。

【临证参考】

扁瘊皮损多发，治疗宜选用中药汤剂内服加外洗。皮损多发于面部，治疗时加用疏散风邪药，如木贼、蜂房等，能引药上行，直达病所，又能通络发散，驱邪外出。冷冻疗法可使皮损较快脱落，但是皮疹多发者不适用，且治疗后容易复发，需与内服药配合应用。

在治疗过程中，若疣体变红，瘙痒，为正邪交争，驱邪欲出之兆，应继续治疗不要停药。

【文献选录】

蓝酱去疣汤：板蓝根 30g、败酱草 30g、露蜂房 10g、马齿苋 15g、夏枯草 10g、赤芍 10g、红花 10g、香附 12g、木贼草 10g、牡蛎 30g（先煎）、生薏仁 30g。

治疗扁平疣，每日 1 剂水煎 3 次，内服两次，局部濯洗 1 次。〔中医杂志，1985，26 (11)〕

牛 程 蹇

牛程蹇是生于足底的疣。其特点是皮损为角化丘疹、斑块，有明显的压痛。

《外科正宗·牛程蹇》："牛程蹇，程途奔急，热脚下水见风，以致气滞血粘，结成顽硬，皮肉荣卫不滋，渐生肿痛。"

本病相当于西医的跖疣（verruca plantaris），系发生于足跖的寻常疣。

【病因病机】

程途奔急，气血枯滞，足底磨损，外染毒邪，毒瘀蕴结于肌肤而生。足底皮肤外伤、摩擦为主要诱发因素。

西医学认为本病是人类乳头瘤病毒（HPV）感染引起。

【临床表现】

1. 发生在足跖、足趾部位。外伤部位容易发生。

2. 皮损初起为针头、米粒大小角化性小丘疹，逐渐增大，表面粗糙，颜色灰黄色或灰褐色，周围绕以稍高增厚的角质环。若以小刀削去表面的角质层可见乳白色角质软芯，易出血而形成小黑点。皮损可单发，或多发成群，甚至融合成块。（图 9－5）

3. 压痛明显，挤压时疼痛加重。

4. 可持续多年不愈，有时可自行

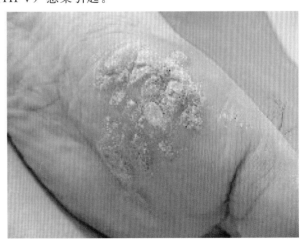

图 9－5　跖疣

消退。

【诊断与鉴别诊断】

1. 诊断要点 足跖、足趾部位，角化性斑块，表面粗糙。

2. 鉴别诊断

（1）鸡眼：鸡眼多发生于足部受挤压部位，伴有压痛。皮损为圆锥形的角质增生，表面光滑，中央有褐黄色的硬结嵌入皮肉内，垂直压痛明显。

（2）胼胝：多发生于足跖受压迫或摩擦部位，为境界不清的局限性角质肥厚，中厚边薄，表面光滑，皮纹清晰，疼痛不明显。

【治疗】

（一）内治疗法

一般不需内治，皮损多发者，参照疣目治疗。可加牛膝、土贝母、三棱、莪术以增加软坚散结之力。

（二）外治疗法

1. 中药熏洗方药同疣目。

2. 鸦胆子蚀疣、点药蚀疣、冷冻疗法同疣目。

3. 电灼疗法 在局部消毒局麻下进行电灼。注意不宜过深，以免影响愈合或形成过大的疤痕。

（三）针灸疗法

1. 艾灸法 用艾条灸患处，每日 1 次，至脱落为止。

2. 火针疗法 局部皮肤消毒后，先将火针在酒精灯上烧红，然后迅速刺入疣体，迅速起针。

【预防与调护】

1. 注意鞋靴合脚，不穿紧小鞋。

2. 不要自行修剪抠除，以免继发感染及自身传染扩散。

线　　瘊

线瘊是一种生于颈部眼睑，细软如丝线的疣。又称"小疣子"。中年妇女多见。

《续名医类案·卷三十四》记载："颈侧常生小疣子，屡散屡发。"

本病西医称为丝状疣（filiform warts）。

【病因病机】

肝旺血燥，搓澡染毒，搏于肌肤而生。

西医学认为本病亦是人类乳头瘤病毒（HPV）感染引起。是寻常疣的特殊类型。

【临床表现】

1. 好发于眼睑、颈项、腋窝等部位。
2. 皮损为细软的丝状突起，呈皮色、淡褐色，单发或多发。（图 9—6）
3. 无自觉症状。
4. 可自行脱落，或不断长出新皮损。

【诊断】

诊断要点 颈部、眼睑等处，细软的丝状突起。

【治疗】

本病不需内服药物治疗。
外治疗法

1. 结扎法 用丝线结扎疣体根部，使其缺血、坏死而脱落。

2. 冷冻治疗 适用于疣体小，数目多者。

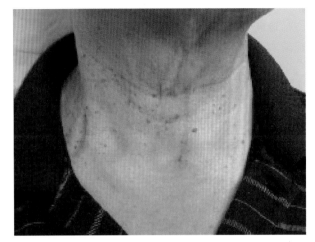

图 9—6 丝状疣

第四节 鼠 乳

鼠乳是一种质软的疣赘。因状如鼠乳而得名。多见于儿童及青年，有接触传染的特性。

隋代《诸病源候论·鼠乳候》："鼠乳者，身面忽生肉，如鼠乳之状，谓之鼠乳也。此亦是风邪搏于肌肉所变生也。"

本病相当于西医的传染性软疣（molluscum contagiosum）。

【病因病机】

腠理不密，风毒之邪乘隙侵入，搏于肌肤而生。

西医学认为本病是感染传染性软疣病毒（MCV）引起。MCV属痘病毒，主要通过直接接触而传染，也可通过性接触、公共设施及自体接种传染。

【临床表现】

1. 儿童好发于面部、躯干及四肢，成人好发于躯干。
2. 皮损为半球形丘疹，皮色，粟粒至黄豆大小，中心微凹如脐窝，表面光滑有蜡样光泽，挑破顶端后，可以挤出白色乳酪样物质，称为"软疣小体"，此为本病的特征性表现。

数目多少不等，散在或簇集分布，互不融合。（图 9-7）

3. 一般无自觉症状，少数有瘙痒感。

4. 数月后可自行消退，亦可持续数年不愈。

【诊断】

诊断要点 半球形丘疹，表面光滑，顶端有脐窝，能挤出乳酪样物质。

【治疗】

（一）内治疗法

本病以外治为主。皮损数目多，伴有瘙痒者，可内服马齿苋合剂。

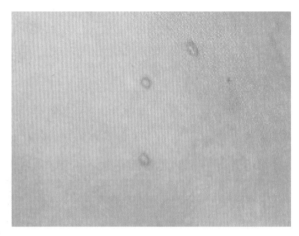

图 9-7 传染性软疣

（二）外治疗法

挤疣疗法：皮肤常规消毒后，用止血钳夹出疣体，挤尽皮损中白色乳酪样物，再用碘酒点涂患处。

【预防与调护】

1. 避免搔抓和搓澡，以防自身传染播散。

2. 患者的内衣、浴巾等物品应烫洗消毒，且避免与他人同用。

第五节 风 疹

风疹是一种皮肤细疹如痧的急性发疹性传染病。中医文献中又名"风痧"。本病的特点是发热，全身发疹，耳后枕部臀核（淋巴结）肿大。多发于冬春季节，儿童多见，可在托幼园所、学校流行，也可见于成人。本病一般并发症少，预后较好，患病后可获得终身免疫。但妇女妊娠期尤其是妊娠早期患病可能引起胎儿发育异常，应注意预防。

清《医门补要·小儿叠发风疹》："小儿乃脆嫩弱质，淫风疠气，每能侵犯而发风疹，壮热咳嗽，鼻塞作呕，眼如含泪，烦躁易啼，身现似针尖红点，此名风疹。"

本病西医亦名风疹（rubella）。

【病因病机】

风热时毒自口鼻而入，蕴郁于肺卫肌腠，与正气相搏，外发于肌肤而致。

西医学认为本病由风疹病毒感染引起，主要通过飞沫传播。病毒进入人体后，开始在上呼吸道及颈部淋巴结处生长繁殖，以后通过血液而播散到身体其他部位。早在发疹前7天即出现病毒血症，在发疹时或发疹后1～2天内，血清中出现中和抗体，血循环中的病毒消失。

【临床表现】

1. 可有风疹患者接触史，潜伏期一般2～3周。

2. 初期类似感冒，可有发热、鼻塞流涕、咳嗽、头痛、咽痛、倦怠、纳差等全身症状。

3. 发热1天左右起疹，为粉红色小斑疹或斑丘疹，散在分布，少数融合成片。皮疹初起于面部，迅速蔓延至颈部、躯干、四肢。

4. 耳后、枕骨下、颈部淋巴结肿大。

5. 皮疹多在出疹后1～2天消退，不留痕迹。儿童并发症少见，主要为气管炎、中耳炎及脑炎；年龄较大儿童或成年人可并发关节炎，少数可伴发血小板减少性紫癜。

6. 先天性风疹综合征：孕妇在妊娠四个月内患风疹，可能发生流产、死胎、早产或胎儿畸形。出生后的婴儿常见先天性白内障、青光眼、耳聋、心脏及大血管畸形等。

【实验室检查】

在前驱期和出疹初起白细胞总数降低，淋巴细胞和中性粒细胞减少，约出疹5天后淋巴细胞增多。

【诊断与鉴别诊断】

1. **诊断要点**　发热，头面及躯干部淡红色斑丘疹，耳后、枕后或颈部淋巴结肿大。

2. **鉴别诊断**　见第六节麻疹。

【治疗】

一、内治疗法

（一）辨证论治

1. 肺卫风热证

证候：头面、躯干部散在淡红色斑丘疹，疹点稀疏，轻微瘙痒；伴发热，鼻塞流涕，咽痛咳嗽，耳后、枕部淋巴结肿大；舌质红，苔薄白，脉浮数。

治法：疏风清热。

方药：银翘散加减。咽喉红肿疼痛者，加板蓝根；淋巴结肿痛者，可加夏枯草。

2. 热入气营证

证候：皮疹颜色鲜红，疹点稠密或融合；伴高热，面赤，口渴，烦躁，小便短赤、大便干结；舌质红，苔黄，脉数有力。

治法：清热凉营解毒。

方药：白虎汤合清营汤加减。皮疹密集，颜色紫红者，可加板蓝根、大青叶、鲜芦根；壮热不退者，加紫雪散；大便不通加大黄。

（二）中成药

双黄连口服液：疏风解表，清热解毒。用于风疹肺卫风热证。
银黄口服液：清热解毒。用于风疹肺卫风热证。
清开灵口服液：清热解毒凉血。用于风疹热入气营证。
紫雪散：清热解毒，开窍安神。用于风疹高热不退者。

二、外治疗法

一般不需外治。若皮疹瘙痒，可外涂三黄洗剂。

【预防与调护】

1. 隔离患者直至出疹后 5 天。
2. 卧床休息，多饮白开水，饮食清淡易消化。

【临证参考】

风疹通常皮疹及全身症状较轻，属肺卫风热证者为多，服用银翘散加减即可痊愈。孕妇预防风疹尤为重要，若妊娠早期患风疹，可导致胎儿先天畸形。因此，孕妇应预防感冒，避免接触风疹及感冒患者。

【文献选录】

《疫疹一得》："疹之因表而死者，比比然也，其有表而不死者，乃麻疹风疹之类。"

第六节 麻 疹

麻疹是一种全身出疹如麻粒的急性发疹性传染病。本病的特点是高热、咳嗽、流涕、目赤流泪、两颊黏膜出现麻疹黏膜斑点，继而周身顺序起红疹。冬春季节多见，传染性很强，常可引起流行。本病多见于 5 岁以下儿童，成人亦有发生。患病后多不再复发，可获得终身免疫。

《麻科活人全书·麻疹骨髓赋》曰："初则发热，有类伤寒，眼胞肿而泪不止，鼻喷嚏而涕不干，咳嗽，少食，作渴发烦。以火照之，隐隐于皮肤之内；以手摸之，磊磊于肌肉之间。其形似疥，其色如丹。"

本病西医亦名麻疹（measles）。

【病因病机】

外感麻毒时邪，侵袭肺卫，正邪相争，肺气失宣，故见发热、咳嗽、喷嚏、流涕、眼泪汪汪等；正气驱邪外泄，邪毒出于肌表，则见高热、皮疹顺序外发。

若正不胜邪，邪毒内陷，可出现痰热壅肺，甚至邪陷心肝等变证。

西医学认为本病由麻疹病毒感染引起，主要通过飞沫经呼吸道及眼结膜而传染。病后 2 周，体内产生循环抗体，且有持续免疫力。

【临床表现】

1. 潜伏期 9～11 天。

2. 前驱期：一般为 4 天，表现为高热、眼结膜充血、畏光、眼部分泌物增多、流涕、咳嗽，有时会出现呕吐、腹泻。起病 2～3 天后，在第二臼齿对面的颊黏膜上，出现灰白色小点，周围有红晕，并逐渐融合增大，称为"麻疹黏膜斑"（koplik 斑），在发疹后的第 2 天开始消退，此为麻疹早期的特征。

3. 发疹期：多在发病后第四天开始出现皮疹，先发生于耳后、发际、颜面，迅速发展至颈部、上肢、躯干及下肢。为玫瑰红色斑丘疹，压之褪色，疹间皮肤正常，可以相互融合。皮疹在 3～5 天内出齐。出疹时体温可达 41℃ 左右，中毒症状加重，颈淋巴结和肝、脾都有肿大。

4. 恢复期：疹出透后，身热渐退，全身中毒症状减轻，皮疹按出疹顺序收没，消退后留有色素沉着斑和细小的糠秕样脱屑，整个病程约 2 周。

5. 最常见的并发症为支气管肺炎及中耳炎，其它可发生脑炎、心功能不全以及结核病变播散等。

【诊断与鉴别诊断】

1. **诊断要点** 有接触史，发热，卡他症状，口腔麻疹黏膜斑，周身玫瑰红色斑丘疹。

2. **鉴别诊断** 麻疹与风疹、猩红热鉴别诊断。（表 9－1）

表 9－1 风疹、麻疹、猩红热鉴别诊断

	风 疹	麻 疹	猩 红 热
前驱期	1 天左右低热及上呼吸道症状	4 天左右高热及卡他症状、较重呼吸道症状	约 1 天，突然发热咽痛
发疹时间	平均 1～2 天	平均 3～5 天	持续 2～4 天
皮疹颜色	粉红色	玫瑰红色	猩红色
分布	稀疏分布于全身	全身性	全身弥漫性
疹 形	斑疹及斑丘疹，细小如瘀	斑疹及斑丘疹，较大如麻粒，面部相互融合	皮疹密集，口周苍白圈，皮肤皱褶处帕氏线，杨梅舌
全身合并症	颈、枕后淋巴结肿大	支气管肺炎、中耳炎、脑炎、心功能不全	咽峡炎、扁桃体炎、心肌炎
疹退后	偶有细屑	常有糠状脱屑及色素沉着	脱屑严重，手足大片脱屑

【治疗】

一、内治疗法

（一）辨证论治

1. 邪伤肺卫证

证候：发热，喷嚏，流涕，咳嗽，目赤胞肿，畏光羞明，眼泪汪汪，纳差，倦怠，口腔颊部点状白斑周围有红晕，面身散在红色斑丘疹；舌质红，苔薄白或薄黄，脉浮数。

治法：辛凉解表，宣肺透疹。

方药：宣毒发表汤加减。

2. 肺胃热盛证

证候：皮疹密集，颜色红艳或紫赤，壮热，目赤，口渴，咳嗽，烦躁，小便短赤，大便干结；舌红苔黄，脉洪数或滑数。

治法：清热解毒，宣肺透疹。

方药：清解透表汤加减。皮疹紫暗可加丹皮、赤芍；壮热口渴可加生石膏、知母；烦躁惊惕者，加钩藤、僵蚕。

3. 肺胃阴伤证

证候：皮疹出齐，依此渐回，发热渐退，咳嗽减轻，精神疲倦；舌质红，苔少，脉细数。

治法：清解余邪，滋养肺胃。

方药：沙参麦冬汤加减。若余热未退，加知母、地骨皮、银柴胡；咳嗽不止，加枇杷叶、杏仁、贝母；纳差加谷麦芽、鸡内金；大便干结加全瓜蒌、麻仁。

（二）中成药

银翘解毒颗粒：疏风解表，清热解毒。用于麻疹邪伤肺卫轻症。

紫雪散：清热解毒，开窍安神。用于麻疹肺胃热盛证高热不退者。

二、外治疗法

皮疹瘙痒，外涂三黄洗剂。

【预防与调护】

1. 隔离患者至出疹后 5 天。
2. 卧床休息，居室通风，避免强烈光线照射。
3. 饮食应清淡易消化，以流质半流质为宜。
4. 保持口、鼻、眼的清洁卫生，可用淡盐水漱口，生理盐水清洗眼、鼻。
5. 小儿按时接种预防疫苗，冬春流行季节预防感冒，少到公共场所。

【临证参考】

麻疹发病后，以疹色红活，顺序出透为佳。麻疹的治疗，疹未出透之前，以解毒透疹为法，以驱邪外出，用药宜清凉，慎用辛温；出疹高热时以清热解毒为主，继续透疹，不可过用苦寒。

麻疹多见于儿童，但是近年来成人麻疹亦可见到。成人麻疹往往全身症状重、易伴有并发症，临床应高度重视，及早诊断、治疗，以免延误病情。若合并肺部细菌感染等并发症者，应配合使用抗生素。

【文献选录】

《名医类案·疹疮》："一儿三岁患疹，出迟而没早，发热咳嗽，昏闷不食。予诊示，曰：疹出不透，出见风寒，没早，宜急发之。以葱煮麻黄八分，四物换生地，加杏仁、天花粉、葱、姜，煎服，重复出一身，比前更多，三日没尽而愈。凡疹症出自六腑，宜养阴抑阳。刚剂决不可服，（二陈谓之刚剂，四物谓之柔剂）。犯之即发喘渴闷乱，失于收救，多致夭折。如参、芪、半夏、白术常品温燥之药，亦所当忌，只宜清热养血。如出迟者，少加升散之药，送之达表而已。"

第七节 手足口病

手足口病（hand－foot－mouth disease）是一种以手、足及口腔发生小小水疱为特征的传染性疾病。好发于春秋季节，多发生于学龄前儿童，尤以3岁以下幼儿发病率最高，成人偶发。本病传染性强，常在托幼园所传播流行。

中医古代文献无本病的记载。根据本病好发季节，有传染性等特点，属于中医温病、瘟疫范畴。

【病因病机】

外感时邪自口鼻而入，内犯肺脾，肺卫失和则见发热、流涕、咳嗽；脾主四肢、开窍于口，邪毒伤脾，故见手足口部位红疹及水疱。

西医学认为本病由肠道病毒（以柯萨奇病毒多见）感染引起，其病毒存在于患者的咽部分泌物、水疱疱液或粪便中。主要经粪－口途径传播，亦可通过飞沫经呼吸道传播。

【临床表现】

1. 有手足口病接触史，潜伏期3～7天。
2. 发疹前可先有低热、头痛、纳差、全身不适等症状。
3. 急性起病，口腔的硬腭、颊部、齿龈及舌部出现疼痛性小水疱，很快破溃形成浅表溃疡，基底灰白，周围有红晕。手、足出现红色斑丘疹、小水疱，疱壁薄，疱液清，疱疹周

围可有红晕。亦可在膝前、臀部、上肢，甚至全身发生广泛性丘疹或水疱。（图9-8）

4.自觉症状轻微，口腔溃疡时因疼痛而影响进食。

5.少数重症病例可出现脑膜炎、脑炎、肺水肿、循环障碍。

6.皮疹多在1周左右消退，很少复发。重症病例病情凶险，可致死亡或留有后遗症。

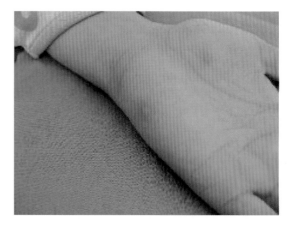

图9-8 手足口病

【实验室检查】

重症病例白细胞计数可明显升高；部分病例可有轻度 ALT、AST、CK－MB 升高；病毒分离和血清中抗体的测定为确诊的方法。

【诊断与鉴别诊断】

1.诊断要点 口腔、手、足小水疱，周围红晕，结合流行病学作出临床诊断。

2.鉴别诊断

（1）疱疹性咽峡炎：发热，咽部、口腔出现小水疱，疼痛甚或拒食，疱破形成浅表性溃疡，手足无皮疹。

（2）重症病例需要与其他中枢神经系统感染、重症肺炎鉴别。

【治疗】

一、内治疗法

（一）辨证论治

1.邪犯肺脾证

证候：轻微发热，口腔点状溃疡，手足小水疱，疱液清澈，周围红晕，纳差，微咳；舌尖红，苔薄白，脉滑数。

治法：疏风清热，清脾除湿。

方药：银翘散合泻黄散加减。

2.湿热毒蕴证

证候：高热不退，手、足、口疱疹密集，溃疡明显，疼痛流涎；纳差，烦躁不安，大便干，小便黄；舌质红，苔薄黄，脉数有力。

治法：清热解毒，泻脾化湿。

方药：清热泻脾饮加减。水疱密集者，加滑石、竹叶、生苡仁；口腔、咽部溃疡疼痛者，可用金银花、锦灯笼、生甘草泡水含漱。

（二）中成药

银翘解毒颗粒：疏风解表，清热解毒。用于手足口病邪犯肺脾证。
小儿热速清口服液：清热解毒利咽。用于手足口病湿热毒蕴证。

二、外治疗法

1. 口腔水疱、溃疡，用西瓜霜、冰硼散涂撒患处，每日3次。
2. 皮肤水疱，用三黄洗剂，或炉甘石洗剂与青黛散混合外涂患处，每日3次。

【临证参考】

本病大多预后良好，少数重症病例（尤其是小于3岁者）可出现脑炎、肺水肿等重症表现，病情凶险。患儿一旦出现神经系统受累、呼吸及循环功能障碍等表现，应高度重视，按卫生部"手足口病诊疗指南"及时救治。

【预防与调护】

1. 发疹期间患者应安静休息，不宜外出，以减少传染。
2. 饮食应清淡易消化，不宜吃油腻、辛辣、酸味食品，多饮白开水。
3. 患者的衣物用具应消毒。
4. 注意个人卫生，养成饭前、如厕前后洗手的习惯。

第八节 水 痘

水痘是一种皮肤起小水疱的传染性皮肤病。本病的特点是发热、皮肤起红色丘疹、小水疱，传染性很强。冬春两季常见，多发于儿童，少数成年人发病症状较小儿为重。

《幼幼集成·水痘露丹证治》曰："水痘似正痘，外候面红唇赤，眼光如水，咳嗽喷嚏，涕唾稠黏，身热二三日而出，明净如水泡，形如小豆，皮薄，痂结中心。"描述了水痘的前驱症状和皮疹形态。

本病西医亦名水痘（varicella）。

【病因病机】

外感时毒之邪，自口鼻而入，郁于肺脾，与内湿相合，正气抗邪，时毒与内湿外发肌肤而出现发热、小水疱。

西医学认为本病由水痘－带状疱疹病毒（VZV）感染引起。VZV存在于患者的呼吸道分泌物、疱液和血液中，通过飞沫或直接接触疱液而传染，造成流行。其传染性很强，从发病前一日到全部皮疹干燥结痂均有传染性。

【临床表现】

1. 起病前 2～3 周有水痘接触史。

2. 发病较急，常先有发热、鼻塞、流涕、全身不适等症状。

3. 1～2 天后发疹，一般首先发生于躯干，逐渐发展至头部、四肢。初起为红色针头、米粒大小的斑疹、丘疹，很快变成绿豆大小的水疱，周围绕以红晕。经 2～3 天水疱干燥结痂。口腔黏膜、眼结膜、外阴等部位也可发生损害，水疱破溃形成浅表小溃疡。（图 9－9A、B）

在发病 3～5 天内，皮疹陆续分批发生，故同时可见丘疹、水疱、结痂三种不同时期皮损。

4. 一般轻度瘙痒。

5. 并发症：继发感染表现为水疱化脓、愈后留有浅表疤痕；严重者可致败血症或脓毒血症；少数患者并发肺炎、脑炎等症。

6. 病程约 2 周。一般预后良好。

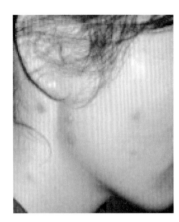
图 9－9A　水痘

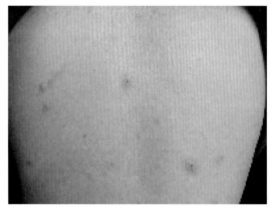
图 9－9B　水痘

【诊断与鉴别诊断】

1. 诊断要点　发热，成批出现红色丘疹、小水疱、点状结痂，分布以躯干部为主。

2. 鉴别诊断

（1）水疥（丘疹性荨麻疹）：好发于四肢等暴露部位，风团或水肿性红色丘疹，中心可有水疱，伴有剧烈瘙痒，无全身症状，易反复发作。其中风团样皮损、剧烈瘙痒是主要鉴别点。

（2）黄水疮（脓疱疮）：好发于面部、四肢等皮肤暴露部位，皮损为红斑、上有脓疱或蜜黄色脓痂，有自体接种和接触传染的特性。其中脓疱、蜜黄色脓痂是主要鉴别点。

【治疗】

一、内治疗法

（一）辨证论治

1. 风热夹湿证

证候：轻微发热，皮肤散在分布红色斑丘疹、小水疱，疱液清澈，略瘙痒，鼻塞流涕或咳嗽；舌尖红，苔薄白，脉滑数。

治法：疏风清热，利湿解毒。

方药：银翘散加减。可加板蓝根、生薏仁；发热重者，可加生石膏、知母；疱液混浊或有脓痂者，加野菊花、公英。

2. 热毒夹湿证

证候：发病急重，痘疹大而密集，颜色红赤或紫暗，疱液混浊或水疱破溃，高热，口渴，烦躁，面赤唇红，小便短赤，大便干结；舌质红，苔黄，脉洪数或滑数。

治法：清热解毒，凉血利湿。

方药：清瘟败毒饮加减。烦渴较甚者，加芦根、天花粉；咽部红肿加板蓝根、山豆根、射干；口舌糜烂者，合导赤散。

（二）中成药

双黄连口服液：疏风解表，清热解毒。用于水痘风热夹湿轻症。

紫雪散：清热解毒，开窍安神。用于水痘热毒证高热不退者。

二、外治疗法

1. 水疱未破，用三黄洗剂，或炉甘石洗剂加青黛散，涂于患处，早晚各1次。
2. 疱破糜烂渗液，可用马齿苋、黄柏煎汤，放凉后湿敷患处，每日3次。

【预防与调护】

1. 患者应卧床休息，隔离至全部皮疹干燥结痂。
2. 患者的病室、衣被等，采用紫外线照射、通风、煮沸等措施进行消毒。
3. 多饮水，饮食应清淡易消化，少吃油腻、辛辣食品。
4. 注意皮损局部的清洁，不要抠痂，以防止继发感染及留疤痕。

【临证参考】

水痘的诊断，以皮肤同时见到红色丘疹、水疱、结痂三种不同时期皮损为特点。成人水痘早期易被误诊，患者常高烧，全身症状重，皮疹多，瘙痒，需注意鉴别诊断。水痘的治疗，与其他病毒性发疹性皮肤病相比，水痘的邪毒多夹湿，治疗以疏风清热，利湿解毒为基本治法。

【文献选录】

《景岳全书·水痘》曰："凡出水痘，先十数点，一日后其顶尖上有水疱，二日三日又出渐多，四日浑身作痒，疮头皆破，微加壮热即收矣。但有此疾，须忌发物，七八日乃痊。又：水痘亦有类伤寒之状，身热二、三日而出者，或咳嗽面赤，眼光如水，或喷嚏，或流涕，但与正痘不同，易出亦易靥，治而清热解毒为主。"

第十章
细菌性皮肤病

第一节 黄 水 疮

黄水疮是一种化脓性传染性皮肤病。因脓水流到处即生疮而得名。中医文献中又称"滴脓疮"。本病的特点是浅表性脓疱和脓痂，流脓水，有接触传染和自体接种的特性，可在托儿所、幼儿园或家庭中传播流行。本病好发于儿童，成人亦可感染，夏秋季多见。

《洞天奥旨》"黄水疮又名滴脓疮，言其脓水流到之处，即便生疮，故名之也。"

本病相当于西医的脓疱疮（impetigo）。

【病因病机】

1. 夏秋季节，暑湿热毒侵袭肌表，以致气机不畅，疏泄障碍，熏蒸皮肤而成疮。

2. 小儿机体虚弱，皮肤娇嫩，腠理不固，汗多湿重，暑邪湿毒侵袭，更易发病，且易相互传染。

3. 反复发作，邪毒久羁，可造成脾气虚弱。

西医学认为脓疱疮的致病菌主要为金黄色葡萄球菌，其次为乙型溶血性链球菌，或两者混合感染。温度较高、出汗较多和皮肤有浸渍时有利于细菌在皮肤上繁殖；患有痱子、虫咬皮炎、湿疹等瘙痒性皮肤病搔抓时，皮肤的屏障作用被破坏，易致细菌侵入而发病。

【临床表现】

1. 多发生于头面、四肢等皮肤暴露部位。

2. 初起为红斑、豆大水疱，迅速变成脓疱，疱壁极薄，脓液沉积呈半月状，破裂后流黄水，显露潮红糜烂面，黄水干燥后结成蜜黄色脓痂。愈后不留瘢痕。易接触传染，有自家接种的特点。（图10-1A、B）

3. 自觉瘙痒，搔抓后皮损扩散。

4. 严重者伴发热、恶寒，局部淋巴结肿痛，甚至继发急性肾炎，新生儿可并发败血症、肺炎等。

5. 无并发症者预后良好。

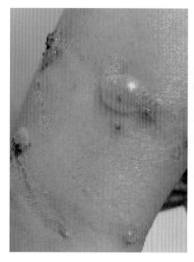

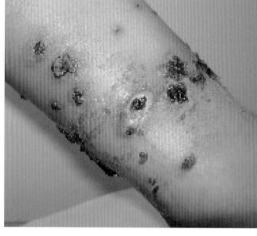

图 10－1A　脓疱疮　　　　　　　　　　图 10－1B　脓疱疮

【实验室检查】

白细胞总数及中性分类可增高。脓液细菌培养阳性。

【诊断与鉴别诊断】

1. 诊断要点　皮肤浅在性脓疱、蜜黄色脓痂，搔抓后皮损扩散，有传染性。

2. 鉴别诊断

（1）水痘：多在冬春季流行，全身症状明显。好发于面部、躯干，水疱较小，可见脐窝，可同时见到红丘疹、小水疱、点状结痂三期皮损，无脓疱。其中发病季节、皮损为小水疱，无脓疱是主要鉴别点。

（2）脓窠疮（深脓疱疮）：常因虫咬、搔抓继发感染而成，好发于下肢及臀部，脓疱壁厚，结厚脓痂，痂下为溃疡。其中好发部位、脓痂深厚是主要鉴别点。

【治疗】

一、内治疗法

（一）辨证论治

1. 暑湿热毒证

证候：脓疱密集，脓痂色黄，周围有红晕，糜烂面鲜红；多伴有口干，便干，小便黄；舌质红，苔黄腻，脉濡滑数。

治法：清暑利湿解毒。

方药：清暑汤加减。发热者，加生石膏、知母、紫花地丁；大便秘结加大黄。

2. 脾虚湿毒证

证候：病程较长，脓疱稀疏，流液清稀，脓痂色淡黄，糜烂面淡红；伴纳少，大便溏薄；舌质淡，苔微腻。

治法：健脾渗湿。

方药：参苓白术散加减。脓疱较多者加银花、连翘、藿香。

（二）中成药

清暑解毒颗粒：清暑解毒。用于黄水疮暑湿热毒证。

参苓白术散：健脾渗湿。用于黄水疮久不痊愈，脾虚湿毒证。

二、外治疗法

1. 脓液多、糜烂者，选用马齿苋、蒲公英、紫花地丁、野菊花、千里光等适量，煎水湿敷或外洗；湿敷后用青黛散油调外涂，每日 2～3 次。

2. 脓疱少，无糜烂者，用三黄洗剂摇匀外涂，每日 3～4 次；或青黛散用麻油调搽，每日 2～3 次。

3. 脓痂多者，选用黄连膏外涂。

【预防与调护】

1. 夏季勤洗澡更衣，保持皮肤清洁干燥。积极治疗痱子及湿疹皮炎。

2. 患者应多喝白开水，饮食清淡，避免搔抓，以免皮损播散加重。

3. 患者接触过的衣服物品进行消毒处理。

4. 幼儿园、托儿所在夏季应对儿童作定期检查，发现患儿应立即隔离治疗。

【临证参考】

黄水疮皮损较少，无并发症者单用外治疗法即可，皮损较多者应内外治结合。急性期治疗以清暑利湿解毒为主，病程迁延或反复发作者，多属正虚邪恋，治疗应扶正祛邪。小儿脾常不足，内治用药不易过于苦寒，要兼顾调理脾胃。

新生儿患黄水疮，症状重，易有并发症，需中西医结合治疗，及时应用敏感抗生素。

【文献选录】

《外科正宗·杂疮毒门》："黄水疮于头面、耳项忽生黄色、破流脂水，顷刻沿开，多生痛痒。此因日晒风吹，暴感湿热，或因内餐湿热之物、风动火生者有之，治宜蛤粉散搽之必愈。"

第二节 丹 毒

丹毒是一种急性感染性皮肤病。中医文献中又称"丹熛",发于头面者称"抱头火丹",发于小腿足部者称"流火",新生儿多生于腹部,称"赤游丹"。本病的特点是皮肤突然发红,色如涂丹,焮热肿胀,疼痛,边界清楚,伴恶寒发热等全身症状。

《诸病源候论·丹毒病诸候》:"丹者,人身体忽然焮赤,如丹涂之状,故谓之丹。或发手足,或发腹上,如手掌大,皆风热恶毒所为。重者,亦有疽之类,不急治,则痛不可堪,久乃坏烂。"

本病西医亦称为丹毒(erysipelas)。引起皮肤坏疽者,称为坏疽型丹毒;皮损一边消退,一边扩大者,称为游走丹毒;某处反复多次发作者,称为复发型丹毒。

【病因病机】

素体血分有热,加之皮肤破损,火毒之邪乘隙侵入,内外之邪相搏于肌肤而发。发于头面者多挟风热,发于下肢者多挟湿热。

抠鼻挖耳、搔抓、脚湿气糜烂等造成皮肤黏膜破伤是发病的诱因。

西医学认为丹毒是因感染乙型溶血性链球菌,细菌从皮肤黏膜的细微破损处侵入,而引起的皮肤和皮下组织内淋巴管及周围软组织的急性炎症。

【临床表现】

1. 发病前常有恶寒发热、头痛、关节酸痛等全身不适,发作时体温可突然升高到39℃~41℃。

2. 好发于小腿、颜面、婴儿的腹部等处,多为单侧。

3. 初起为小片红斑,迅速向周围蔓延而成为大片猩红色水肿性红斑,按之褪色,压痛明显,皮损表面紧张而有光泽,严重者皮损处可发生瘀斑、血疱。消退时皮损转为暗红色、棕黄色,并有轻微脱屑。(图10-2A、B)

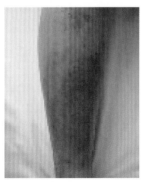
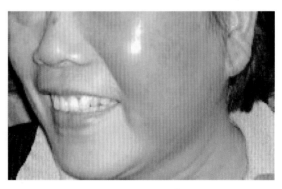

图10-2A 丹毒　　　　　　图10-2B 丹毒

4. 患处有肿胀、灼热、疼痛感。

5. 附近淋巴结肿大疼痛。

6. 病程急性经过，一般预后良好。小腿丹毒反复发作，可形成大脚风（象皮肿）。新生儿丹毒常有皮肤坏死，全身症状严重。

【实验室检查】

白细胞总数及中性粒细胞增高。

【诊断与鉴别诊断】

1. 诊断要点　发病急剧，好发部位皮肤红肿热痛，伴有高热。

2. 鉴别诊断

（1）发（蜂窝组织炎）：局部弥漫性红肿，中央颜色深且明显隆起，四周颜色较淡肿势较轻，边界不清，持续性胀痛，化脓时呈跳痛，溃破后排出脓液和坏死组织。其中红肿边界不清楚、浸润深，化脓溃破是主要鉴别点。

（2）接触性皮炎：有过敏物接触史，接触部位的皮肤红肿、可有水疱、丘疹，瘙痒而无疼痛，一般无明显全身症状。其中有接触史，接触部位皮疹，瘙痒是主要鉴别点。

（3）伤水疮（类丹毒）：有接触家畜、鱼类或屠宰工作中受伤的病史，损害通常发生于手部，为境界清楚的紫红色斑，起病较缓，一般不发热，疼痛较轻。其中发病部位、接触史职业史，不发热是主要鉴别点。

【治疗】

一、内治疗法

（一）辨证论治

1. 风热火毒证

证候：多发生于头面部，皮肤焮红灼热，肿胀疼痛，甚则发生水疱，眼胞肿胀难睁；伴恶寒发热，头疼、口干；舌质红，苔薄黄，脉浮数。

治法：清热疏风解毒。

方药：普济消毒饮加减。壮热无恶寒者，加生石膏、知母；大便干结者，加生大黄。

2. 湿热火毒证

证候：多发于下肢，皮肤大片焮红肿胀，灼热疼痛，或见水疱、紫斑；伴发热、纳差，足踝肿胀；舌质红，苔黄腻，脉滑数。

治法：清热利湿解毒。

方药：五神汤合萆薢渗湿汤加减。反复发作，形成大脚风（象皮腿）者，可加路路通、红藤、忍冬藤。

（二）中成药

连翘败毒丸：清热解毒，散风消肿。用于丹毒风热火毒证之轻症者。
三妙丸：清热化湿。用于丹毒湿热火毒证之轻症者。
活血消炎丸：活血解毒，消肿止痛。用于复发性丹毒象皮肿。

二、外治疗法

1. 皮损焮红肿胀、灼热疼痛，用如意金黄散或玉露散，以冷开水或金银花露调，敷患处，每日换药 2～3 次。或用鲜蒲公英、鲜紫花地丁、鲜马齿苋捣烂敷患处，保持湿润。
2. 后期皮损暗红，外敷金黄膏。

三、针灸疗法

下肢复发性丹毒，患部消毒后，用七星针或三棱针叩刺患部皮肤，放血泄毒，亦可配合拔火罐。

【预防与调护】

1. 忌挖鼻、搔抓皮肤。若皮肤黏膜有破损，应及时治疗，以免染毒。
2. 患者应卧床休息，下肢丹毒患者抬高患肢 30°～40°。
3. 多喝白开水，饮食清淡，少吃油腻、辛辣食品。
4. 下肢复发性丹毒患者，必须彻底治疗脚湿气，以减少复发。

【临证参考】

丹毒总由火毒之邪乘隙入侵，熏蒸搏结肌肤络脉而发。周鸣岐老中医提出"治毒必活瘀"，治疗中佐以活血化瘀通络之品，如茜草、红花、地龙、赤芍等。〔辽宁中医杂志，1981，5（11）：10〕

下肢丹毒反复发作，经络阻滞，气血津液无法输布而致象皮肿，治疗应加用活血化瘀通络之品，改善局部循环，促进肿胀消退。并积极治疗脚湿气等原发病灶，祛除复发病因。

【文献选录】

《素问·至真要大论》："少阳司天，客胜则丹胗外发，及为丹熛疮疡……"
《圣济总录·诸丹毒》："热毒之气，暴发于皮肤间，不得外泄，则蓄热为丹毒，以其色如涂丹之赤。"
《医宗金鉴·外科心法要诀》"赤游丹毒，小儿赤游丹之证，皆由胎毒所致……治之者，先宜砭出恶血……如意金黄散，用蓝靛清汁调敷。内初服大连翘饮，次服消毒犀角饮。"

第三节 伤 水 疮

伤水疮是由猪丹毒杆菌经皮肤伤口侵入皮内，引起如丹毒样皮肤损害的急性感染性疾病。本病的特点是多发生于接触家畜、鱼类、禽鸟的人，有外伤史，好发于手指，紫红色斑片边界清楚，不破溃。

《洞天奥旨·竹木签破伤水生疮》："伤水疮者，因误被竹木签破皮肤，又生水洗之，溃而疼痛，或鱼刺诸骨破伤，久而不愈。"

本病相当于西医的类丹毒（erysipeloid）。

【病因病机】

皮肤破损，湿热毒邪侵入，与气血相搏，壅聚肌肤而致。若邪毒入里化火，内窜营血，气血两燔则病情严重。

西医学认为类丹毒是因感染猪丹毒杆菌（erysipelothrix rhusiopathiae）所致，不少家禽如猪、鱼、牛、羊、鸡等都可成为本病宿主而传染给人。传染途径多通过手部的割伤或细微破伤而发病。极少数无明显外伤史，仅接触而发病。

【临床表现】

临床多为局限型，弥漫型及败血症型少见。

一、局限型

1. 初发于手指，可蔓延到手背。
2. 初起为绿豆大小红点，迅速扩展为紫红色斑块，周围肿胀，边界清楚，继而中心消退，边缘微隆起呈环状，不化脓、不破溃，偶可发生水疱。手指活动障碍。
3. 局部有灼热、痒痛感。
4. 病程3～4周，少数迁延。

二、弥漫型、败血症型

1. 弥漫型皮损泛发，伴有发热、关节疼痛。
2. 败血症型发生广泛性红斑、紫癜，全身症状重，有内脏损害，血细菌培养阳性，预后险恶。

【诊断与鉴别诊断】

1. 诊断要点 职业特征、手部有刺伤史，境界清楚的紫红色斑片，肿胀而不破溃。

2. 鉴别诊断

（1）丹毒：多发于一侧下肢或面部，表现为鲜红色斑片，表面紧张光亮，疼痛，伴发热。发病部位，皮损鲜红，触痛明显是主要鉴别点。

（2）发（蜂窝组织炎）：局部弥漫性红肿，边界不清，持续性胀痛，化脓时呈跳痛，大多化脓溃烂，有恶寒发热等全身症状。无职业特征，红肿弥漫边界不清、化脓溃烂是主要鉴别点。

【治疗】

一、辨证论治

1. 湿毒证

证候：手指紫红肿胀，边缘清楚，关节屈伸不利，疼痛不剧；舌质红，苔薄白腻，脉滑。

治法：清热解毒，祛湿消肿。

方药：黄连解毒汤合五神汤加减。肿胀疼痛甚者，加红藤、忍冬藤；皮损颜色暗红，加丹参、鸡血藤。

2. 火毒证

证候：全身泛发红斑，可见紫癜，壮热不退，口渴，烦躁，关节疼痛剧烈；舌质红绛，苔黄，脉洪大。

治法：清热泻火，凉血解毒。

方药：清瘟败毒饮加减。大便秘结者，加大黄；关节疼痛甚者加木瓜、秦艽、忍冬藤等。

二、外治疗法

1. 皮损红肿显著，用蒲公英、紫花地丁、马齿苋鲜品捣烂外敷患部；或用如意金黄散加入冰片少许，患指常规消毒后敷于患处，用清洁纱布包扎，每日换药1～2次。

2. 皮损颜色暗红，选用紫金锭醋磨，调敷患处。

【预防与调护】

1. 注意做好饲养屠宰场、禽肉鱼类加工和经营部门的卫生防疫工作，对相关从业人员进行卫生知识及防护教育。

2. 洗鱼切肉时避免手外伤，避免被猫狗等宠物咬伤。

【临证参考】

伤水疮由湿热毒邪经皮肤破损处侵入而发。早期治疗以清热解毒，祛湿消肿为主。后期皮损颜色暗红，关节肿胀难消者，治疗酌加活血化瘀，除湿通络的药物。

伤水疮弥漫型和败血症型病情严重，应尽早应用大剂量青霉素连续静脉滴注，直至全身症状消退2～3天后停用。

第四节 腓腨发

腓腨发是一种以小腿屈侧发生硬结，破溃后久不收口为特征的皮肤病。因其好发于腓腨部位而得名。中医文献中又称"腓腨发疽"、"驴眼疮"。本病的特点是小腿屈侧紫红色结节，易破溃，溃疡顽固难愈，愈后留有萎缩性疤痕。多见于青中年女性，寒冷冬季好发。

《证治准绳·疡医》："腓腨发，或问足小肚生疽，寒热烦躁，何如？曰此名腓腨发疽。属足少阴肾经，由肾水不足，积热所致。"

本病相当于西医的硬红斑（erythema induratum）。

【病因病机】

肾水不足，水亏火旺，膀胱经积热，虚火炼液为痰，壅阻脉络；或冬季寒湿侵袭，脉络瘀滞，湿瘀聚结成块。久病耗伤气血阴液，硬结溃破，久不收口。

西医学目前认为硬红斑分为两种，Bazin 硬红斑是一种结核疹，患者常伴有肺结核、淋巴结核或其他结核病灶，结核菌素试验强阳性，但不能找到结核杆菌；Whitfield 硬红斑为一种结节性血管炎，静脉血液瘀滞对本病的发生起重要作用，其他如感染、外伤、过敏也可能有一定作用。

【临床表现】

1. 好发于小腿屈侧的中下部。

2. 初起皮肤深层发生豌豆到指头大小结节，质硬，暗红色或青紫色，数个或数十个，渐增大融合成硬斑块，易溃破而发生溃疡。溃疡较深，脓液稀薄，难以愈合。（图 10-3）

3. 有胀痛、烧灼感。

4. 病程缓慢，溃疡愈后留有瘢痕。

【实验室检查】

部分患者结核菌素试验呈强阳性。

【诊断与鉴别诊断】

1. **诊断要点**　小腿屈侧暗红色硬结、斑块，易破溃形成溃疡，愈后留下瘢痕。

2. **鉴别诊断**

（1）瓜藤缠（结节性红斑）：多见于青年女性。发于小腿伸侧，为疼痛性红斑结节，对称性发生，不易溃破，

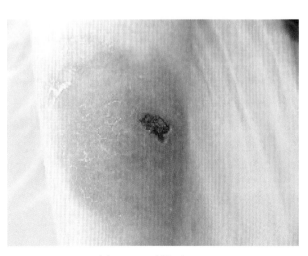

图 10-3　硬红斑

愈后不留疤痕。其中发于小腿伸侧，疼痛性红斑结节，不破溃是主要鉴别点。

（2）皮肤变应性血管炎：好发于下肢，皮损多形性，可有红斑、丘疹、紫癜、水疱血疱、溃疡、坏死黑痂、小结节等，疼痛较轻，反复发作，病程较长。其中多形性皮损，有紫癜、坏死黑痂是主要鉴别点。

（3）瘰疬性皮肤结核：为淋巴结核或骨、关节结核向皮肤穿破而形成的溃疡及瘘管。好发于颈部及上胸部，常单侧发生，不对称。其中好发部位，有瘘管形成是主要鉴别点。

【治疗】

一、内治疗法

（一）辨证论治

1. 湿瘀阻络证
证候：小腿屈侧硬结，皮色暗红或紫黯，胀痛灼热，或硬结中心破溃，疼痛不甚；伴足踝肿胀，下肢沉重；舌质淡红，苔薄白腻，脉濡滑。
治法：活血通络，祛湿散结。
方药：通络活血方合仙方活命饮加减。可加夏枯草散郁结。

2. 气虚痰瘀证
证候：皮下结节斑块根脚较深，皮色紫黯，疼痛不甚，或结节溃破，形成溃疡，脓水稀薄，久不收口；伴面色萎黄，气短乏力；舌淡紫，苔白或腻，脉细涩无力。
治法：健脾益气，化痰祛瘀。
方药：托里排脓汤加减。伴盗汗、手足心热者，加生熟地、玄参。

（二）中成药

散结灵胶囊：散结消肿，活血止痛。用于腓腨发硬结初起。
人参养荣丸：温补气血。用于腓腨发溃疡久不收口气血两虚者。

二、外治疗法

硬结未溃者治以消肿散结，已溃者治以生肌敛疮。
1. 硬结初期，选用紫色消肿膏外敷患处，每日换药1次。
2. 硬结已溃阶段，选用蛇蜕膏外敷患处，每日换药1次。
3. 疮面日久不愈合，选用蜂房膏外掺九一丹后，薄敷疮面，待疮面肉芽红活后再用珍珠散掺于疮面，外盖生肌玉红膏，每日换药1次。

【预防与调护】

1. 患者应加强饮食营养，减少站立行走，睡卧时抬高患肢。
2. 避寒湿，注意保暖。
3. 定期检查身体，及时发现肺及肺外结核并彻底治疗，彻底消灭传染源。

4. 对新生儿以及结核菌素试验阴性的人接种卡介苗能预防结核病的发生。

【临证参考】

腓腨发皮损为暗红色硬结，中医辨证以瘀为主。初期结节未溃，湿瘀阻络多为实证，治疗以活血通络，祛湿散结为法；中晚期结节溃破，久不愈合，属虚实夹杂之证，治疗以益气补阴血扶正，以祛痰化瘀祛邪。

部分腓腨发患者结核菌素试验呈强阳性，应配合抗结核药物治疗，疗程为 3－6 个月。

【文献选录】

《医宗金鉴·外科心法要诀》曰："腓腨发，此证发于腓腨，即小腿肚也。由肾水不足，膀胱积热凝结而成，古方云不治。……初服仙方活命饮，溃服八珍汤。气血虚者，服十全大补汤；下虚者，以桂附地黄丸补之。"

第十一章

真菌性皮肤病

第一节 白 秃 疮

白秃疮是一种发生在头皮毛发的浅部真菌病，因头生白屑，发落而秃得名。本病的特点是头皮有灰白色鳞屑斑片，病发折断脱落，残留的病发根部有灰白色菌鞘，好发于学龄儿童，有传染性。

《诸病源候论·白秃候》"言白秃者，皆由此虫所作，谓在头生疮有虫，白痂甚痒，其上发并秃落不生，故谓之白秃。"

本病相当于西医头癣中的白癣（white ringworm）。

【病因病机】

皮肤腠理失于固密，剃发、接触患者及患病猫狗，虫毒挟风热之邪侵入，淫于头皮，气血不潮，发失所养而发病。

西医学认为白癣是因感染皮肤癣菌引起。致病菌主要为犬小孢子菌及铁锈色小孢子菌。与患者或患病动物密切接触，或使用污染物品间接接触传染。

【临床表现】

1. 好发于头顶、枕部，发缘处一般不被累及。

2. 皮损为圆形或椭圆形的灰白色鳞屑斑，境界清楚，附近可有较小的同样皮损。病灶区毛发无光泽，距头皮 2～4mm 左右处折断，断发根部包绕灰白色鳞屑形成的菌鞘。（图11－1）

3. 自觉瘙痒。

4. 青春期可自愈，不留瘢痕，新发再生。

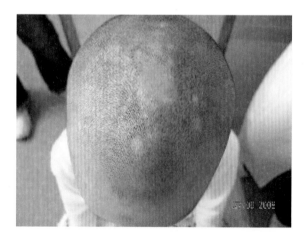

图 11－1 头白癣

【实验室检查】

真菌镜检或培养阳性。滤过紫外线灯下见亮绿色荧光。

【诊断与鉴别诊断】

1. 诊断要点　头皮圆形灰白色鳞屑斑，有断发根、菌鞘，真菌检查阳性。

2. 鉴别诊断

（1）白屑风（脂溢性皮炎）：多见于青年。头部白色糠秕样鳞屑，伴头顶头发细软稀疏脱落，无断发，无传染性，真菌检查阴性。

（2）白疕（银屑病）：皮肤浸润性红斑，表面覆盖较厚的银白色鳞屑，皮损处的头发呈束状，无断发。

（3）油风（斑秃）：头部圆形脱发，患处头皮光亮无鳞屑，无断发。

【治疗】

一、内治疗法

（一）辨证论治

风毒血燥证

证候：头部白色鳞屑斑，蔓延浸淫，毛发干枯易折断脱落，断发参差，瘙痒剧烈；舌红苔薄黄，脉细数。

治法：祛风杀虫，润燥止痒。

方药：消风散加减。瘙痒甚加白鲜皮、地肤子。

（二）中成药

皮肤病血毒丸：清血解毒，消肿止痒。可用于白秃疮皮肤瘙痒，大便燥结者。

二、外治疗法

拔发疗法。方法：剃去病发，以0.5％明矾水或肥皂水洗头，然后在病灶处厚敷癣药膏如5％～10％硫黄软膏、雄黄软膏等，用薄膜盖上，包扎或戴帽固定，每日1次。连用1周后，用镊子拔除病灶处病发，继续涂癣药膏治疗，连续2～3周。复查真菌，若未转阴，应继续治疗。

【预防与调护】

1. 注意家庭及个人卫生。个人贴身的衣物、用具不能混用，并要单独清洗。

2. 患病后应及时治疗，坚持用药。患者随身物品、用具要彻底消毒，防止反复感染及传染他人。

3. 加强对公共场所，如幼儿园、理发室、浴室、旅店的卫生管理。

4. 对患癣病的动物要及时处理，以消除传染源。

【临证参考】

白秃疮治疗必须彻底，关键在于完全拔除病发，坚持涂药，直至痊愈。

朱仁康秃疮膏配方：紫草 60g、百部 125g、麻油 370ml、朴硝 50g、硫黄末 15g、樟脑 6g、黄蜡 60g。用法：先剃光头，每日 1 次，头癣处涂药，头发长上再剃光，再上药，直至治愈。

【文献选录】

明《外科正宗·白秃疮》："白秃疮因剃发腠理司开，外风袭入，结聚不散，致气血不潮，皮肉干枯，发为白秃。久则发落，根无荣养。"

清《洞天奥旨·秃疮》："疮轻者，外治即愈；疮重者，必须内外兼治，庶易愈也。世人多不急治，所以多累，竟至虫蚀发尽，成为秃子耳。"

第二节 肥 疮

肥疮是一种发生在头皮毛发的浅部真菌病，因头皮结肥厚黄脓痂，头发脱落而得名。中医文献中又名"肥粘疮"、"癞头疮"、"赤秃疮"。本病的特点是头皮黄痂肥厚，有鼠尿臭味，发枯脱落，不能再生。多在儿童期发病，有传染性。

《外科启玄·肥粘疮》："小儿头上多生肥粘疮，黄脓显暴。皆因油手抓头生之，亦是太阳风热所致，亦有剃刀所过。"

本病相当于西医头癣中的黄癣（tinea favosa），除侵犯头皮头发外，还可侵犯身体其他部位。累及甲称甲黄癣；侵犯光滑皮肤的称体黄癣。

【病因病机】

湿热内蕴，上蒸头部，加之剃头、污手搔头及接触患者用过的帽子、枕巾、理发用具等，感染毒邪，湿热毒邪上攻头皮而生疮，侵蚀发根则发秃落。湿性黏腻，缠绵不去，则头疮迁延不愈，发落不生。

西医学认为肥疮是因感染皮肤癣菌引起，以许兰毛癣菌为主。理发及与患者密切接触是主要传染途径。

【临床表现】

1. 多从头顶部开始发病，可累及全头。

2. 皮损初起为红色丘疹、小脓疱，干后结成黄癣痂，逐渐蔓延扩大。特征性皮损为黄癣痂，污黄色，肥厚发粘，边缘翘起，中心微凹有毛干穿过，呈碟形，有特殊的鼠尿臭味。除去黄癣痂，其下为糜烂面，病变区头发干燥、脱落。

3. 自觉瘙痒。

4. 病程缓慢迁延，因毛囊被破坏，愈后形成萎缩性瘢痕，永久性秃发。

【实验室检查】

真菌镜检及培养阳性。滤过紫外线灯下见暗绿色荧光。

【诊断与鉴别诊断】

1. 诊断要点 头部黄癣痂，鼠尿臭味，永久性秃发，真菌检查阳性。

2. 鉴别诊断

头皮湿疮（头皮湿疹）：有丘疹、糜烂、渗液、结痂、瘙痒等多形性损害，无脱发，无传染性，真菌检查和培养结果为阴性。

【治疗】

一、辨证论治

湿毒证

证候：黄痂黏着，头皮潮红，糜烂溢脓，瘙痒不堪，头发斑剥脱落；伴口渴咽干；舌红苔黄或腻，脉滑数。

治法：清热化湿，祛风解毒。

方药：防风通圣散加减。瘙痒甚者，加苦参、白鲜皮；黄痂臭秽明显者，加黄柏、茵陈、蒲公英。

二、外治疗法

同白秃疮。

【预防与调护】

同白秃疮。

【临证参考】

肥疮是头癣中最严重的一种，若不根治终生难愈。肥疮病变在头皮毛发，局部用药即可直达病所，因此重点是外治。治疗成功与否的关键有三点：一要彻底拔除病发；二要坚持每天洗头涂药，连续 2～3 月；三要将接触患者头部的物品彻底消毒，防止自身反复感染。

【文献选录】

《医宗金鉴·外科心法要诀》："秃疮，此证头生白痂，小者如豆，大者如钱，俗名钱癣，又名肥疮，多生小儿头上，瘙痒难堪，却不疼痛，日久蔓延成片，发焦脱落，即成秃疮，又名癞头疮，由胃经积热生风而成。宜服防风通圣散料。"

第三节 鹅 掌 风

鹅掌风是发生在手部的浅部真菌病，因手掌皮肤粗糙干裂似鹅掌而得名。本病的特点是手部皮肤干燥、脱屑、皲裂，常继发于脚湿气。

《外科正宗·鹅掌风》："鹅掌风由手阳明、胃经火热血燥，外受寒凉所凝，致皮枯槁；又或时疮余毒未尽，亦能至此。初起红斑白点，久则皮肤枯厚破裂不已，二矾汤熏洗即愈。"

本病相当于西医的手癣（tinea manus）。

【病因病机】

多因外受风湿毒邪侵袭，凝结皮肤而发病。日久血燥生风，肌肤失养而致。

西医学认为手癣是因感染皮肤癣菌引起。致病菌以红色毛癣菌为主，其次为石膏样毛癣菌、絮状表皮癣菌等。可由搔抓足癣等身体其他部位的癣菌病灶而感染；与患者共用洗脸盆、毛巾等也是主要传染途径。

【临床表现】

1. 初发多见于单侧手，日久可延及双手。

2. 皮损初起为小水疱，继而脱屑、干燥，日久皮肤肥厚、粗糙、脱屑、皲裂。

水疱型：散在或成群小水疱，干燥后脱屑。

角化脱屑型：皮肤肥厚、干燥、脱屑、皲裂。（图11—2A）

糜烂型：第3及第4指间浸渍，覆以白皮，剥脱后露出潮红糜烂面。（图11—2B）

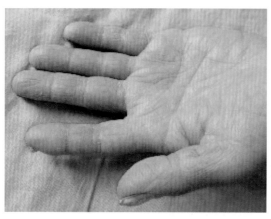
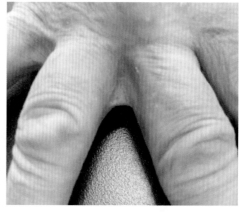

图11—2A 手癣   图11—2B 手癣

3. 起水疱时瘙痒，干裂时疼痛。

4.病程慢性，易反复发作。

【实验室检查】

真菌镜检或培养阳性。

【诊断与鉴别诊断】

1. 诊断要点 一侧手部皮肤脱屑、干燥，真菌检查阳性。

2. 鉴别诊断

（1）手部湿疮（手部湿疹）：常对称发生，有丘疹、糜烂、结痂、脱屑、角化肥厚等多形性损害，瘙痒，无传染性。其中对称性发病、及真菌镜检阴性是主要鉴别点。

（2）掌跖角化病：多自幼年发病，手掌有对称的角化和皲裂，无水疱等炎性反应，真菌检查阴性。

【治疗】

一、内治疗法

一般不需内治。病程日久，手部皮肤脱屑、角化肥厚、干枯燥裂，延及遍手。治宜养血祛风，方用祛风地黄丸。

二、外治疗法

1. 水疱型 癣药水外涂，每日 2 次。可选用 1 号癣药水、2 号癣药水、复方土槿皮酊等。

2. 角化脱屑型 用鹅掌风浸泡方浸泡患处；或用雄黄膏外搽，每日 2 次。

3. 糜烂型 中药煎汤浸泡外洗，常用药：苦参、白鲜皮、黄柏、大黄、土槿皮、半边莲、枯矾等；次以枯矾粉外撒，每日 2 次。

【预防与调护】

1. 保持手部皮肤的润滑无破伤，可预防鹅掌风发生。

2. 患脚湿气、圆癣、灰指甲等应及时治疗，防止自身传染。

3. 治疗要彻底，一般皮损消退后仍应继续用药一段时间，以防复发。

【临证参考】

鹅掌风以外治为主。外用药则着重燥湿杀虫，止痒收敛，常用苦参、蛇床子、黄柏、百部、地肤子、土槿皮、白矾、半边莲等。反复发作者皮肤脱屑、皲裂、角化过度显著时，可在外用药中加入滋阴润燥之品，如黄精、杏仁、桃仁、大枫子等，常取得更好疗效。

朱仁康老中医认为手癣包括在中医鹅掌风范畴。凡是手掌部角化、肥厚、皲裂、脱屑之损害，统称为鹅掌风。以外治为主，醋泡方外用，荆芥、防风、红花、地骨皮、明矾各

18g，皂角、大枫子各30g。上药用米醋1500ml，放盆中浸泡3～5天后备用。每日浸泡半小时，每剂药可连续浸泡两周为1个疗程。用之有效继续浸泡2～3个疗程。

第四节　脚　湿　气

脚湿气是发生在足部的浅部真菌病。中医文献中又称"田螺疱"、"臭田螺"。本病的特点是足跖、趾间小水疱，趾间湿烂。夏季潮湿季节多发，足部多汗者、长年穿胶鞋者易患此病。

《医宗金鉴·外科心法要诀》："臭田螺，此证由胃经湿热下注而生。脚丫破烂，其患甚小，其痒搓之不能解，必搓至皮烂，津腥臭水觉疼时，其痒方止。次日仍痒，经年不愈，极其缠绵。"

本病相当于西医的足癣（tinea pedis）。

【病因病机】

脾胃二经湿热下注，或久居湿地、水浆浸渍、胶鞋闷气等感染湿毒，郁于足部而发病。迁延不愈，营血耗伤，致血虚风燥，肌肤失养。

西医学认为足癣是因感染皮肤癣菌引起，以红色毛癣菌为主，其次为石膏样毛癣菌、絮状表皮癣菌、玫瑰色毛癣菌等。主要通过接触传染，共用生活物品可相互传染。

【临床表现】

1. 初起多发于一侧足部，以后可传播至对侧。

2. 皮损分三型。

水疱型：足跖、足缘散在或成群小水疱，干燥后脱屑。

糜烂型：趾间浸渍，覆以白皮，常伴恶臭。（图11－3）

角化脱屑型：足跟、足缘皮肤干燥、肥厚、脱屑、皲裂。

3. 自觉瘙痒，皲裂或继发感染时疼痛。

4. 病程慢性，易反复发作，夏季加重。可引起严重的并发症，如丹毒、淋巴管炎等。亦可自身传染到手、甲，引起鹅掌风、油灰指（趾）甲。

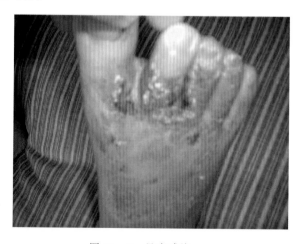

图11－3　足癣感染

【实验室检查】

真菌镜检或培养阳性。

【诊断与鉴别诊断】

1. 诊断要点 足部小水疱、脱屑、趾间糜烂，瘙痒，真菌检查阳性。

2. 鉴别诊断

（1）足部湿疮（足部湿疹）：一般对称发病，有丘疹、糜烂、流滋、结痂，瘙痒等多形性损害，边界不清楚，真菌检查阴性。

（2）接触性皮炎：足部皮损多发生于接触拖鞋、凉鞋的部位，为境界清楚的红斑、脱屑，真菌检查阴性。

（3）掌跖脓疱病：双手掌、足跖对称发生红斑基础上小脓疱，疱干后呈点状结痂、脱屑，瘙痒不明显，真菌检查阴性。

【治疗】

一、内治疗法

除湿毒证外，一般不需内治。

湿毒证

证候：足部密集水疱，趾间糜烂流水，浸淫成片，气味腥臭，瘙痒疼痛，甚则足部红肿；舌质红，苔黄腻，脉滑数。

治法：清热利湿解毒。

方药：萆薢渗湿汤合五神汤加减。若足部红肿湿烂严重，加蒲公英、紫花地丁。

二、外治疗法

参见鹅掌风。

【预防与调护】

1. 经常保持足部的清洁干燥，夏季尽可能不穿胶鞋，穿透气的布鞋或皮凉鞋。
2. 鞋袜、洗脚盆、毛巾、拖鞋等用具应个人单独使用，不能共用。
3. 患者穿过的鞋袜，应烫洗或在阳光下曝晒消毒。
4. 禁搔抓皮损，防止传染到手部。

【临证参考】

脚湿气发于体表，由感染皮肤癣菌引起，实与患者的湿热体质有密切的关系。中医药治疗的优势在于，内外治结合，内治清利湿热，外治燥湿杀虫止痒。患者体内湿热之邪清除，有助于皮损的消退。常用药物，如苦参、黄柏、地肤子、白鲜皮、苍术、蛇床子、百部等，现代药理研究这些药物都有抑制真菌的作用。湿邪黏腻难祛，致使本病易复发不易根治，因此疗程宜长一些，症状消退后再巩固治疗 2～4 周。

第五节　油灰指甲

油灰指甲是发生在指趾甲的浅部真菌病，因甲增厚色灰而得名。中医文献中又称"鹅爪风"。本病多由鹅掌风、脚湿气传染引起，从某一甲感染逐渐蔓延到其他甲。

《外科症治全生集·鹅爪风》："即油灰指甲，即日取白凤仙花，捣涂指甲，上下包好，日易一次，涂至灰甲换好而止。"

本病相当于西医的甲癣（tinea unguium），又称甲真菌病（onychomycosis）。

【病因病机】

肝血亏虚，爪甲失荣，又因鹅掌风、脚湿气之毒邪蔓延，郁于甲部，日久甲板灰厚。

西医学认为甲癣主要由红色毛癣菌、絮状表皮癣菌等皮肤癣菌以及酵母菌等感染引起。

【临床表现】

1. 甲板部分或全部增厚，灰褐混浊，表面凹凸不平；或甲板变薄，翘起，其下蛀空；或甲板有白点，失去光泽。可伴甲沟炎。始于一侧 1～2 个甲板，渐及邻甲，久则累及全部甲。（图 11－4A、B）

2. 无自觉症状。

3. 病程慢性，不治疗可持续终身。

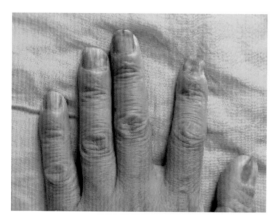
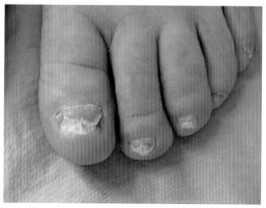

图 11－4A　甲癣　　　　　　　　　　　　图 11－4B　甲癣

【实验室检查】

真菌镜检或培养阳性。

【诊断与鉴别诊断】

1. 诊断要点 甲板增厚、破损、变色，真菌检查阳性。

2. 鉴别诊断

（1）20甲营养不良：所有指趾甲受损，甲板变薄、出现纵嵴、失去光泽，变为松脆，游离端发生裂隙。

（2）银屑病性甲病：甲板上有顶针样凹陷，或甲板增厚畸形失去光泽，或与甲床剥离，真菌检查阴性，皮肤上有红斑鳞屑损害。

【治疗】

以外治疗法为主。

1. 每日以小刀刮除病甲变脆部位，然后用棉球蘸2号癣药水或30％冰醋酸浸渍，每次半小时。注意保护周围皮肤。

2. 若同时患鹅掌风，用鹅掌风浸泡方浸泡患手，每次浸泡1～2小时左右，每日1～2次，连续7天。

3. 白凤仙花加明矾捣烂敷病甲上，封包，每日换药1次，直至新甲长出。

【预防与调护】

1. 积极治疗鹅掌风、脚湿气。

2. 发现病甲及时诊治，坚持用药。

第六节 圆癣、阴癣

圆癣是发生在除头皮、手足、阴股部以外部位的皮肤浅部真菌病，因皮疹圆形有匡廓而得名。又称"钱癣"；发生于股胯、外阴等处称"阴癣"。本病夏秋季节多见，肥胖多汗、糖尿病、慢性消耗性疾病、长期应用皮质类固醇激素或免疫抑制剂者，为易感人群。

《诸病源候论·圆癣候》："圆癣之状，作圆文隐起，四畔赤，亦痒痛是也。其里亦生虫。"

圆癣相当于西医的体癣（tinea corporis），阴癣相当于西医的股癣（tinea cruris）。

【病因病机】

湿热浸渍，蕴于皮肤，久而生虫；或由生活起居不慎，触染虫毒，郁于皮肤而致。湿热虫毒蕴阻，缠绵不去而病情反复发作，迁延不愈。

西医学认为体癣、股癣是因感染皮肤癣菌引起，主要有红色毛癣菌、须癣毛癣菌、疣状毛癣菌、犬小孢子菌等。通过直接接触、间接接触、自身感染（手足癣等）而发生。

【临床表现】

1. 圆癣发于面、颈、躯干、四肢；阴癣发于股内侧及臀部。

2. 皮损初起为红色丘疹、丘疱疹、小水疱，渐扩大成有鳞屑的红色斑片，环状或多环状，鳞屑细薄，边界清楚。皮损不断向外扩展，中央趋于消退，脱屑、色素沉着，边缘有小红丘疹、丘疱疹、小水疱。（图 11－5A、B）

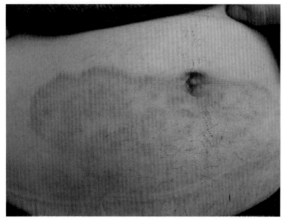
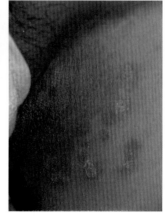

图 11－5A　体癣　　　　　　　　　　　图 11－5B　股癣

3. 瘙痒明显。

4. 易反复发作，夏季加重，冬季减轻。

【实验室检查】

真菌镜检阳性。

【诊断与鉴别诊断】

1. 诊断要点　环形皮损，边界清楚，真菌镜检阳性。

2. 鉴别诊断

（1）湿疮（湿疹）：多对称发病，皮损多形态，边界不清楚，无传染性，真菌检查阴性。

（2）风热疮（玫瑰糠疹）：初起的母斑应与圆癣相鉴别，好发于躯干或四肢近端，为一个淡红色或玫瑰红色的圆形斑片，上覆糠秕样鳞屑，真菌检查阴性。

（3）红癣：由细棒状杆菌引起。最多见于腹股沟、阴阜、腋下、乳房下、臀沟等皮肤皱褶部位，皮损为红色、红褐色斑片，境界清楚，可有糠秕样鳞屑。真菌镜检阴性，滤过紫外线灯下见红珊瑚色荧光是与股癣的主要鉴别点。

【治疗】

以外治疗法为主。

1. 圆癣可选用1号癣药水、2号癣药水、复方土槿皮酊外搽，每日2次。

2. 阴癣发生部位皮肤薄嫩，不宜用刺激性过强的外用药，可用稀释的癣药水外搽，每日2次。

3. 皮损糜烂，有渗出者，治宜清热解毒、燥湿收敛。常用苦参、黄柏、百部、地肤子、土槿皮、白矾等煎汤，待凉后湿敷外洗，每日2次。

【预防与调护】

1. 注意个人卫生，保持皮肤清洁干燥。

2. 避免接触患癣病的猫狗，消除传染源。

3. 坚持用药，巩固治疗，并积极治疗鹅掌风、脚湿气、糖尿病，防止反复发作。

4. 患者的衣物、用具应煮沸、暴晒消毒，以免反复感染。

【临证参考】

圆癣、阴癣的发生与局部皮肤潮湿多汗，致病真菌易于生长繁殖有关。夏季易于发生，某些特殊工作如汽车司机阴癣的发病率高。本病以外治为主，着重清热燥湿，杀虫止痒；保持皮肤清洁干燥也很重要。

糖皮质激素制剂、免疫抑制剂等药物影响机体抵抗力，长期应用易患本病，应尽量避免滥用。糖尿病患者皮肤抵抗力差，易继发感染性皮肤病，且皮损多发、反复不愈，临床应注意鉴别诊断，积极治疗原发病。

第七节　紫白癜风

紫白癜风是发生在躯干多汗部位的浅部真菌病。因紫斑白斑相间而得名；因多汗而发，又称"汗斑"。好发于多汗体质青年及成年人。冬轻夏重，传染性较弱。

《外科证治全书·卷四》曰："紫白癜风，俗名汗斑，初起斑点游走成片，久之可延蔓遍身，初无痛痒，久则微痒。由汗衣经晒著体，或带汗行日中，暑湿浸滞毛窍所致。"

本病相当于西医的花斑癣（tinea versicolor）。

【病因病机】

汗衣著体，暑湿浸渍，郁滞毛窍而发病。湿性黏滞，缠绵不去而迁延不愈。

西医学认为花斑癣是因感染马拉色菌（又称糠秕孢子菌）引起。发病与高温潮湿、多脂多汗、营养不良、慢性疾病及应用糖皮质激素等因素有关。

【临床表现】

1. 发于颈项、胸背、腋下等多汗部位。

2. 皮损初期为多发性淡褐色小斑片，圆形或类圆形，上覆少许糠秕状细碎鳞屑，逐渐转为淡白色斑片。（图11－6）

3. 无自觉症状，或偶有轻度瘙痒。

4. 病程慢性，常夏发冬愈。

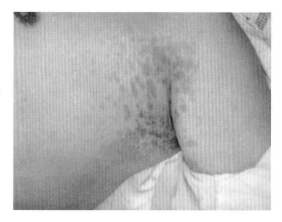

图11－6　花斑癣

【实验室检查】

真菌镜检或培养阳性。滤过紫外线灯下见黄色荧光。

【诊断与鉴别诊断】

1. 诊断要点　多汗部位，淡褐色或淡白色小斑片，真菌检查阳性。

2. 鉴别诊断

（1）白癜风（白驳风）：发无定处，为纯白的色素脱失斑，其间毛发亦可变白、无季节变化。

（2）风热疮（玫瑰糠疹）：躯干部多发椭圆形淡红斑，有糠状脱屑，皮损长轴与皮纹一致，有一片较大的母斑。皮损分布、真菌镜检阴性是主要鉴别点。

【治疗】

以外治疗法为主。

1. 密陀僧散外用，干扑患处或醋调搽患处。

2. 2号癣药水、复方土槿皮酊外擦，每日2～3次，皮损消退后继续用药1～2周，以防止复发。

【预防与调护】

1. 注意个人卫生，夏季汗出应勤洗澡更衣，保持皮肤清洁干燥。

2. 患者的随身衣物、用具应煮沸、暴晒消毒，防止反复感染及传染他人。

【文献选录】

《医宗金鉴·外科心法要诀》："紫白癜风，此证俗名汗斑，有紫、白二种。紫因血滞，白因气滞。总由热体风邪、湿气侵入毛孔，与气血凝滞，毛窍闭塞而成。……外用密陀僧散擦患处，令汗出，风湿自解。"

第十二章

动物源性皮肤病

第一节 疥 疮

疥疮是由疥虫寄生在人体皮肤所引起的一种接触传染性皮肤病。中医文献中又称"虫疥"、"癞疥"、"干疤疥";若继发感染,称为"脓窝疥"。本病的特点是好发于皮肤薄嫩皱褶部位,夜间剧痒,在皮损处有短小隧道,可找到疥虫。本病传染性很强,常在家庭、集体单位流行。

《诸病源候论·疥候》曰:"疥疮,多生手足指间,染渐生至于身体,痒有脓汁。……其疮里有细虫,甚难见。小儿多因乳养之人病疥,而染着小儿也。"

本病西医亦称疥疮(scabies)。

【病因病机】

生活起居不慎,与疥疮患者密切接触,疥虫侵入,夹风湿热邪郁阻肌肤而发;或使用患者用过而未经消毒的衣服、被席、用具等而传染;或由疥虫寄生的动物传染所致。

西医学认为疥疮由人疥螨引起。疥螨寄生在表皮内,从卵到成虫约需 15 天左右,疥螨离开人体后可存活 2～3 天,可通过气味和体温寻找新的宿主。动物疥螨亦可感染人,但因人皮肤不是其合适的栖息地,人感染后症状较轻,有自限性。

【临床表现】

1. 有接触史。

2. 疥螨好侵入皮肤薄嫩和皱褶处,如指缝、腕屈侧、乳房下、小腹、股内侧,幼儿可泛发全身。

3. 皮损为针头大小的丘疹、丘疱疹、小水疱、隧道、结节和结痂。水疱常见于指缝;结节常见于阴囊;隧道为疥疮的特异性皮损,多见于指缝及腕屈侧,灰白色或浅黑色的短纹,长约 0.5mm,末端有小丘疹或小点,是疥虫隐藏处。(图 12－1)

可伴抓痕、血痂,继发感染有脓疱。

4. 瘙痒剧烈,夜间更甚。

5. 经积极治疗可痊愈。

【实验室检查】

皮损处可查出疥虫或椭圆形虫卵。

【诊断与鉴别诊断】

1. 诊断要点 皮肤柔嫩之处，有小丘疹、小水疱、隧道及阴囊结节，夜间剧烈瘙痒，具有传染性。皮损处查出疥虫或虫卵可确诊。

2. 鉴别诊断

（1）风瘙痒（皮肤瘙痒症）：全身或局部皮肤瘙痒，无原发皮损，可有抓痕、血痂，指缝无疹。其中皮肤皱褶处无皮疹、无传染性是主要鉴别点。

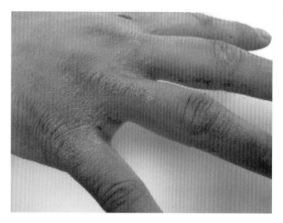

图 12-1　疥疮

（2）虱疮（虱病）：主要表现为躯干或会阴部位皮肤瘙痒及血痂，指缝无皮疹，在衣缝处或毛发处常可找到虱子或虫卵。

（3）痒疹：皮损多发于四肢伸侧，丘疹较大，阵发性瘙痒，搔抓后呈风团样。

【治疗】

一、内治疗法

本病以外治为主，一般不需内治。皮损泛发，搔破染毒者需内外合治。

湿热虫淫证

证候：皮损广泛，有丘疱疹、小水疱，搔抓后湿烂，甚至起脓疱、流黄水，或淋巴结肿痛；舌质红，苔黄腻，脉数滑。

治法：清热除湿，解毒杀虫。

方药：黄连解毒汤加苦参、地肤子、白鲜皮、百部。继发感染者，合五味消毒饮。

二、外治疗法

1. 硫黄是治疗疥疮的特效药，古今皆为常用药。小儿用 5%～10%硫黄软膏；成人用 10%～15%硫黄软膏。

用药方法：①先用花椒、地肤子煎汤洗澡，或用温水、肥皂洗澡，更衣，消毒衣服及床上用品；②颈以下全身涂药，每日早、晚各 1 次，连用 3 天，在此期间不洗澡不更衣，此为 1 个疗程；③再重复 1 个疗程，第七天洗澡更衣，停药观察。如无新皮损出现，即为治愈。

2. 亦可用诸疮一扫光、雄黄软膏，用药方法同上。

【预防与调护】

1. 加强卫生宣传教育及监督管理，对公共场所如浴室、旅馆、车船的毛巾、床上用品均应一人一换，清洗消毒。

2.注意个人卫生，勤洗澡、勤换衣，接触患者后要及时洗手。

3.患者应独居，患者的衣服、床上用品单独烫洗，并暴晒消毒。

4.家庭、集体住宿中同病患者要同时治疗。

【临证参考】

疥疮由感染疥虫引起，皮损多发于皮肤薄嫩、潮湿皱褶处，有小水疱，瘙痒剧烈，多伴有风湿热邪蕴阻肌肤的证候。皮损严重，瘙痒剧烈者，内服清热除湿，解毒杀虫方药，配合外用药能更快缓解症状。

硫黄外用有解毒杀虫的功效，是治疗疥疮的特效药。从古代一直沿用至今，而且现代西医也用硫黄软膏治疗疥疮。

【文献选录】

《外科正宗·疥疮论》："绣球丸，治一切干湿疥疮及脓窠烂疮，瘙痒无度者效。獐冰、轻粉、川椒、枯矾、水银、雄黄各二钱、枫子肉 100 枚。以上共为细末，同大枫子肉再碾和匀；加柏油 1 两化开，和药搅匀，作丸圆眼大，于疮上擦之。"

第二节　恶虫叮咬

恶虫叮咬是被虫类叮咬，或接触其毒液及虫体的毒毛而引起的一种皮炎。中医历代文献多有记载，如"射工伤"、"蚝虫螫"、"蜂叮疮"等。本病的特点是风团样丘疹，上有针头大瘀点、丘疹或水疱，自觉奇痒、烧灼或疼痛。多见于昆虫孳生的夏秋季节，好发于暴露部位。一般无全身不适，严重者可有畏寒发热，头痛恶心，胸闷、呼吸困难等全身中毒症状。

《外科正宗·恶虫叮咬》："恶虫乃各禀阴阳毒种而生。见之者勿触其恶，且如蜈蚣用钳，蝎蜂用尾，恶蛇以舌螫人，自出有意附毒害人，必自知其恶也。凡有所伤，各寻类而推治。"

本病相当于西医的虫咬皮炎（insect bite dermatitis）。

【病因病机】

1.人体皮肤被毒虫叮咬，毒液侵入体内；或接触虫体的毒液及有毒毛刺，虫毒侵入肌肤，与气血相搏而发病。

2.禀性不耐，高度敏感者，感染虫毒后正邪交争剧烈，毒邪入于营血，或侵蚀筋脉，或累及脏腑，则皮损严重，并有全身中毒反应。

西医学认为虫咬皮炎是因虫类叮咬，昆虫将口器刺入皮肤吸血，或将毒汁注入体内，或接触其毒液及虫体的毒毛所致。常见致病的虫类有蚊子、臭虫、虱子、跳蚤、螨、螨虫、隐翅虫、毛虫、蜂等。

【临床表现】

1. 好发于皮肤暴露部位。若躯干部皮损多发，则应检查衣服、卧具上是否有致病的虫类，如跳蚤、虱子、臭虫、螨虫等。

2. 皮损主要以红色风团样丘疹为主，或为风团样红斑块，中心有小丘疹、小水疱、瘀点，甚至出现豆大水疱，搔抓后可引起糜烂，继发感染，皮损散在分布，常不对称。（图12-2A）

3. 剧烈瘙痒，可伴灼热疼痛。

4. 一般无全身症状，严重者可有发热恶寒、胸闷、呼吸困难等全身中毒症状。

5. 特殊类型的虫咬皮炎

（1）蠓虫皮炎：蠓叮咬部位出现小瘀点、风团样丘疹、或水疱，奇痒。

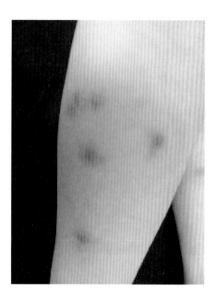

图 12-2A 虫咬皮炎

（2）螨虫皮炎：俗称"谷痒症"。为粟粒到黄豆大小的红色丘疱疹、风团样丘疹或肿块，皮损顶端可有虫咬痕迹，剧烈瘙痒。

（3）隐翅虫皮炎：虫体受压分泌的毒液沾染皮肤而致。皮损多呈线状或条索状红肿，上有密集的小丘疹、水疱或脓疱，自觉灼热、疼痛。（图 12-2B）

（4）桑毛虫皮炎：毒毛随风飘扬，侵袭人体暴露部位。皮肤多发绿豆到黄豆大小的红色斑丘疹、丘疱疹、风团，剧烈瘙痒。

（5）松毛虫皮炎：皮肤直接接触虫体、蜕皮及虫茧上的毒毛而致。局部皮肤出现红色斑疹、风团样肿块，间有水疱、脓疱、皮下结节，剧痒。常伴有关节红肿疼痛，甚至化脓。

（6）蜂螫皮炎：蜂螫后毒刺、毒汁进入皮肤，局部红肿，发生风团、水疱，中央有瘀点，可有头晕、恶心、呕吐等症状，严重者过敏性休克、抽搐、昏迷。

【诊断与鉴别诊断】

1. 诊断要点　根据好发季节，生活工作环境及昆虫暴露史，风团样丘疹，中心有小水疱或瘀点，剧烈瘙痒等诊断。

2. 鉴别诊断

瘾疹（荨麻疹）：发病突然，皮肤出现红色或苍白色风团，时隐时现，消退迅速，不留痕迹，以后又成批发生。其中风团时起时消、发无定处是主要鉴别点。

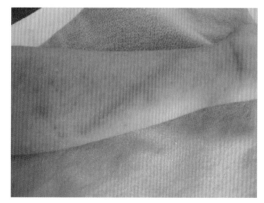

图 12-2B 隐翅虫皮炎

【治疗】

一、内治疗法

（一）辨证论治

热毒蕴结证

证候：皮肤大片红色风团、肿块，或有水疱、瘀斑，灼热疼痛；伴恶寒发热、头痛、胸闷、恶心、呼吸困难等；舌质红，苔黄，脉数。

治法：清热解毒，消肿杀虫。

方药：五味消毒饮合黄连解毒汤加减。瘙痒剧烈者，加白鲜皮、地肤子；恶寒发热重者，加荆芥、柴胡；关节肿痛者，加络石藤、豨莶草、半边莲。

（二）中成药

季德胜蛇药片：清热解毒，消肿止痛。用于恶虫叮咬之热毒证。

连翘败毒丸：清热解毒，消风散肿。用于恶虫叮咬之热毒证。

二、外治疗法

1. 有红斑、丘疹、风团等皮损，用1％薄荷三黄洗剂外搽，或用紫金锭磨水外涂。

2. 发生于毛发部位，用50％百部酊外涂。

3. 出现大片红肿斑块、水疱破溃糜烂，可用新鲜马齿苋、七叶一枝花、蒲公英、紫花地丁，任选一种，捣烂外敷患处；或煎汤湿敷患处。

4. 季德胜蛇药用冷开水化成糊状，外涂患处。

5. 桑毛虫皮炎、松毛虫皮炎先用橡皮膏粘去患处毒毛；蜂螫皮炎先用火罐拔出毒针、毒汁；再用上述疗法。

三、西医疗法

蜂螫伤全身症状严重者，可口服糖皮质激素治疗。出现过敏性休克及严重中毒反应者，应迅速抢救，成人皮下注射0.1％肾上腺素0.5ml，必要时15分钟后重复此剂量，并静脉注射地塞米松或氢化可的松。

【预防与调护】

1. 保持环境清洁卫生，经常清洗地毯，消灭害虫。

2. 注意个人卫生，勤洗澡、勤换衣，被褥常洗晒，凉席应烫晒后再用。

3. 去山区树林工作、旅游，应注意个人防护，穿长袖衣服、长裤，皮肤暴露部位涂搽防虫咬药物。

4. 饲养宠物应注意宠物的清洁卫生。

5. 高度过敏体质者应随身携带急救药盒，其内包括肾上腺素、抗组胺药。

【文献选录】

《医宗金鉴·外科心法要诀》："射工伤，射工即树间杂毛虫也，又名瓦刺虫。人触着，则能放毛射人，初痒次痛，势如火燎，久则外痒内痛，骨肉皆烂，诸药罔效。用豆豉清油捣敷痛痒之处，少时则毛出可见，去豆豉用白芷煎汤洗之。如肉已烂，用海螵蛸末掺之，即愈。"

第三节　虱疮、阴虱疮

虱疮是因虱子寄生于人体，叮咬吸血引起的传染性皮肤病。分为头虱、体虱、阴虱。本病的特点是虱子寄生部位有皮疹，瘙痒，常可找到虱子或虫卵。通过人与人之间直接传播，亦可通过被褥、衣帽等物品间接传播。

《诸病源候论·头多虱生疮候》："小儿头栉沐不时，则虱生。滋长偏多，啮头，遂至生疮，疮处虱聚也，谓之虱窠。"明《外科正宗·阴虱》："阴虱又名八角虫也，乃肝、肾二经浊气而成。"

本病相当于西医的虱病（pediculosis）、阴虱病（pediculosis pubis）。阴虱病属于性传播疾病。

【病因病机】

因洗浴不勤，内衣毛发污浊，虱虫寄生，积湿化热而成疮；或因接触染虫，或交媾不洁染虫，虱虫寄生，虱咬肌肤，虫毒浸淫而瘙痒、生疮。

西医学认为虱寄生人体吸吮血液而生存。虱刺咬皮肤时即将唾液腺分泌物（含有一种抗凝素与溶血素的物质）注入皮内，因此而产生皮疹。虱有相对宿主和寄生部位的特异性，如阴虱的卵适于黏附在阴毛上，体虱的卵则适于黏附在织物纤维上。头虱、体虱由直接接触或间接接触感染，阴虱主要为性接触传染。虱又是斑疹伤寒、回归热、战壕热等传染病的媒介。

【临床表现】

1. 头虱疮　虱叮咬处有红斑、丘疹、血痂，瘙痒剧烈。检查可见虱卵黏附于发干。

2. 体虱疮　躯干部可见红斑、丘疹、或风团样斑块，以及抓痕、血痂，瘙痒。在衣缝、内衣衣领、裤腰、裤裆处常可找到虱子或虱卵。

3. 阴虱疮　通过性接触传染。阴部皮肤瘙痒，可见抓痕、血痂，患者内裤上常有点状污褐色血迹，为阴虱吸血处出血所致。检查在阴毛可见灰白色虱卵，阴毛根部可见黑点（阴虱）。（图12-3）

4.可因搔抓引起黄水疮、疖病、淋巴结肿大，以及湿疹样变。

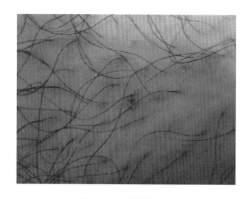

图12-3　阴虱

【诊断与鉴别诊断】

1.诊断要点　有接触传染史，患处皮肤瘙痒有皮疹，检查见到虱子或虫卵。

2.鉴别诊断

（1）疥疮：特有的隧道及丘疱疹和水疱，发于皮肤薄嫩及皱褶处，指缝是最主要发病部位，奇痒无比，阴囊可见结节。其中指缝皮疹、隧道、阴囊结节是主要鉴别点。

（2）虱疮还应与风瘙痒（瘙痒症）、痒疹等瘙痒性皮肤病鉴别，需仔细检查有无虱子及虱卵。

【治疗】

本病一般无需内治，以外治疗法为主。应同时检查并治疗与患者密切接触的家庭成员。

百部有较强的杀灭虱子及虱卵的作用，可制成 25～50％百部酊或 50％百部水煎溶液外用。具体用药方法：

1.头虱疮　先剃去头发然后搽药，女性患者用密篦子将虱和虱卵篦尽再涂药；外用 50％百部酊搽遍头发，每日 2 次，第三天用热水肥皂洗头。

或用毛巾浸透百部溶液敷于头部，再戴上浴帽保持药效 30 分钟，每日 2 次。彻底消毒用过的梳、篦、帽子、头巾及枕套等。

2.体虱疮　外涂 25％百部酊，每日 2 次。衣被煮沸消毒。

3.阴虱疮　剃除阴毛后，用百部溶液外洗、湿敷，每日 2 次。或外涂 50％百部酊、10％硫黄软膏，每日 2 次。凡士林外涂可阻塞虱的呼吸道和消化道致虱死亡，对虱卵无杀死作用，在剃去阴毛和消毒内裤等措施配合下，仍有较好疗效。

【预防与调护】

1.注意个人卫生，经常洗澡、换衣理发。

2.患者应独居，患者的衣服、床上用品应单独烫洗消毒，以消除传染源。

3.加强宣传教育和卫生监督管理，对公共场所如浴室、旅馆、车船的毛巾、床上用品均应一人一换，清洗消毒。

4.家庭、集体住宿中的患者要同时治疗。

【临证参考】

虱疮由洗浴不勤、不常换衣致湿热生虫，虱咬肌肤，虫毒侵入而发。历代中医均以外用药治疗，多用百部、明矾、花椒、雄黄等药，取得较好疗效。

经多次实验表明，百部对人体多种寄生虫有杀灭作用，特别是对虱类的杀灭作用最大，醇浸液的作用较水浸液为强。（吴葆杰．中草药药理学．人民卫生出版社，1983）

百部治头虱、阴虱（民间方）：百部 30 克，烧酒（或 60％酒精）60ml，以酒浸药 1～2 日。滤去渣。取酒涂生虱处。可杀虱虮。（王广津等．疮疡外用本草．人民卫生出版社，1982）

【文献选录】

《疡医大全·八角虱门》："八角虱，即八角虫，又名阴虱疮，其形如花蜘蛛，叮于阴毛之上，生于前阴毛际，其痒如锥，内由肝肾气浊生热，兼淫欲失于浣洗，二精不洁，抟滞而成，瘙痒难忍，抓破色红，中含紫点，宜内服芦柏地黄丸主之。""此虫最易传染，得此者勿近女子，近之则妇人即生此虫，不可不慎。"

第十三章

物 理 性 皮 肤 病

第一节 日 晒 疮

日晒疮是皮肤受日光暴晒而引起的炎症性皮肤病。因日晒成疮而得名。本病的特点是皮肤暴晒部位焮红漫肿，甚至燎浆起疱，灼热痒痛。多发于盛夏及春末夏初。

明《外科启玄·日晒疮》："三伏炎天，勤苦之人，劳于工作，不惜身命，受酷日曝晒，先疼后破而成疮者，非血气所生也。"

本病相当于西医的日光性皮炎（solar dermatitis），又称为日晒伤（sunburn）。植物日光性皮炎（phytophotodermatitis）、多形性日光疹（polymorphous light eruption）等日光性皮肤病也可参照本病治疗。

【病因病机】

1. 禀赋不耐，腠理不密，不能耐受日光暴晒，热毒侵袭，灼伤皮肤，而致局部焮红漫肿。

2. 湿热内蕴，又反复日晒，盛夏暑湿与热毒之邪侵袭，与内湿相搏壅滞于肌肤，而出现红斑、水疱、糜烂等病变。

西医学认为，日光性皮肤病的发病机制可分为光毒性反应和光超敏反应。光毒性反应是因皮肤受到了超过耐受量的日光照射，引起表皮、真皮的炎症反应，如日晒伤。发病情况视日光强度、暴晒时间及个体皮肤敏感性而异。光超敏反应是一种淋巴细胞介导的迟发性超敏反应，如多形性日光疹。其发生也可能与遗传、内分泌、微量元素、代谢异常等有关。

【临床表现】

1. 多在照射日光后数小时或十数小时内发病，也有慢性发病者。

2. 好发于皮肤暴露部位，如颜面、颈项、前臂、手背。

3. 皮损表现为弥漫性红斑、水肿，重者可出现水疱，甚至糜烂。部分患者呈多形性损害，表现为丘疹、丘疱疹、水肿性红斑等。反复发作或长期日晒者，可出现慢性损害，如皮肤增厚、角化、萎缩、毛细血管扩张、色素沉着或减退。（图13-1）

4. 局部灼热、瘙痒，甚至灼痛。

5. 一般无明显全身症状，若皮损面积大时，可伴有发热、畏寒、头痛、乏力、恶心等。

6. 皮损轻者一般在 2～3 天后开始消退，红斑渐变为暗红或红褐色，脱屑，消退后留色素沉着。反复发作或长期日晒者，可出现慢性损害，迁延不愈。

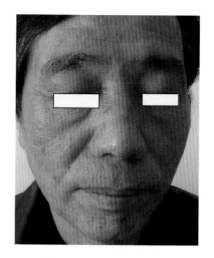

图 13－1 多形日光疹

【诊断与鉴别诊断】

1. 诊断要点 有日晒史，暴露部位皮肤红肿或出现多形性损害。必要时可行光斑试验和紫外线红斑反应试验等检查。

2. 鉴别诊断

（1）漆疮（接触性皮炎）：有接触刺激物史，皮损发于接触刺激部位，与日晒无关，可发生于任何季节。

（2）癞皮病（烟酸缺乏症）：除暴露部位皮炎外，有明显的舌炎和腹泻等消化系统症状，以及烦躁、抑郁、幻想、运动失调和丧失定向力等神经系统症状。

（3）鬼脸疮（盘状红斑狼疮）：为浸润性红斑，境界清楚，边缘稍隆起，表面鳞屑固着，有角栓，持续不退。

（4）湿疮（湿疹）：皮损多形态，发生的部位与光线照射和季节的关系不大。

【治疗】

一、内治疗法

（一）辨证论治

1. 热毒侵袭证

证候：多见于夏季，暴露部位皮肤日晒后弥漫性潮红、肿胀，或见红色丘疹集簇，甚者可发生水疱、大疱，局部有刺痛、灼热、瘙痒感；可伴有发热，头痛，口渴，大便干结，小便短赤等症；舌质红或红绛，苔黄，脉数。

治法：清热凉血解毒。

方药：清营汤加减，可加青蒿、生薏苡仁。身热、口渴、汗出者，加白虎汤。

2. 暑湿热毒证

证候：日晒部位皮肤红肿，红色丘疹、小水疱、糜烂、渗液，瘙痒较著；可伴身热不扬，头胀痛，胸闷，纳呆，小便短赤；舌质红，苔白腻或黄腻，脉滑数或濡数。

治法：清暑利湿解毒。

方药：三石汤合清暑汤加减。皮损红肿明显者，加丹皮、白茅根；首重如裹，胸脘痞闷者，加鲜藿香、鲜佩兰、厚朴。

（二）中成药

清暑解毒颗粒：清暑解毒，生津止渴。用于防治日晒疮。

清热解毒颗粒：清热解毒。用于日晒疮热毒侵袭证。

连翘败毒丸：清热解毒，散风消肿。用于日晒疮热毒侵袭证大便秘结者。

二、外治疗法

外治以遮光、止痒、消炎为原则。

1. 轻者先以凉水湿敷患处，再酌情选用炉甘石洗剂、氧化锌油等外涂。

2. 糜烂、渗液较多，选用生石膏、生地榆、金银花、生甘草等，水煎，待凉后湿敷患处，每日 2～3 次。

3. 脱皮痛痒明显者，选用湿润烧伤膏或青黛膏，外涂，每日 2～3 次。

【预防与调护】

1. 经常参加户外锻炼，以提高皮肤对日光的耐受性。

2. 避免烈日过度暴晒，外出时注意防晒，穿浅色长袖衣衫，涂防晒剂。

3. 避免接触光感性物质，如化妆品中香料、某些染料、沥青、荧光增白剂。某些药物如磺胺、四环素、阿司匹林等，泥螺，以及很多绿叶野菜、蔬菜含光敏物质，患者应忌食。

4. 对日光敏感的患者，尽可能避免日光照射。

5. 已发病患者，皮损局部禁用热敷，避免搔抓。

【临证参考】

日晒疮的发生除与日光照射有关外，接触光感物质、患者特有的光敏体质、地理工作生活环境，以及皮肤角质层的厚度、皮肤色素的多寡、饮食、遗传等在本病的发病中亦起着重要的作用。

本病临床表现形式多样，但有其共同特点，患者多有日光暴晒史，有明显季节性，皮损多见于暴露部位，并于日晒后加重。

中医认为本病多由于暑湿热毒壅滞肌肤而致。治疗上当以清热凉血解毒，清暑利湿为要。

顾伯华认为植物日光性皮炎与"大头瘟"病很相似。治疗以清热解毒为主，方用普济消毒饮加减，如板蓝根、野菊花、连翘、防风、僵蚕、银花叶等。或应用单味蒲公英 60g，（鲜者 120g）内服，也可湿敷患处。（顾伯华．外科经验选．上海人民出版社，1977）

张志礼治疗光敏性皮炎，以凉血解毒，清热除湿为法。常用青蒿、茵陈、地骨皮、牡丹皮、薏米、滑石、黄芩，配用槐花、鸡冠花、玫瑰花、野菊花等。青蒿为清热解暑之主药，现代药理研究其主要成分青蒿素有抗光敏、抗疟作用。（安家丰，张芃．张志礼皮肤病医案选粹．人民卫生出版社，1994）

【文献选录】

《外科启玄·日晒疮》："日晒疮……内宜服香薷饮加芩连之类，外搽金黄散、制柏散、青黛散等药治之，则自安矣。"

《洞天奥旨·日晒疮》："日晒疮，乃夏天酷烈之日曝而成者也。必先疼后破，乃外热所伤，非内热所损也。大约皆奔走劳役之人与耕田胼胝之农夫居多，若安闲之客，安得生此疮乎？故止须消暑热之药，如青蒿一味饮之，外用末药敷之即安。"

第二节 痱 子

痱子是发生于夏天炎热之时的一种常见的浅表性皮肤病。中医文献中又名"痱"、"沸子"、"痱癗"、"痤痱疮"等。本病的特点是发于多汗部位，皮肤汗孔处发生丘疹或明亮小疱疹，伴有刺痒。儿童发病为多，肥胖、长期卧床、体质虚弱者也易患本病。

中医学对本病的记载较早，《素问·生气通天论》称之为"痤痱"。明《外科正宗》曰："痤痱者，密如撒粟，尖如芒刺，痒痛非常，浑身草刺，此因热体见风，毛窍所闭。宜服消风散，洗用苦参汤；甚者，皮损匝匝成疮，以鹅黄散软绢帛蘸药扑之。"记载了本病的临床特点、病机及内外治法。

本病西医学也称为痱子（miliaria），亦称粟粒疹。

【病因病机】

盛夏之际，气候炎热，暑热湿气侵袭体表，阻遏腠理，玄府不通，汗出不畅，郁于皮肤而发病。

体热汗出后冷水洗浴，闭塞汗孔；或高温作业，厚衣加身，体热汗出，湿热交蒸，易生本病。

西医学认为，本病是由于在高温闷热环境下，汗液过多不易蒸发，浸渍角质层导致汗孔闭塞、汗管因汗液潴留内压增高而破裂，汗液外渗周围组织，引起刺激而发病。皮肤表面的细菌繁殖加重了炎症反应。

【临床表现】

1. 好发于颈部、前额、胸、背及皮肤皱襞处。

2. 皮损成批发生，为针头大小密集的丘疹、丘疱疹，周围有红晕。疹退后常有轻度脱屑。

3. 有烧灼及刺痒感。

4. 临床特殊类型

（1）白痱（晶形粟粒疹，又称白痱）：是汗液在角质层内或角质层下溢出而成。多见于高热并有大量出汗、长期卧床、过度衰弱的患者。颈、躯干部发生多数针尖至针头大小的浅

表性小水疱，疱壁极薄，微亮，疱液清亮，无红晕，无自觉症状。轻擦之易破，干后有极薄的细小鳞屑。（图13－2）

（2）痱毒（脓疱性粟粒疹，又称脓痱）：系痱子顶端有针头大浅表性小脓疱。常发生于皱襞部位及小儿头颈部。疱液培养常无菌，或为非致病性球菌。

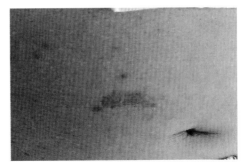

图13－2　白痱

【诊断与鉴别诊断】

1. 诊断要点　夏天炎热之时，多汗部位，针头大小密集的丘疹、小水疱。

2. 鉴别诊断

（1）麻疹样猩红热样型药毒（药疹）：有服药史，好发于躯干部，为猩红热样或麻疹样皮疹，与季节无关。

（2）暑热疮（夏季皮炎）：以成人多见，皮疹为红斑、丘疹、丘疱疹，好发于四肢伸侧、躯干，常伴有抓痕、血痂，瘙痒剧烈。

（3）湿疮（湿疹）：不局限于多汗部位，皮疹多形性，易于渗出，瘙痒剧烈，易反复发作，无明显季节性。

【治疗】

一、内治疗法

（一）辨证论治

1. 暑湿证

证候：多汗部位成批出现小丘疹、丘疱疹，排列密集，周围绕以红晕，灼热刺痒；或为晶莹透亮的小水疱，疱液澄清；伴汗出，口渴，小便短赤；舌质红，苔黄，脉滑。

治法：清暑利湿。

方药：清暑汤加减。

2. 热毒证

证候：多见于痱毒。多汗部位密集红丘疹、丘疱疹，同时伴有脓疱或疖肿，痒痛灼热，附近臀核肿大；伴口苦咽干，口渴引饮，大便干结；舌质红，苔黄，脉滑数。

治法：清热解毒、祛暑除湿。

方药：五味消毒饮加六一散、青蒿、淡竹叶等。若口渴者，加生地、石斛；身热多汗者，加生石膏、知母。

（二）中成药

金银花露或青蒿露：清解暑热。用于痱子暑湿证，代茶饮用。

清暑解毒颗粒：清暑解毒，生津止渴。用于痱子暑湿证或热毒证。

二、外治疗法

1. 温水清洗汗液后，外扑痱子粉；或用鸡苏散加冰片少许，或六一散加枯矾少许，或薄荷三黄洗剂、炉甘石洗剂，外搽，每日 2～5 次。

2. 青黛散外搽，日 2～5 次，用于热毒证。

2. 蛤粉 50g，白石脂 5g，白龙骨 5g，生石膏 5g，寒水石 5g，滑石 50g，粟米粉 10g，研极细末，每次用少许干擦患处。

4. 大黄 500g，加 75％酒精 2000ml 浸泡 1 周，过滤得浸出液 1500ml 左右，加樟脑 15g，冰片少许，蒸馏水加至 5000ml。每日 4～5 次，外涂患处。

【预防与调护】

1. 室内通风散热，不过于潮湿，以减少汗出，有利于汗液蒸发。

2. 衣着宜宽大透气，便于汗液蒸发。

3. 勤洗澡勤更衣，热体汗出应用温水洗澡，不要用凉水洗，以免闭塞汗孔，洗后可扑些爽身粉或六一散。

4. 小儿睡觉时出汗较多，应及时抹干，并经常给小儿翻身。

5. 适当饮用清凉饮料以解暑利湿。如绿豆汤，六一散、金银花泡水喝等。

6. 避免搔抓，防止继发感染。

【临证参考】

痱子是夏季常见的皮肤病，婴儿的汗腺发育不成熟，汗孔容易闭塞，易造成汗液潴留，故婴儿发病尤多。本病轻症者一般不需内治，温水清洗汗液，服用清凉饮料，外用痱子粉即可消退。但有些小儿因护理不当或体质较差，搔抓染毒，可引发毛囊炎、疖、脓肿及脓疱疮等，需积极治疗，内治外治合用。

【文献选录】

《诸病源候论·夏日沸烂疮候》："盛夏之月，人肤腠开，易伤风热，风热毒气，搏于皮肤则生沸疮。其状如汤之沸，轻者匝匝如粟粒，重者热汗浸渍成疮，因以为名，世呼为沸子也。"

《圣济总录·痱疮》曰："盖热盛汗出，阳气发泄而腠理疏，反以寒水洗浴，则热气内郁于皮腠之间，轻则为痱，重则为痤也。"

《外科大成·痱》："痱者先如水疱作痒，次变脓疱作疼 。……由肺热、脾湿所致，宜凉血消风散。"

第三节 冻 疮

冻疮是一种因寒冷而生疮的皮肤病。中医文献中又名"瘃冻"、"冻风"；冻伤严重者称"冻烂疮"、"冻烂肿疮"。本病的特点是手足、耳廓等末梢部位受冻后红肿发凉，遇热瘙痒，甚则起疱溃烂。本病好发于寒冷季节，多见于儿童、妇女和末梢血液循环不良者。

隋《诸病源候论·冻烂肿疮候》："严冬之月，触冒风雪寒毒之气，伤于肌肤，血气壅涩，因即瘃冻，焮赤疼肿，便成冻疮，乃至皮肉烂溃，重者支节坠落。"

本病西医亦称冻疮（pernio）。冻伤（congelatio）的局部损伤亦属本病范畴。

【病因病机】

本病总因寒邪侵袭肌肤，寒凝血脉，阳气失于温通，气血凝滞而成。

寒冬衣着单薄，肢体长期暴露在寒冷、潮湿环境中；或久静少动，血流运行缓慢；或疲劳、饥饿而御寒不力；或素体气血不足，肌肤失于温煦，或对寒冷刺激敏感；均可导致寒凝血瘀而发病。

西医学认为本病是由于长期暴露于寒冷、潮湿的环境中，皮肤血管痉挛收缩，导致组织缺氧引起细胞损伤；久之静脉淤血，血浆渗入组织间隙而发病。

【临床表现】

1. 好发于手足背、足跟、指趾、及耳廓、鼻尖等末梢和暴露部位，常对称发生。

2. 皮损为局限性水肿性紫红斑块，境界不清，触之冰凉，压之褪色；严重时可出现水疱、血疱，疱破后形成溃疡，愈后留色素沉着或萎缩性瘢痕。（图13－3A、B）

3. 自觉麻木、瘙痒、肿胀感，遇热后瘙痒加剧，溃破后疼痛。

4. 部分患者可能合并自身免疫性疾病，或伴有其他寒冷过敏性疾病。

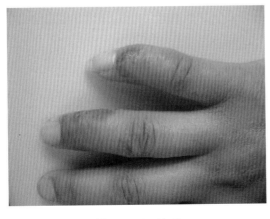

图13－3A 冻疮

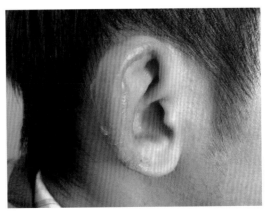

图13－3B 冻伤

5. 病程慢性，天暖后可自愈，次年冬季可再复发。

【诊断与鉴别诊断】

1. 诊断要点　寒冷季节，手足、耳廓等末梢和暴露部位，局限性水肿性紫红色斑块，遇热瘙痒。

2. 鉴别诊断

（1）寒疮（寒冷型多形性红斑）：多发于春、秋两季，以手、足、面部多见，皮损为圆形水肿性红斑，典型者呈特殊"靶形"皮损，常伴有发热、关节疼痛等症状。

（2）伤水疮（类丹毒）：多发生于接触肉类和鱼类的手部，手指和手背出现局限性深红或紫红色斑，肿胀疼痛，不对称，一般不会溃烂。

（3）手足逆冷（雷诺病和雷诺现象）：因情绪紧张或接触冷刺激后引起肢端小动脉痉挛，以肢端皮肤苍白、继而发绀、再后潮红为特征。冷刺激试验阳性。

【治疗】

一、辨证论治

1. 寒凝血瘀证

证候：手足、耳廓肤色青紫或暗红，肿胀结块，或有水疱，结痂，麻木冷痛，遇热瘙痒，手足清冷；舌质淡，苔白，脉沉或沉细。

治法：温经散寒，活血通脉。

方药：当归四逆汤加减；有溃烂者用阳和汤。素体气血不足者，可加黄芪、党参、红花。

2. 寒瘀化热证

证候：疮面溃烂流脓，四周红肿色暗，疼痛加重；伴发热、口干；舌质红，苔黄，脉数。

治法：清热解毒，活血止痛。

方药：四妙勇安汤加减。可加红藤、丹参、紫花地丁；气虚疮面久不愈合者，加生黄芪；疼痛甚者，加炙乳香、炙没药等。

二、外治疗法

1. 冻疮初期，用10%胡椒酒精浸液（取胡椒粉10g，加95%酒精至100ml，浸7天后取上清液）外涂，每日数次；或以红灵酒或生姜辣椒酊（生姜、干辣椒各60g，放入95%酒精300ml内，浸泡10天，去渣贮瓶备用）外擦，轻柔按摩患处，每日2～3次；或用冻疮膏或阳和解凝膏外涂；或用芫花、甘草各15g煎水洗浴患处，每日3次。或用独胜膏外敷患处，每日1次。

2. 冻疮有水疱者，在局部消毒后用无菌注射器抽出疱液，外涂冻疮膏、红油膏或生肌白玉膏等。

3. 冻疮溃烂者，用红油膏掺九一丹外敷；腐脱生新时，用红油膏掺生肌散或生肌玉红膏外敷。

三、针灸疗法

1. 手部冻疮选用阳溪、阳池、合谷、外关等穴；足部冻疮选用解溪、公孙、通谷等穴，用泻法；并可用毫针点刺或梅花针叩刺局部，轻轻挤压出血，每日1次或隔日1次。

2. 选用当归注射液或川芎嗪注射液穴位注射，取穴双侧曲池、足三里，每穴0.5ml，3日1次。

3. 耳针疗法取神门、交感、肺、皮质下、及皮损处相应穴位。

【预防与调护】

1. 积极参加冬季的体育锻炼。

2. 衣服，鞋袜应干燥，松紧适度，以保持血液循环通畅。冬季外出应注意保暖，不要使手、脚及面部长时间地暴露在寒冷的环境里。

3. 冬天户外工作，静止时间不宜过长，应适当活动以促进血液循环。

4. 受冻后不宜立即用火烤，防止溃烂成疮。

5. 冻疮未溃发痒时，切忌用手搔抓，防止皮肤破伤后感染。

6. 用独蒜捣膏，于夏季头伏、中伏、末伏之日在冻疮发作处涂擦，可预防复发。

【临证参考】

冻疮是冬季的常见病，多发于末梢血液循环较差，或素体阳虚，抗寒能力较差者。症状轻者仅外用药治疗即可；症状较重时则需根据症状辨证论治。有冻疮病史者，可在冬季到来之际，服温经散寒，温通血脉中药如当归四逆汤、人参养荣汤加以预防。

【文献选录】

明《外科启玄·冻疮》："冻疮多起于贫贱卑下之人，受其寒冷，致令面耳手足初痛次肿，破出脓血，遇暖则发烧；亦有元气弱之人，不奈其冷者有之。内服补中益气之剂，外用附子末，栋树子肉捣搽之妙。"

清《外科大成·冻疮》："冻疮者，由寒极气凝，血滞肌死而成也。甚则手足耳鼻受冷，至不知痛痒者。宜置温处，以绵厚裹之，或用热手熨之。切忌火烘汤泡，犯之则肉死，至春月必落，宜服内托之药，以助阳气，则腐肉自溃，良肉自生，外用莹珠等膏生肌敛口。如骨脱筋连者，急剪去筋，否则浸淫好肉难医。……每逢冬月，原冻处即发者，独胜膏搽之晒之，庶不再发。"

清《伤科补要·急救良方类》："冻死，四肢直，口噤有微气者，用大锅炒灰令暖，袋盛熨心上，冷即换之，候目开，以温酒及清粥稍稍与之。"

第四节 鸡 眼

鸡眼是足部长期受挤压或摩擦而致的角质增生物。因形似鸡眼而得名。中医文献中又称为"肉刺"。本病的特点是好发于跖部或趾侧，皮损淡黄色，顶起硬凸，根陷肉里。多见于穿着紧窄鞋靴，长期行路或足部畸形者。

隋《诸病源候论·肉刺候》："脚趾间生肉如刺，谓之肉刺。肉刺者，由著靴急小，趾相揩而生也。"

本病西医亦称鸡眼（clavus）。

【病因病机】

局部受压或摩擦而致气血运行不畅，瘀阻日久，皮肤失养而成。

西医学认为本病与长期机械刺激如压迫和摩擦，引起角质层过度增生有关。

【临床表现】

1. 好发于跖部或趾侧，也可见于趾背及足跟，特别是骨节突出部位。

2. 皮损为嵌入皮内的圆锥形角质栓，质硬，表面光滑，呈淡黄或深黄色，稍透明，黄豆大小或更大，境界清楚。

发生于两趾间的损害由于汗液浸渍，表面变软呈白色，故又称"软鸡眼"。

3. 因角质尖端嵌入真皮，行走、局部受压时疼痛明显。

【诊断与鉴别诊断】

1. 诊断要点 好发部位，圆形角质增生性的损害，表面光滑，垂直压迫疼痛。

2. 鉴别诊断

跖疣：不限于足底受压部位，表面呈乳头状角质增生，皮纹中断，常有黑色出血点，挤压痛较明显。

【治疗】

一、外治疗法

鸡眼一般不需内治，以外治为主。可根据情况选用下列方法。

1. 外用腐蚀剂

选用鸡眼膏或五妙水仙膏敷于患处。注意保护周围正常皮肤。具体方法是：局部皮肤常规消毒后，先将鸡眼表面角化的硬皮削去，用橡皮胶布中央剪一小孔，露出鸡眼，贴在患部周围，再用鸡眼膏或五妙水仙膏外敷鸡眼上，密封固定。3～5日后揭开除去药物，可见皮损与正常皮肤分离，温水浸泡患处后，用刀片将分离部分的皮损刮去。若皮损未完全除掉，仍按上法处理，直至皮损完全脱落。一般经 3～5 次，鸡眼可完全脱落。

2. 鸡眼挖除术

一般不需麻醉，常规消毒后，用手术刀将鸡眼表面角层削除露出白色角质栓，分清与正常组织分界的乳白色环，用刀沿此环分离后取出鸡眼栓，并将鸡眼基底膜剥离干净，以免复发。

3. 冷冻加剥离术

先削去鸡眼上部的角质层，选用大小合适的冷头，对准病损加压接触，采用一次冻融法，使局部变成 2 度冻伤为宜。24 小时后用盐水浸泡半小时左右，再用尖头手术刀沿血疱与正常皮肤分界边缘划开剥离，以有齿镊钳住，将鸡眼完整取出，清理创面压迫止血后再行包扎。

二、针灸疗法

1. 火针疗法 局部皮肤常规消毒后，用三棱针烧红后直刺鸡眼中心至尖端部，数天后结痂脱落而愈。如不愈可重复治疗 1 次。

2. 艾灸疗法 鸡眼表面涂凡士林或麻油后艾灸，连灸 4～5 壮，每日 1 次。

【预防与调护】

1. 穿鞋应大小合适、质地柔软，鞋内可衬厚软鞋垫。
2. 患者不可自行乱挖或随便用药物腐蚀，以防邪毒感染。
3. 足有畸形者应进行矫治。

【文献选录】

唐《外台秘要·肉刺方》："好薄刮之，以黑木耳取贴之自消烂。"

《疡医大全·鸡眼门》："乌梅肉、荔枝肉各等分，捣膏，贴之自消。又方蜈蚣 1 条、硼砂等分，放磁盅内拌匀，埋地下七日取出，银簪点上即脱。"

《外科大成》"肉刺，俗名鸡眼，用针拨破，以蟾酥五分汤化，调铅粉一钱，涂之裹之。一以刀修净厚皮，取河豚鱼胆涂纸上贴之，二三次不发。或以胆阴干收用。"

《医宗金鉴·外科心法要诀》："肉刺，此证生在脚趾，形如鸡眼，故俗名鸡眼。根陷肉里，顶起硬凸，疼痛，步履不得。或因缠脚，或着窄鞋远行，皆可生之。治宜贴加味太乙膏滋润之。或用紫玉簪花根，捣烂贴涂，以油纸盖之。又地骨皮、红花等分研细，香油调敷俱效。"

第五节　皲　裂　疮

皲裂疮是一种手足皮肤干燥和开裂的皮肤病，中医文献中又称"手足皲裂"、"皴裂疮"、"裂口疮"、"干裂疮"、"肉裂"、"皴痛"等。本病的特点是手足皮肤增厚、干燥、粗糙、皲裂。好发于冬季，手工劳动者以及中老年人多见。

明《证治准绳·疡医》："手足皲裂，夫秋冬风寒燥裂，人手足为之皲瘃者，血少肌肤虚故易伤也，外润以膏泽，内服益气和血之药可也。"

本病相当于西医的手足皲裂（rhagades manus et pedes）。

【病因病机】

由风寒燥冷所伤，寒凝血脉，燥胜枯槁，肢体末端皮肤失于濡养而致；或素体血虚，肌肤失于濡润，致干燥皲裂。

西医学认为由于掌跖部位皮肤角质层厚且无皮脂腺，受到摩擦可变得更厚而失去弹性，在干燥季节或环境下由于局部动作对皮肤的牵拉，产生皲裂。局部皮肤经常摩擦，接触酸、碱或有机溶剂的人群易发本病；某些皮肤病如慢性湿疹、手足癣、掌跖角化症、鱼鳞病等，也可出现皲裂症状。

【临床表现】

1. 好发于掌跖、足跟、手指等经常受摩擦、牵拉的部位。
2. 皮肤增厚、干燥、粗糙、皲裂，甚至出血。皲裂多沿皮纹方向发生。（图13-4）
3. 有程度不同的疼痛。
4. 慢性病程，多在春末自愈，到秋冬再发。

【诊断与鉴别诊断】

1. 诊断要点　掌跖、手指、足跟部，皮肤干燥粗糙皲裂，冬天干燥季节加重。

2. 鉴别诊断

（1）鹅掌风、脚湿气（手癣、足癣）：脱屑型鹅掌风、脚湿气手足皮肤亦干燥脱屑、肥厚，甚至皲裂。但可伴发水疱、趾间浸渍发白、油灰指甲，常以单侧发病，真菌镜检阳性。

（2）瘑疮（手部角化性湿疹）：手指、手掌局限性角化肥厚斑，干燥脱屑，可伴皲裂，自觉瘙痒，季节性不明显。

（3）掌跖角皮病：为常染色体显性遗传病。发病年龄早，手掌、足跖皮肤角化增厚、发硬，边缘清楚，呈大片黄色胼胝样厚苗，可发生皲裂。

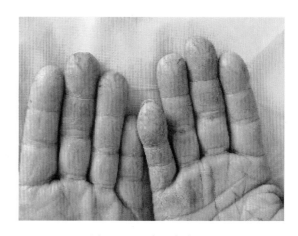

图13-4　手足皲裂

【治疗】

一、内治疗法

（一）辨证论治

血燥证
证候：手掌、足跖部皮肤干燥、粗糙、增厚，甚至皲裂、出血，疼痛，冬季加重。
治法：养血润燥。
方药：当归饮子加减。血瘀明显者加桃仁、红花。

（二）中成药

归脾丸：健脾养血。用于皲裂疮血燥证。
四物合剂：养血调血。用于皲裂疮血燥证。

二、外治疗法

1. 熏洗疗法　选用活血止痛散煎汤，乘热熏洗患处；或选用大枫子、威灵仙、黄精、红花等煎水，乘热熏洗，每日 1～2 次。

2. 外涂软膏　选用润肌膏、20％白及软膏。轻者温水洗手后涂搽药膏，每日 3～5 次；重者先用中药熏洗，然后涂搽药膏，再用电吹风的热风吹烘，每次吹烘 15 分钟左右，每日 1 次。

3. 贴膏　皲裂深者，可选用伤湿止痛膏外贴。

【预防与调护】

1. 冬季常用温热水浸泡手脚，然后外涂润肤的油脂。
2. 少用碱性强的肥皂洗手。同时避免接触酸、碱或有机溶剂。
3. 冬季室外作业时应加强劳动保护。
4. 及时治疗手足慢性皮肤病，如湿疹、手足癣等。

【临证参考】

手足皲裂因风燥寒冷，血脉阻滞，肢体末端皮肤失养而致。轻者以外治为主；素体血虚，皮肤干燥者，可服养血祛风润肤之品。中医外治多采用综合疗法，如汤剂熏洗后外涂药膏，加热烘疗法或封包疗法；贴膏治疗皲裂，也应与熏洗、涂药配合，以提高和巩固疗效。本病的预防甚为重要，洗手后应涂搽护肤油脂，保湿防止干裂。

【文献选录】

《诸病源候论·手足皲裂候》："皲裂者，肌肉破也，言冬时触冒风寒，手足破，故谓之皲裂。"

《外科正宗·手足破裂》："手足破裂，破裂者干枯之象，气血不能荣养故也。因热肌骤被风寒所逼，凝滞血脉，以致皮肤渐枯渐槁，乃生破裂；日袭于风，风热相乘，故多作痛。以玉肌散洗擦，润肌膏润之，甚者兼服当归饮子为妙。"

《医宗金鉴·外科心法要诀》："皴痛，此证系暴寒侵袭肌肤之中，寒郁不行，偶犯衣触或以手捺，疼痛连心，似乎如无皮之状。法宜胡椒四钱，烧酒四两，共入瓷碗内，重汤炖煮，以软绵蘸酒，湿渍熨痛处即效。"

第十四章 超敏反应性皮肤病

第一节 湿 疮

　　湿疮是一种超敏性炎症性皮肤病。因皮损总有湿烂、渗液、结痂而得名。本病的特点是皮疹多形态，对称分布，有渗出倾向，自觉瘙痒，反复发作，易成慢性。男女老幼皆可罹患，而以先天禀赋不耐者为多。根据病程可分为急性、亚急性、慢性三型。急性期皮损红肿，常有渗出；慢性期皮损以肥厚、苔藓样变为主。

　　中医古代文献依据其皮损特点、发病部位而有不同的名称。若泛发全身，浸淫遍体者，称"浸淫疮"；以身起红粟，瘙痒出血为主者，称"血风疮"或"粟疮"；发于耳部者，称"旋耳疮"；发于乳头者，称"乳头风"；发于手部者，称"痾疮"；发于脐部者，称"脐疮"；发于阴囊者，称"肾囊风"或"绣球风"。现统称为湿疮。

　　《医宗金鉴·外科心法要诀》记载："浸淫疮，此证初生如疥，搔痒无时，蔓延不止，抓津黄水，浸淫成片，由心火、脾湿受风而成"。"血风疮，此证由肝脾二经湿热，外受风邪，袭于皮肤，郁于肺经，致遍身生疮，形如粟米，搔痒无度。抓破时，津脂水浸淫成片，令人烦躁、口渴、搔痒，日轻夜甚"。

　　本病相当于西医的湿疹（eczema）。

【病因病机】

　　湿疮的发生，总由禀赋不耐，风、湿、热邪阻滞肌肤所致。

　　1. 先天禀赋不耐，皮肤腠理不固，易受外界风湿热邪侵袭而发病。

　　2. 饮食不节，过食辛辣肥甘厚味及荤腥动风之品，或过食生冷，损伤脾胃，脾失健运，湿从内生，蕴久化热，郁于血分，充于腠理，外发肌肤而发病。

　　3. 湿热久羁，耗伤阴血，血虚化燥生风而致肌肤失养，干燥肥厚粗糙。

　　急性期，以湿热为主，常夹有风邪；亚急性期多脾虚湿蕴，郁而化热；慢性期，湿热未清，血虚风燥。

　　西医学认为湿疹发病原因复杂，是多种内外诱发因素相互作用，而发生的迟发型超敏反应（变态反应）。体内诱因包括慢性感染病灶、内分泌及代谢改变、神经精神因素、遗传因素、个体易感性等；体外诱发因素包括食物、吸入物、生活环境、动物皮毛、各种化学物质等。

【临床表现】

根据病程和皮损特点，一般分为急性、亚急性、慢性三型。初发可为任何一型，各型可相互转化。

1. 急性湿疮（急性湿疹）

（1）起病较快，可发于身体的任何部位，亦可泛发全身，以面部、耳、手足、前臂、小腿等处多见，对称分布。

（2）皮损多形性，潮红肿胀斑片、密集丘疹、丘疱疹、小水疱，常融合成片；可因搔抓导致糜烂、渗液及结痂，甚至继发感染化脓。皮损中心较重，外周散在分布，边界不清。（图 14－1A）

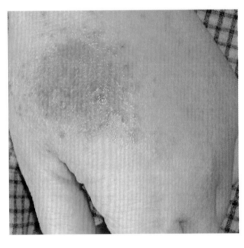
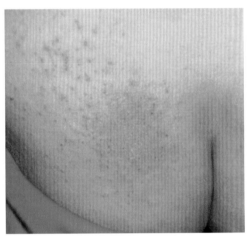

图 14－1A 急性湿疹   图 14－1B 亚急性湿疹

（3）瘙痒剧烈。

（4）可转为亚急性、慢性，愈后易复发。

2. 亚急性湿疮（亚急性湿疹）

（1）常因急性期未能及时治疗，或处理失当，致病程迁延所致；亦可初发即呈亚急性。

（2）较急性期皮损红肿及渗出减轻，以丘疹、结痂、鳞屑为主，仅有少量丘疱疹及轻度糜烂。（图 14－1B）

（3）自觉瘙痒。

（4）可转为慢性湿疮；再次接触诱因或治疗不当，亦可导致急性发作。

3. 慢性湿疮（慢性湿疹）

（1）常由亚急性湿疮反复发作转变而来；也可起病即为慢性。

（2）好发于手、足、小腿、肘窝、乳房、外阴、肛门等处，多对称发病。

（3）患部皮肤增厚粗糙，或苔藓样变，暗红或紫褐色，常伴有抓痕、血痂、鳞屑及色素沉着。（图14—1C）

（4）阵发性瘙痒，夜间或精神紧张、饮酒、食辛辣发物时加剧。

（5）病程较长，反复发作，时轻时重。

4. 特定部位湿疮

某些特定部位湿疮，临床表现有一定的特异性。

（1）旋耳疮（耳部湿疹）：多发生在耳后皱襞处，也可见耳轮上部及外耳道，皮损表现为红斑、渗出、结痂及皲裂，常两侧对称。（图14—2A）

（2）头部湿疮（头部湿疹）：多由染发剂、生发剂、洗发剂等刺激所引起。呈弥漫性，甚至累及整个头皮，表现为红斑、渗出、结痂，痂多时可将头发粘结成团，或化脓感染，发生臭味，甚至可使头发脱落。

（3）乳头风（乳房湿疹）：主要见于女性。乳头及乳晕红肿、糜烂、渗出，上覆以鳞屑及黄色痂皮，自觉瘙痒，可出现皲裂、疼痛。

（4）脐疮（脐部湿疹）：脐窝及周围鲜红或暗红色斑片，或有糜烂、结痂，常有臭味，自觉瘙痒，病程较长。

（5）病疮（手部湿疹）：由于手接触致病因素机会较多，故手部湿疮极为常见。好发于手掌及指端，可蔓延至手背和手腕部，皮损多表现为暗红斑、水肿、脱屑；慢性时肥厚粗糙，冬季易皲裂，病程较长，顽固难愈。

（6）肾囊风（阴囊湿疹）：为湿疮中较常见的一种。局限于阴囊皮肤，有时可延至肛周，甚至阴茎部。急性期表现为皮肤肿胀、潮红、轻度糜烂、渗出、结痂；日久皮肤浸润变厚，色素加深，上覆鳞屑，瘙痒剧烈，夜间更甚，常影响睡眠和工作。

（7）小腿湿疮（小腿湿疹）：好发于小腿下1/3内侧，常伴有浅表静脉曲张，皮损呈暗红色斑片、小丘疹、丘疱疹、糜烂、渗出、结痂；日久皮肤变厚，色素沉着，可伴发小腿溃疡。

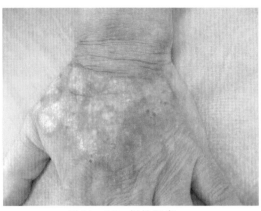

图14—1C　慢性湿疹

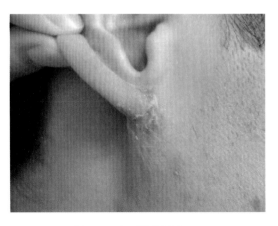

图14—2A　耳部湿疹

　　（8）钱币状湿疮（钱币状湿疹）：是湿疮的一种特殊类型，因其皮损似钱币状而得名。好发于手足背、四肢伸侧。皮损为红色小丘疹或丘疱疹，密集融合成钱币状斑片，渗出较多；慢性期皮损肥厚，表面有结痂及鳞屑，周围散发丘疹、水疱，常呈"卫星状"。自觉瘙痒剧烈，反复发作，不易治愈。（图14－2B）

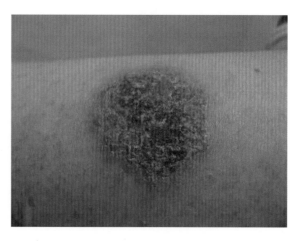

图14－2B　钱币状湿疹

　　（9）自身敏感性湿疹：患者原有湿疮损害，常见的是钱币状湿疮或小腿湿疮。由于较多的渗出、结痂或继发感染，以致组织分解产物或细菌产物被机体作为自身抗原吸收，而引起超敏反应。表现为原有皮损的周围或全身泛发丘疹、丘疱疹或小水疱。

【诊断与鉴别诊断】

　　1. 诊断要点　根据皮疹多形态，有渗出倾向，对称分布，瘙痒剧烈，反复发作，慢性期皮损肥厚、苔藓化等特征诊断。

　　2. 鉴别诊断

　　（1）漆疮（接触性皮炎）：与急性湿疮鉴别。（表14－1）

表14－1　急性湿疮与接触性皮炎鉴别

	急性湿疮	漆疮
病　因	病因复杂，常不明确	常有明显的病因
好发部位	任何部位，常对称发生	主要局限于接触部位
皮　疹	多形性，丘疹，水疱等	较单一，有红肿、水疱
皮损境界	边界弥漫不清	境界清楚
接触史	不明确	有
主观症状	瘙痒剧烈	瘙痒或灼热感
转　归	常有复发倾向	去除病因，较快痊愈，不再接触即不复发

　　（2）牛皮癣（神经性皮炎）：需与慢性湿疮相鉴别。牛皮癣皮损好发于颈项、肘、尾骶部。典型损害为苔藓样变，边界清楚，干燥而无渗出倾向。

　　（3）鹅掌风、脚湿气（手癣、足癣）：需与手足部的湿疮鉴别。鹅掌风、脚湿气多从单侧发病，好发于掌跖或指趾间，有小水疱、脱屑等，向对侧传染蔓延，多伴有甲损害，真菌镜检阳性。

【治疗】

一、内治疗法

（一）辨证论治

1. 湿热浸淫证

证候：发病急，皮损潮红灼热，丘疱疹密集，瘙痒剧烈，抓破脂水淋漓，浸淫成片；伴心烦口渴，身热不扬，大便干，小便短赤；舌质红，苔黄腻，脉滑数。

治法：清热利湿止痒。

方药：龙胆泻肝汤加减。渗液多者，加马齿苋、滑石、茵陈；红肿明显者，加丹皮、赤芍；瘙痒重者，加白鲜皮、地肤子、苦参；出现脓疱加银花、连翘、黄连。

2. 脾虚湿蕴证

证候：发病较缓，皮损为淡红色斑片、水肿、丘疹或丘疱疹、结痂、鳞屑，自觉瘙痒，搔抓后糜烂渗出；伴纳少，疲惫，腹胀便溏；舌质淡胖，苔白或腻，脉濡缓。

治法：健脾除湿止痒。

方药：除湿胃苓汤加减。皮损色红者，加丹皮、黄芩；纳呆脘满者，加陈皮，鸡内金；发于上肢加桑枝；发于下肢加牛膝、萆薢。

3. 血虚风燥证

证候：病程迁延，反复发作，皮损粗糙肥厚，脱屑，表面有抓痕、血痂，颜色暗红或色素沉着，阵发性瘙痒，夜间加重；伴有口干不欲饮，纳差，腹胀；舌质淡，苔白，脉弦细。

治法：养血润肤，祛风止痒。

方药：当归饮子加减。皮损肥厚者，加秦艽、丹参、鸡血藤；夜间痒甚，失眠多梦，加夜交藤、珍珠母。

（二）中成药

龙胆泻肝丸：清肝胆，利湿热。适用于湿疮湿热浸淫证。

四妙丸：清热除湿。适用于亚急性湿疮湿热证。

参苓白术丸：健脾除湿。适用于湿疮脾虚湿蕴证。

湿毒清胶囊：养血润燥，化湿解毒，祛风止痒。适用于湿疮血虚风燥证。

二、外治疗法

1. 急性湿疮 以红斑、丘疹为主，水疱较少，无渗出时，用三黄洗剂外搽；或选用苦参、黄柏、地肤子、荆芥等煎汤，待凉后外洗，每日2～3次。

水疱糜烂、渗出明显时，选用黄柏、生地榆、马齿苋、苦参等煎汤，冷湿敷；或用10%黄柏溶液湿敷；每次20～30分钟，每日2～3次。湿敷后，用青黛散加甘草油或植物油调，外涂患处。

结痂较厚时，选用黄连膏、青黛膏涂搽。

2. 亚急性湿疮 选用三黄洗剂、青黛散加甘草油或植物油调、黄连锌氧油、5％黑豆馏油软膏外搽。

3. 慢性湿疮 选用青黛膏、湿毒膏、润肌膏、10％～20％黑豆馏油软膏等，涂搽，加中药熏洗、热烘疗法效果更好。中药熏洗选用蛇床子、威灵仙、紫草、当归等。

【预防与调护】

1. 本病的诱发因素多，预防的重点应尽可能寻找并去除发病原因。
2. 避免各种外界刺激，如热水烫洗、搔抓、肥皂水洗涤，以防感染及病情加重。
3. 忌食辛辣、海鲜、牛羊肉等发物。
4. 急性湿疮或慢性湿疮急性发作期间，应暂缓注射各种疫苗。

【临证参考】

金起凤教授认为湿疹的病机属于湿热偏盛，内蕴血热，郁搏于肌肤所致。治疗以清热利湿，凉血消风为基本法则。以龙胆泻肝汤化裁，自拟龙蚤清渗汤加减治疗湿疹、神经性皮炎、脂溢性皮炎湿热型。龙蚤清渗汤是由龙胆草、黄芩、蚤休、生槐花、丹皮、生地、赤芍、苦参、白鲜皮、地肤子、六一散组成。若病人瘙痒剧烈，则加全虫、海桐皮，以熄风止痒；心中烦热显著者，加黄连、炒山栀，以清心除烦；皮疹色鲜红，舌质红赤为血热较重，加玳瑁加强凉血解毒之功。如婴儿有湿疹，面、颈、躯干散发密集丘疹，红斑显著，舌尖红赤，苔黄，一般属于心火偏旺，则上方去龙胆草，生槐花、赤芍，加莲子心、连翘心、山栀心以清泄心火。（景录先．名医经验录．中国医药科技出版社，1996）

【文献选录】

《外科正宗·血风疮》："血风疮，乃风热、湿热、血热三者交感而生。发则搔痒无度，破流脂水，日渐沿开。甚者内服消风散加牛膝、黄柏，外搽解毒雄黄散或如意金黄散俱可敷之。如年久紫黑坚硬，气血不行者，用针砭去黑血，以神灯照法熏之，以解郁毒，次以前药敷之方效。"

《证治准绳·疡医》："浸淫疮者，浅搔之，蔓延长不止，搔痒者，初如疥。搔之转生，汁相连着是也。"

第二节 奶 癣

奶癣是发生于1～2岁婴儿的过敏性皮肤病。中医文献中又称"胎癥疮"。本病的特点是好发在患儿头面部，重者可延及躯干和四肢，瘙痒剧烈，患儿常有家族过敏史，多见于人工哺育的婴儿。

《外科正宗·奶癣》："奶癣，儿在胎中，母食五辛，父餐炙煿，遗热与儿，生后头面遍身发为奶癣，流脂成片，睡卧不安，瘙痒不绝。"

本病相当于西医婴儿湿疹（infantile ecze-ma）。

【病因病机】

1. 禀赋不耐，后天喂养调护不当，脾胃失和，外受风湿热邪侵袭，蕴于肌肤而发病。

2. 孕乳期母亲过食辛辣及荤腥动风之品，遗胎火湿热于患儿，外发肌肤而发病。

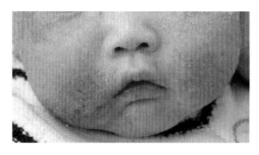

图 14-3A 婴儿湿疹

【临床表现】

1. 好发于头面部，严重者可侵延颈部、肩胛部，甚至遍及全身。

2. 皮损特点：常见以下三型。

（1）脂溢型：多发于出生后 1～2 个月的婴儿。皮损在前额、面颊、眉周围，呈小片红斑，上附黄色油腻性鳞屑，颈部、腋下、腹股沟常有轻度糜烂。

（2）湿型（渗出型）：多发于消化不良、外形肥胖、3～6 个月的婴儿。皮损有红斑、丘疹、水疱、糜烂、渗出。（图 14-3A、B）

（3）干型（干燥型）：多发于营养不良、瘦弱或皮肤干燥的 1 岁以上婴儿。皮损潮红、干燥、脱屑，或有丘疹和浸润斑片，常反复发作。迁延难愈。

3. 因阵发性剧痒，患儿常摩擦搔抓患处，烦躁，哭闹不安。

4. 可因搔抓皮肤破损而继发感染，引起附近臀核肿痛，伴有发热，食欲减退等全身症状。

【诊断与鉴别诊断】

1. 诊断要点 0～2 岁婴儿，好发于头面部，以红斑、丘疹、水疱、结痂为主，瘙痒。

2. 鉴别诊断

（1）黄水疮（脓疱疮）：多发于夏秋之际，有传染性。皮损好发于暴露部位，有脓疱、糜烂、蜜黄色结痂，有自身传染，脓水流到处发新疹。

（2）淫尻疮（尿布皮炎）：发生在尿布接触部位，皮损为红斑、丘疹，境界清楚。

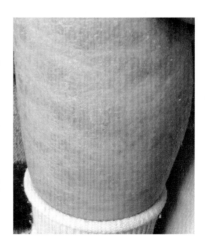

图 14-3B 婴儿湿疹

【治疗】

一、内治疗法

（一）辨证论治

1. 胎火湿热证

证候：患处皮肤潮红水肿，可见丘疹、小水疱，抓痒流滋，甚则黄水淋漓、糜烂，结黄色痂皮；伴哭闹、烦躁不安、大便干，小便黄赤；舌质红，苔黄腻，脉滑数。

治法：清热凉血，利湿止痒。

方药：消风导赤汤加减。渗出多者，加马齿苋、车前草、黄柏。

2. 脾虚湿蕴证

证候：患处淡红斑，成片小丘疹、小水疱，瘙痒，抓破后结薄痂，或皮肤干燥脱屑；伴有消化不良，纳呆腹胀，大便稀溏或完谷不化；舌质淡，苔白或白腻，脉缓。

治法：健脾化湿止痒。

方药：小儿化湿汤加减。消化不良者，加鸡内金、生山楂；皮肤干燥脱屑瘙痒者，加当归、白蒺藜。

（二）中成药

导赤丸：清热泻火。用于奶癣胎火湿热证。

王氏保赤丸：祛滞、健脾、祛痰。用于奶癣脾虚湿蕴证。

启脾丸：健脾和胃。用于奶癣脾虚湿蕴证。

二、外治疗法

1. 渗液多者，选用马齿苋、车前草、黄柏等水煎，待温后外洗湿敷患处，每日 2～3 次。

2. 结痂较多者，选用青黛膏或黄连锌氧油外搽，每日 2 次。

3. 皮损干燥者，用润肌膏、黄柏霜外搽，每日 2～3 次。

【预防与调护】

1. 避免刺激性的物质接触皮肤，如化纤和羊毛衣物、碱性肥皂等；不要烫洗患处。

2. 提倡母乳喂养，女性哺乳期间，忌食辛辣刺激及腥膻发物。

3. 控制室温，室温过高会使患儿痒感加重。

【临证参考】

婴幼儿脾胃柔弱，肌肤娇嫩，腠理疏松，不耐外邪（也包括衣物、食物、肥皂浴液等刺激）侵袭。若喂养调护失当，易感受风湿热邪而发病。奶癣与四弯风（特应性皮炎）有相近之处，但有虚实之分，奶癣实者多，病程较短，多无家族史；四弯风虚者多，病程较长，有家族过敏史。

奶癣若2岁后仍不缓解，反复发作，出现四弯风症状，则为四弯风（特应性皮炎）婴儿期。

【文献选录】

《医宗金鉴·外科心法要诀》："胎敛疮，此证生婴儿头顶，或生眉端，又名奶癣。痒起白屑，形如癣疥，由胎中血热，落草受风缠绵，此系干敛；有误用烫洗，皮肤起粟，瘙痒无度，黄水浸淫，延及遍身，即成湿敛。俱服消风导赤汤，干者抹润肌膏；湿者用嫩黄柏头末，与滑石等分撒之。脓痂过厚，再以润肌膏润之。又有热极皮肤火热，红晕成片，游走状如火丹，治法不宜收敛，只宜外发，宜服五福化毒丹。亦以润肌膏抹之；痒甚者，俱用乌云膏搽之。乳母俱忌河海鱼腥、鸡鹅、辛辣动风发物，缓缓自效"。

第三节 四 弯 风

四弯风是一种与遗传过敏体质有关的慢性炎症性皮肤病。因皮损好发于四肢弯曲部位而得名。本病的特点是皮疹好发于身体屈侧，干燥瘙痒、有渗出倾向。患者多自幼发病，常伴有哮喘、过敏性鼻炎等过敏性疾病。

《外科大成》："四弯风，生于腿弯脚弯，一月一发，痒不可忍，形如风癣，搔破成疮。"

本病相当于西医的特应性皮炎（atopic dermatitis），又称为异位性皮炎、遗传过敏性皮炎。异位性（atopic）的含义包括：①有易患哮喘、过敏性鼻炎、湿疹的家族性倾向；②对异种蛋白过敏；③血清中 IgE 水平升高；④外周血嗜酸性粒细胞增多。

【病因病机】

四弯风的发生以脾虚湿滞为病之本，风湿热邪为病之标。

先天禀赋不耐，后天调养失当，脾失健运，水湿留恋，郁而化热，复感风湿热邪，内外之邪郁滞于肌肤而发病。病情迁延，反复发作，耗伤阴血，致使阴虚血燥，肌肤失养。

西医学认为本病病因复杂，可能与下列因素有关。①遗传因素：患者常有先天过敏体质；②环境因素：患者可由各种吸入、食入过敏原进入体内，诱发皮肤的超敏反应；③免疫学说：患者血清及皮肤中 IgE、Th2 细胞显著增高，朗格汉斯细胞数量异常，引起异常的超敏反应。

【临床表现】

四弯风在不同年龄阶段皮疹的特点和发病部位有所不同，通常分为三个阶段：婴儿期、儿童期、青年成人期。各期症状相继发展，也有独立发生。

1. 婴儿期 主要发生于头面、耳廓，重者可波及四肢躯干。皮疹初发为红斑、丘疹、丘疱疹及水疱，密集成片，剧烈瘙痒，搔抓后出现糜烂、渗出、结痂及鳞屑。头皮常出现黄色脂溢性痂壳。大多数患儿在1～2岁后会逐渐痊愈，少数转化成儿童期皮疹。

2. 儿童期 多数患者是在婴儿期缓解后 1～2 年后再发病。少数是由婴儿期转化而来。皮疹累及四肢屈侧或伸侧，常局限于腘窝、肘窝，其次为眼睑、颜面部。皮损暗红色，可见丘疹，苔藓化，渗出较婴儿期为轻，瘙痒剧烈。图 14－4A、B

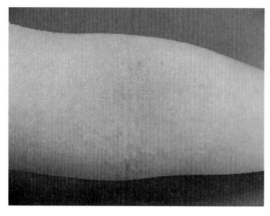 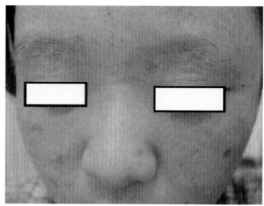

图 14－4A 特应性皮炎　　　　　　　　图 14－4B 特应性皮炎

3. 青年成人期 12 岁以上的青少年及成人阶段发生。可由儿童期未痊愈转化而来，也可直接发生。好发于腘窝、肘窝、四肢、躯干等处。主要表现为皮肤苔藓样变，干燥丘疹，瘙痒剧烈，搔抓后出现血痂、鳞屑、色素沉着。有时可呈急性、亚急性发作。

4. 皮肤可出现白色划痕征，即用钝棒摩擦皮肤后，正常者摩擦部位发红，而患者摩擦部位呈苍白色。

5. 患者常伴有皮肤干燥、哮喘、过敏性鼻炎、细菌感染性皮肤病。

【实验室检查】

血中嗜酸性粒细胞增高，血清 IgE 升高。皮肤点刺试验有助于确定食入和吸入过敏原。

【诊断与鉴别诊断】

1. 诊断要点 幼年发病，好发于屈侧，湿疮样皮损，本人及家族中有遗传过敏史（哮喘、过敏性鼻炎、特应性皮炎）。目前国际上常用 williams 1994 年制定的诊断标准。（表 14－2）

表 14－2　　williams 诊断标准

持续 12 个月的皮肤瘙痒加上以下标准中的 3 项或更多：
　①2 岁以前发病
　②身体屈侧皮肤受累（包括肘窝、腘窝、踝前或颈周，10 岁以下儿童包括颊部）
　③有全身皮肤干燥史
　④个人史中有其他过敏性疾病如哮喘或花粉症，或一级亲属中有过敏性疾病史
　⑤有可见的皮肤屈侧湿疹样皮损

2. 鉴别诊断

（1）湿疮（湿疹）：可于任何年龄发生，皮损形态和部位与年龄无特定的关系，家族遗传过敏病史不明显。

（2）婴儿面游风（婴儿脂溢性皮炎）：无家族遗传过敏性病史。头皮、眉间、面颊等部位有油腻性灰黄色或棕黄色痂屑，瘙痒轻。愈后少有复发。

（3）牛皮癣（神经性皮炎）：本病好发于成年人。皮损好发在颈项、肘伸侧、上眼睑、骶尾等处，苔藓样变十分明显，无遗传过敏性病史。

【治疗】

一、内治疗法

（一）辨证论治

四弯风婴儿期可参照奶癣辨证论治。

1. 脾虚血燥证

证候：皮肤颜色暗淡，散在丘疹、小水疱、脱屑、薄痂，局部皮肤干燥肥厚，瘙痒抓破出水，皮疹时轻时重，反复发作；伴神疲乏力，纳呆便溏；舌质淡，苔白或白腻，脉濡细。

治法：健脾利湿，润燥止痒。

方药：健脾除湿汤加减。

2. 阴虚血燥证

证候：病情迁延，反复发作，皮损色暗，粗糙肥厚，干燥脱屑，有抓痕、血痂、色素沉着，剧痒难忍，遇热或洗浴后瘙痒加重；伴有口干，不欲饮，纳差，腹胀；舌淡，苔白，脉弦细。

治法：养血祛风，滋阴除湿。

方药：四物消风饮，或滋阴除湿汤加减。

（二）中成药

参苓白术丸：健脾胃，益肺气。用于四弯风脾虚血燥证。

湿毒清胶囊：养血润燥，化湿解毒，祛风止痒。用于四弯风阴虚血燥证。

二、外治疗法

1. 婴儿期 皮疹糜烂、渗出明显时以湿敷为主，可用马齿苋、黄柏等水煎，冷湿敷；皮疹渗液较少，可选用三黄洗剂外搽，或用青黛散加甘草油调，涂搽。

2. 儿童期、青年成人期 皮疹以丘疹、结痂、苔藓化为主，选用黄连锌氧油、3％～5％黑豆馏油软膏、青黛膏等涂搽；皮肤干燥者，选用润肌膏、黄柏霜外搽。

【预防与调护】

1. 注意减少患者生活环境中的过敏原，如屋尘、尘螨、动物皮毛、人造纤维、真菌及各种挥发性用品等。

2. 尽量避免各种外来刺激，贴身衣物宜选用纯棉制品，不宜用丝毛、化纤衣物；衣物洗涤后要漂洗干净，避免洗涤剂残留。

3. 居室温度、湿度适宜。

4. 保持皮肤润泽，避免过度清洁、烫洗及搔抓，沐浴后应涂搽润肤之品。

5. 注意观察食物反应，若进食牛奶、鸡蛋、海鲜等皮疹加重，应避免食入。

【临证参考】

四弯风（特应性皮炎）发病主要有内外二因，其中内因即体质因素是发病的根本原因，患者多表现为禀赋不耐，脾胃失调，肌疏表虚；外因是本病的诱发因素，如感受风湿热邪，食用鱼腥发物等。四弯风的根本病机是脾虚湿盛，化热化燥。治疗上应宗"急则治其标，缓则治其本"原则，急性发作期以清热除湿、祛风止痒为法；慢性期以健脾除湿、养血润燥为主。

患者机体敏感性较高，常对某些吸入物或食物过敏，导致病情迁延，反复发作。因此日常生活中注意观察，配合实验室检查确定过敏原，避免接触食入，对皮损的消退及预防复发非常重要。

【文献选录】

《医宗金鉴·外科心法要诀》："四弯风，此证生在两腿弯、脚弯，每月一发，形如风癣，属风邪袭入腠理而成。其痒无度，搔破津水，形如湿癣。法宜大麦一升熬汤，先熏后洗，次搽三妙散，渗湿杀虫，其痒即止，缓缓取效"。

第四节　漆　疮

漆疮有广义与狭义之分。狭义漆疮是指因接触油漆后所引起的皮肤或黏膜的急性过敏性炎症反应；广义漆疮是指由于接触某些外源性物质后，在皮肤黏膜接触部位发生的急性或慢性炎症反应。本病的特点是发病前有明显的接触史，接触部位皮肤红肿、或起丘疹、水疱，瘙痒，除去病因后可痊愈。

漆疮病名出自《诸病源候论·漆疮候》："漆有毒，人有禀性畏漆，但见漆便中其毒。喜面痒，然后胸臂胫腨皆悉瘙痒，面为起肿，绕眼微赤。……亦有性自耐者，终日烧煮，竟不为害也。"在中医文献中根据接触物质的不同而有不同的名称，如因贴膏药引起者，称为"膏药风"；接触马桶引起者，称为"马桶癣"；擦胭脂、化妆品引起者，称"粉花疮"等。

本病相当于西医的接触性皮炎（contact dermatitis）。

【病因病机】

漆疮的发生总由禀赋不耐，皮毛腠理不密，感受不耐之邪，多为湿热毒邪，与气血相搏而发病。

不耐之邪包括漆、染料、药物、塑料、橡胶制品，某些金属如镍、铬，某些植物的花粉、叶、茎等。

西医学认为根据发病机制可分为刺激性接触性皮炎和变应性接触性皮炎。有些物质在低浓度时可以致敏，在高浓度时则为刺激物或毒性物质。

1. 刺激性接触性皮炎（irritant contact dermatitis）：接触物（如强酸、强碱等）本身具有强烈刺激性，任何人接触该物均可发病。或虽刺激性较小，但接触时间长也可致病。

2. 变应性接触性皮炎（allergic contact dermatitis）：为典型的 IV 型超敏反应。接触物为致敏因子，本身并无刺激性，多数人接触后不发病，仅有少数过敏体质者接触后发病。

【临床表现】

1. 发病前有明显的接触史，有一定的潜伏期，第 1 次接触潜伏期在 4～5 天以上，再次接触发病时间缩短，多数在数小时或 1 天左右。但接触强酸、强碱等强烈的刺激物，可立即发生皮损而无潜伏期。

2. 皮损局限于接触部位，边界清楚。严重者可播散到其他部位，甚至泛发全身。

3. 急性发病者，表现为红斑、肿胀、丘疹、水疱或大疱、糜烂、渗出，甚至出现坏死等。慢性发病，皮损为肥厚粗糙，呈苔藓样变。若发生在组织疏松部位如眼睑、包皮、阴囊等处，则表现为局限性红肿，无明显边界。（图 14－5A、B）

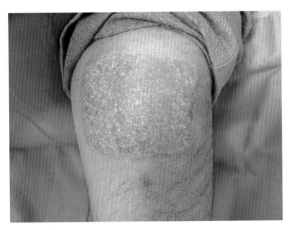

图 14－5A 接触性皮炎

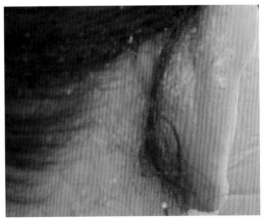

图 14－5B 染发皮炎

4. 有瘙痒，烧灼感，严重者疼痛。

5. 一般无全身症状，严重者有怕冷、发热、头痛，恶心等症状。

6. 病因去除和恰当处理后可在 1～2 周内痊愈。但反复接触或处理不当，可转变为亚急性或慢性。

7. 特殊类型

湮尻疮（尿布皮炎）：尿布更换不及时，尿液经产氨细菌分解后产生较多的氨刺激皮肤所致。皮损以臀部、会阴部为主，表现为大片潮红斑片，亦可见斑疹、丘疹，境界清楚。

【实验室检查】

对敏感物质皮肤斑贴试验阳性。

【诊断与鉴别诊断】

1. 诊断要点　有明确的接触史，接触部位出现皮损，境界清楚。

2. 鉴别诊断

（1）与急性湿疮（急性湿疹）鉴别（见第一节湿疮）。

（2）抱头火丹（颜面丹毒）：无异物接触史；全身症状严重，常有寒战，高热，头痛，恶心等症状；皮疹以水肿性红斑为主，形如云片，色若涂丹，自感灼热，疼痛而无瘙痒。其中无接触史，疼痛，高热是主要鉴别点。

【治疗】

本病的治疗，首先应去除过敏物质，避免再次接触，否则用药治疗无效。

一、内治疗法

（一）辨证论治

1. 热毒蕴肤证

证候：起病急，在接触部位出现鲜红色水肿斑片，境界清楚，表面有密集的红色丘疹，自觉灼热瘙痒；伴心烦，口干，小便黄；舌质红，苔薄白或薄黄，脉数。

治法：清热凉血解毒。

方药：化斑解毒汤加生地、丹皮。红肿灼热明显，加紫草、白茅根；瘙痒剧烈，加白鲜皮。

2. 湿热毒蕴证

证候：起病急，皮损鲜红肿胀，上有水疱或大疱，水疱破后则糜烂渗液，自觉痒痛灼热；伴发热，口渴，大便干，小便短赤；舌质红，苔黄，脉弦滑数。

治法：清热祛湿，凉血解毒。

方药：龙胆泻肝汤加减。红肿明显者，加白茅根、六一散；继发感染者，加蒲公英、紫花地丁。

3. 血虚风燥证

证候：病程长，反复发作，皮损肥厚干燥有鳞屑，或呈苔藓样变，瘙痒剧烈，有抓痕及结痂；舌淡红，苔薄，脉弦细。

治法：养血润燥，祛风止痒。

方药：当归饮子合消风散加减。瘙痒重者，加白蒺藜、首乌藤；皮疹色暗，苔藓样变者，加丹参、桃仁、红花。

（二）中成药

皮肤病血毒丸：清血解毒，消肿止痒。用于漆疮热毒蕴肤证。

龙胆泻肝丸：清肝胆，利湿热。用于漆疮湿热毒蕴证。

当归饮子丸：养血祛风。用于漆疮血虚风燥证。

二、外治疗法

1. 初起皮肤潮红肿胀者，选用炉甘石洗剂、三黄洗剂外涂，每日 3～5 次。

2. 红肿明显，有水疱、大疱、糜烂渗液者，用马齿苋、生地榆、黄柏等，煎水待凉后湿敷；或用 10％黄柏溶液湿敷，每日 3～5 次。

3. 皮损结痂，脱屑者，选用青黛膏、黄连膏涂搽，每日 2～3 次。

4. 皮损肥厚粗糙，呈苔藓样者，选用黑豆馏油软膏、润肌膏涂搽，每日 2～3 次。

【预防与调护】

1. 积极寻找致敏原因，避免再次接触而发病。

2. 多饮水，多食新鲜的蔬菜水果，忌食辛辣、油腻、鱼腥等发物。

3. 忌用热水或肥皂水清洗患部，避免摩擦搔抓，禁用刺激性强的外用药物。

4. 与职业有关者，应加强防护，必要时需更换工作。

【临证参考】

接触性皮炎的发病根本原因在于禀赋不耐，外受不耐之湿热毒邪，蕴阻肌肤。明确诊断，寻找过敏原，避免接触是治疗成功和预防复发的关键。治法重在清热凉血，利湿解毒，常用药物有生石膏、知母、生地、丹皮、赤芍、苦参、马齿苋、白茅根、车前草等，如患者素体脾胃虚弱，可加用生薏仁、生白术、生山药健脾除湿。

【文献选录】

《医宗金鉴·外科心法要诀》："漆疮，此证由人之腠理不密，感漆辛热之毒而生。初发面痒而肿，抓之渐似瘾疹，色红，遍传肢体焮痛，皮破烂斑流水，甚者寒热交作。宜韭菜汁调三白散涂之，内服化斑解毒汤。"

清·《冷庐医话》："太平崔默庵医多神验。有一少年新娶，未几出痘，遍身皆肿，头面如斗。诸医束手，延默庵诊之。默庵诊症，苟不得其情，必相对数日沉思，反复诊视，必得其因而后已。诊此少年时，六脉平和，惟稍虚耳，骤不得其故。时因肩舆道远腹饿，即在病者榻前进食。见病者以手擘目，观其饮啖，盖目眶尽肿，不可开合也。问："思食否？"曰："甚思之，奈为医者戒余勿食何？"崔曰："此症何碍于食？"遂命之食。饮啖甚健，愈不解。久之，视其室中，床榻桌椅漆器熏人，忽大悟，曰："余得之矣！"亟命别迁一室，以螃蟹数斤生捣，遍敷其身。不一二日，肿消痘现，则极顺之症也。盖其人为漆所咬，他医皆不识云。"

第五节　药　毒

药毒是指药物通过口服、注射、吸入、皮肤黏膜用药等途径进入人体后所引起的皮肤黏膜的急性炎症反应。中医文献中又称为"中药毒"。本病的特点是发病前有用药史，并有一定的潜伏期，常突然发病，皮损形态多样，颜色鲜艳，泛发全身或仅限于局部，病情轻重不一，严重者可累及多个系统，甚至危及生命。男女老幼均可发病，尤以禀赋不耐者为多见。

《诸病源候论·蛊毒病诸候·解诸药毒候》曰："凡药物云有毒及有大毒者，皆能变乱，于人为害，亦能杀人……"随着药物的广泛应用、新药的不断出现及药物滥用的加剧，药毒的发病率不断增高。

本病相当于西医的药疹（drug eruption）或药物性皮炎（dermatitis medicamentosa）。

【病因病机】

药毒的发生总由禀赋不耐，药毒内侵所致。

1. 药毒伴风热之邪侵袭，内入营血，外发肌腠，则生红斑、风团、瘙痒。

2. 湿热内蕴，药毒侵袭，湿热毒邪熏蒸肌肤，则出现水疱、糜烂、渗液。

3. 药毒侵袭，入里化火，血热妄行，溢于肌表，则斑疹鲜红，或呈紫癜、结节、血疱等；火毒炽盛，燔灼营血，外伤皮肤，内攻脏腑，则病势险重。

4. 病程日久，药毒伤阴耗液，气无所生，形成气阴两伤之证。

西医学认为药疹主要是由药物过敏引起。各型超敏反应均可发生，如Ⅰ型超敏反应（荨麻疹型药疹）、Ⅱ型超敏反应（紫癜型药疹）、Ⅲ型超敏反应（血管炎型药疹）、Ⅳ型超敏反应（剥脱性皮炎型、麻疹型或湿疹型药疹）。此外，还可通过其他免疫效应途径，以及参与药物代谢的酶缺陷和抑制等引起。

常见的引起药毒的西药有抗生素类、解热镇痛类、磺胺类、苯巴比妥类、安眠药及各种预防接种的生物制品。

近年来中药引起药毒的报道逐年增多，文献中报告的单味药物有葛根、天花粉、板蓝根、大青叶、穿心莲、丹参、毛冬青、益母草、槐花、紫草、青蒿、防风、白蒺藜、大黄等；中成药中有六神丸、云南白药、安宫牛黄丸、牛黄解毒片、银翘解毒片、正清风痛宁片、天麻片等；中药注射剂中有清开灵注射液、穿琥宁注射液、灯盏花注射液、生脉注射液、双黄连注射液等。

【临床表现】

一、基本特征

1. 发病前有用药史。药疹的发生与所用药物的剂量无关。

2. 有一定的潜伏期。第 1 次发病多在用药后 4～20 天，重复用药常在 24 小时内发生，短者甚至在用药后瞬间或数分钟内发生。

3. 突然发病，自觉灼热瘙痒，重者伴有发热，倦怠等全身症状。

4. 皮损形态多样，颜色鲜艳，分布为全身性，对称性，亦可限于局部。

二、常见类型

药毒的临床表现复杂，同一种药物对不同患者可引起不同类型的药毒（疹），同一类型药毒（疹）可由不同的药物引起。

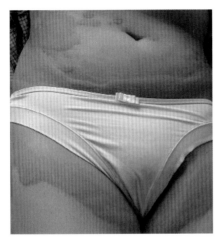
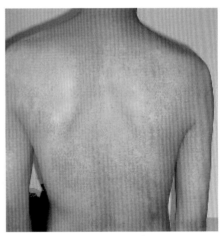

图 14－6A　荨麻疹样型药疹　　　　图 14－6B　麻疹猩红热样型药疹

1. 荨麻疹样型药毒（疹）　常由青霉素、解热镇痛类药、破伤风抗毒素等引起。

皮损同荨麻疹，为瘙痒性风团，但色泽更红艳，持续不退，剧痒刺痛，重者出现口唇、包皮等皮肤黏膜疏松部位的血管神经性水肿。（图 14－6A）

2. 麻疹样或猩红热样型药毒（疹）　常由青霉素、链霉素、磺胺类、解热镇痛类、巴比妥类药物等引起。

皮疹以躯干为主，也可扩展到四肢，为针头至米粒大小红色丘疹或斑丘疹，焮红灼热，多密集对称分布，常有明显的瘙痒。（图 14－6B）

3. 多形红斑样型药毒（疹）　常由磺胺、解热镇痛类、巴比妥类药物等引起。

皮疹对称性发生于全身，以四肢为多，为豌豆至蚕豆大圆形或椭圆形水肿性红斑或丘疹，边缘潮红，中央色深暗，常有水疱。常伴发热，关节痛等全身症状。严重者，口腔、外阴黏膜也出现水疱，糜烂，疼痛剧烈。（图 14－7A、B）

4. 固定红斑型药毒（疹）　常由磺胺、解热镇痛类、巴比妥类药物等引起。

皮疹好发于口周、外阴等皮肤黏膜交界处，亦可发生于躯干、四肢，数目可单个或多个。典型皮损为圆形或椭圆形水肿性红斑，颜色鲜红或紫红；重者，中央有水疱，愈后留色素沉着。再次服用同种药物，则皮损在同一部位再发，也可同时增加新的损害，发作愈频遗留色素越深。（图 14－8A）

5. 湿疹皮炎样型药毒（疹） 此型特殊，患者多因外用药物过敏引起接触性皮炎后，再经内服、注射或外用相同或类似药物，发生泛发性、对称性湿疹样损害的皮疹。自觉剧烈瘙痒，或有发热不适等全身症状。

6. 痤疮样药毒（疹） 由于长期应用碘剂、溴剂、糖皮质激素和口服避孕药等引起。

皮疹多见于面部、胸背部，表现为痤疮样损害。病程缓慢，停药后数月皮疹才逐渐消退。

7. 光感性药毒（疹） 常因使用氯丙嗪、磺胺类、四环素类、喹诺酮类、酚噻嗪类、补骨脂及避孕药等引起。

表现为光毒性红斑、多形性日光疹。

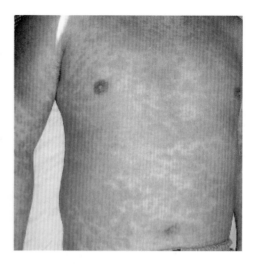

图 14－7A 多形红斑型药疹

8. 剥脱性皮炎型药毒（疹） 此型较为严重。多由巴比妥类、磺胺类、抗癫痫药、解热镇痛类、青霉素、链霉素等抗生素引起。

起病较急，呈进行性加重。初期多为麻疹、猩红热样表现，继而全身皮肤潮红、肿胀，呈鲜红色或棕红色，大量脱屑，手足部可出现袜套样剥脱，可出现糜烂、渗出、结痂，严重者毛发、指甲都可以脱落。常伴恶寒、高热（39℃～40℃以上）、烦躁口渴，肝肾损害，甚至出现昏迷、全身衰竭。病程常超过 1 月，甚至更长。

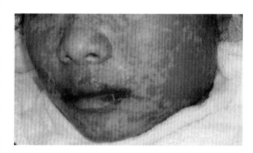

图 14－7B 多形红斑型药疹

9. 大疱性表皮松解型药毒（疹） 此型为药毒中最严重的一型，死亡率高。多由磺胺类、解热镇痛类、抗生素、别嘌呤醇等引起。

起病急骤，皮疹迅速遍及全身，为大片鲜红色或紫红色斑片，其上出现松弛性水疱及大疱，尼氏征阳性，大疱易擦破，形成大片糜烂面，形似烫伤，自觉灼热疼痛。口腔、支气管、食管、眼结膜等黏膜，以及心肝肾等内脏均可同时受累。常伴有高热、烦躁，严重者可出现神昏谵语，甚至昏迷。如不及时抢救，常因继发感染、肝肾衰竭、电解质紊乱、内脏出血等死亡。

此外，还有其他类型的药毒（疹），如紫癜型、红斑狼疮样型等。（图 14－8B）

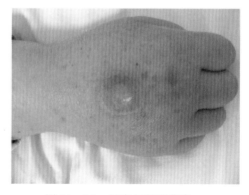

图 14－8A 固定红斑型药疹

【诊断与鉴别诊断】

1. 诊断要点　发病前有明确的用药史，并有一定的潜伏期，常突然发病，皮损形态多样，较类似的皮肤病皮损颜色更为鲜艳，瘙痒更为明显。

2. 鉴别诊断

（1）麻疹：与麻疹样猩红热样型药毒鉴别。发病前先有上呼吸道卡他症状，如鼻流清涕，眼结膜充血，怕光，发热2～3天，口腔颊黏膜可见白色小斑点。

（2）猩红热：与麻疹样猩红热样型药毒鉴别。皮疹出现前全身症状明显，高热、头痛、咽痛等，典型者有杨梅舌，口周苍白圈。

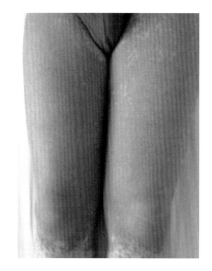

图14-8B　紫癜型药疹

（3）瘾疹（荨麻疹）：与荨麻疹样型药毒鉴别。瘾疹无用药史，风团发无定处，骤起骤退，消退后不留任何痕迹。

（4）猫眼疮（多形红斑）：与多形红斑型药毒鉴别。猫眼疮无用药史，皮损多在手足、颜面、耳廓等处，轻度瘙痒，一般无明显全身症状。

【治疗】

首先应停用一切可疑致敏药物及其结构近似的药物。治疗以清热解毒，凉血利湿为主，重症药毒宜中西医结合抢救。

一、内治疗法

（一）辨证论治

1. 热毒夹风证

证候：起病急，皮损多发于上半身，为鲜红色风团、丘疹、斑丘疹，瘙痒剧烈；伴发热，口渴；舌质红，苔薄，脉数。

治法：清热解毒，凉血透邪。

方药：皮炎汤加减。皮损红肿明显者，加白茅根、车前子；瘙痒剧烈者，加白鲜皮、苦参。

2. 湿毒蕴肤证

证候：发病急，皮疹为水肿性红斑、丘疹、水疱，潮红灼热，甚则糜烂渗液，或口腔、阴部黏膜溃烂，瘙痒剧烈；可伴身热，心烦，口干，大便燥结，小便黄赤；舌红，苔黄或腻，脉滑或数。

治法：清热利湿，解毒止痒。

方药：龙胆泻肝汤加减。有糜烂渗出者，加蒲公英、马齿苋；发热者，加生石膏、知母。

3. 火毒炽盛证

证候：全身皮肤呈鲜红或紫红色，大量脱皮，甚则出现紫斑、血疱、大疱、表皮剥脱、大片糜烂；伴高热，烦躁不安，口唇焦燥，大便干结，小便短赤，甚至神志不清；舌绛，苔少，或镜面舌，脉洪数。

治法：清热凉血，解毒护阴。

方药：清瘟败毒饮加减。神昏谵语者，加服紫雪丹或安宫牛黄丸；高热者，加羚羊角粉。

4. 毒伤气阴证

证候：重症药疹后期，皮疹暗红，大片脱屑；伴低热，口渴，神疲乏力，纳呆，口干欲饮，便干，尿黄；舌质红，少苔，脉细数。

治法：益气养阴，清解余热。

方药：增液汤合益胃汤加减。神疲乏力、气短者，加太子参、五味子；低热者，加青蒿、鳖甲。

（二）中成药

龙胆泻肝丸：清肝胆，利湿热，用于药毒湿毒蕴肤证。

生脉饮：益气养阴。用于药毒毒伤气阴证。

二、外治疗法

1. 皮损潮红无渗出者，用三黄洗剂或炉甘石洗剂外涂。

2. 皮损潮红肿胀、糜烂渗出者，用马齿苋或黄柏煎汤冷湿敷，湿敷后用青黛散麻油调敷。

3. 皮损脱屑干燥，用黄柏霜或甘草油外擦；皮损结痂较厚，外涂黄连膏。

【预防与调护】

1. 用药前必须详细询问患者药物过敏史，避免使用已知的过敏药物及结构类似有交叉过敏的药物。

2. 严格执行药物使用规范，对青霉素、抗毒血清制剂、普鲁卡因等，用药前要做皮试，皮试阳性者禁用该药。

3. 熟悉药物使用说明书，用药过程中要注意观察用药后的反应，遇到全身出疹，瘙痒，要考虑药疹的可能，及时诊断，及时处理。

4. 患者要多饮白开水，忌食腥辣发物。

5. 对已出现药疹的患者，医生应明确告知，并在病历首页用红笔标明，并嘱患者牢记，避免再次使用。

6. 重症药疹，应按危重患者进行护理。

【临证参考】

中医文献中记载的"药毒"范围更广泛，除皮肤黏膜损害外，还包括了药物中毒反应、药物引起的内脏损害等。本节所讨论的药物引起的皮肤黏膜炎症反应只是其中的一部分，称为"药毒疹"更为确切。

本病患者因禀赋不耐，肌肤腠理不密，外邪易袭；气血不固，毒邪易入；脏腑不坚，毒邪易攻，复感药毒而发。朱仁康老中医认为药疹的发生，是由于其人内中药毒，毒入营血，血热沸腾，外走肌腠则肌肤赤肿，毒热上蒸则面部赤肿，重则内传脏腑。拟定"皮炎汤"为主方治疗，重在凉营清热，清解药毒。药用：生地30g、丹皮10g、赤芍10g、知母10g（或黄芩10g）、生石膏30g、竹叶10g、银花10g、连翘10g、生甘草6g。如见舌苔黄腻，兼有湿热之象，可加用黄芩、黄连、赤茯苓等药，佐其清化湿热；如浮肿较甚，可加用冬瓜皮、茯苓皮之类，行水消肿。〔中医杂志，1980，21（5）〕

【文献选录】

《圣济总录·乳石发动门》："治乳石发热，体生细疮，并热不已，黄连汤方。"

《圣济总录·杂疗门》："中药毒，治百药毒方，甘草二两。""解一切药毒，荠苨饮方。"

《证治准绳·疡医》："发背，或问背上细瘰无数，浸淫一、二尺，如汤火伤，烦躁多渴何如？曰此丹毒发疽也。因服丹石刚剂所致。红润者生，紫黯者死。恶证少者，宜服黄连消毒散、胜金散、国老膏。恶证多，神昏脉躁，膨胀呕哕者死。"

第六节 瘾 疹

瘾疹是一种皮肤出现红色或苍白色风团，时隐时现的瘙痒性、过敏性皮肤病。中医文献中又称"风瘩癗"、"痦癗"、"赤白游风"，俗称"风疹块"、"风疙瘩"。本病的特点是皮肤上出现瘙痒性风团，发无定处，骤起骤退，消退后不留任何痕迹。任何年龄、季节均可发病，约有15％～20％的人一生中发生过本病，超敏性体质者发病多见。

《诸病源候论·风瘙身体瘾疹候》中曰："邪气客于皮肤，复逢风寒相折，则起风瘙瘾疹。"《诸病源候论·风痦癗候》："夫人阳气外虚则多汗，汗出当风，风气搏于肌肉，与热气并则生痦癗。"

本病相当于西医荨麻疹（urticaria），临床上可分为急性荨麻疹和慢性荨麻疹，急性者骤发速愈，一般病程在6周以内；慢性者可反复发作，一般病程超过6周。

【病因病机】

瘾疹的发生总由禀赋不耐，风邪侵袭，营卫失和所致。

1. 卫外不固，风寒风热之邪侵袭，外邪与气血相搏于肌肤腠理之间，营卫失和而发病。

2. 饮食不节，过食辛辣腥膻发物，或肠道寄生虫，使肠胃积热动风，内不得疏泄，外不得透达，郁于皮毛腠理之间而发病。

3. 气血亏虚，气虚则卫外不固，易受风邪侵袭；血虚则肌肤失养，化燥生风，风邪阻滞肌肤腠理而发本病。

西医学认为荨麻疹的发病机制可分为超敏反应和非超敏反应两类。超敏反应主要是Ⅰ型，少数为Ⅱ型或Ⅲ型；非超敏反应主要是由于各种原因诱发肥大细胞释放组胺而致。常见的诱发因素有食物、药物、感染、冷热等物理因素、动物及植物因素、精神因素、内脏和全身性疾病等。很多患者不能找到确切原因，尤其是慢性荨麻疹。

【临床表现】

1. 可发生在身体的任何部位，或局限或泛发。

2. 皮损为红色或淡白色风团，多突然发生，大小不等，小如芝麻，大似蚕豆、核桃，或如手掌大小，常随搔抓而扩大、增多，有的融合成环状、地图状等多种形态。风团成批出现，时隐时现，持续时间长短不一，但一般不超过24小时，消退后不留任何痕迹，部分患者一天反复发作多次。(图14－9)

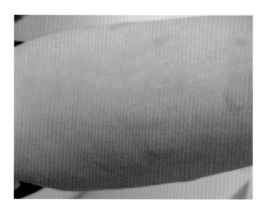

图14－9 荨麻疹

3. 自觉剧痒、烧灼或刺痛。

4. 部分患者可有怕冷、发热等全身症状；如侵犯消化道黏膜，可伴有恶心呕吐，腹痛，腹泻等症状；喉头和支气管受累时可导致喉头水肿及呼吸困难，有明显气闷窒息感，甚至发生晕厥；严重者可出现心率加快、呼吸急促、血压下降等过敏性休克症状。

5. 急性者病程在6周以内；慢性者可反复发作，迁延数月甚至数年。

6. 特殊类型瘾疹

(1) 血管性水肿：发生在眼睑、口唇、阴部等组织疏松部位，局部肿胀，边缘不清，肤色或淡红色，表面光亮，无其他皮疹，多为单发，偶见多发。一般持续1～3天后逐渐消退，也有持续更长时间或反复发作者。常伴发喉头水肿引起呼吸困难，甚至窒息死亡。

(2) 皮肤划痕症：也称人工荨麻疹。表现为用手搔抓或钝物划过皮肤后，沿划痕出现条状隆起，伴瘙痒，随后自行消退。可持续多年。

(3) 寒冷性瘾疹：接触冷风、冷水或冷物后，暴露或接触部位出现风团或水肿性斑块。

(4) 胆碱能性瘾疹：多见于青年，好发于运动、受热、情绪紧张、进热食及饮酒后，很快出现2～4mm大小的圆形丘疹性风团，多见于头皮、躯干上肢，自觉瘙痒、麻刺感或烧灼感，有时仅有瘙痒而无皮损。

【实验室检查】

1. 过敏原点刺试验可检测吸入、食入过敏原。皮肤划痕症患者常出现假阳性结果，不宜做点刺试验。

2. 感染引起的瘾疹血白细胞总数升高，嗜中性粒细胞升高，

【诊断与鉴别诊断】

1. 诊断要点　皮肤上出现瘙痒性风团，发无定处，骤起骤退，消退后不留任何痕迹。

2. 鉴别诊断

（1）水疥（丘疹性荨麻疹）：为散在的风团样丘疹，或风团上有水疱，瘙痒剧烈，数日后消退。

（2）荨麻疹性血管炎：多见于中年妇女，皮肤风团持续时间长，超过 24 小时，甚至数日不消退，风团触之有浸润，消退后有色素沉着。常伴有不规则发热、关节疼痛，化验有低补体血症。其中风团持续时间长，消退后留痕迹是主要鉴别点。

【治疗】

一、内治疗法

（一）辨证论治

1. 风寒束表证

证候：风团色白，遇冷或风吹则加重，得暖则减；伴恶寒怕冷，冬季多发，口不渴；舌淡红，苔薄白，脉浮紧。

治法：疏风散寒，调和营卫。

方药：桂枝麻黄各半汤加减。表虚恶风者，加玉屏风散、荆芥；头痛、身痛者，加川芎、秦艽、桑枝。

2. 风热犯表证

证候：风团色红，灼热剧痒，遇热加重，得冷则减；可伴有发热，咽喉肿痛；舌质红，苔薄白或薄黄，脉浮数。

治法：疏风清热止痒。

方药：消风散加减。风团鲜红灼热者，加牡丹皮、赤芍；咽喉肿痛者，加玄参、银花；瘙痒剧烈，夜寐不安者，加白蒺藜、生龙骨、生牡蛎。

3. 胃肠湿热证

证候：风团片大，色红，瘙痒剧烈，发疹的同时伴脘腹疼痛，恶心呕吐，神疲纳呆，大便秘结或泄泻；舌质红，苔黄腻，脉弦滑数。

治法：疏风解表，通腑泄热。

方药：防风通圣散加减。大便不成形者，去大黄、芒硝，加茯苓、白术；恶心呕吐者，加半夏、竹茹；有肠寄生虫者，加乌梅、使君子、槟榔。

4. 气血两虚证

证候：风团色淡红或呈皮肤色，反复发作，瘙痒不甚，迁延不愈，常因劳累而发或劳累后加重；多伴有头晕乏力，失眠多梦，心悸气短，面容少华；舌质淡，苔薄，脉细弱。

治法：益气养血，祛风止痒。

方药：当归饮子加减。心烦失眠者，加炒枣仁、夜交藤、珍珠母；瘙痒较甚者，加首乌、苦参。

（二）中成药

荆防合剂（颗粒）：发汗解表，散风祛湿。用于瘾疹风寒证。

银翘解毒丸：疏风解表，清热解毒。用于瘾疹风热证。

防风通圣丸：解表通里，清热解毒。用于瘾疹胃肠湿热证。

八珍颗粒：补气养血。用于慢性瘾疹气血两虚证。

玉屏风颗粒：益气固表止汗。用于瘾疹表虚不固证。

二、外治疗法

（1）荆芥、艾叶各 30～60g，煎水外洗。

（2）炉甘石洗剂外搽。

三、其他疗法

1. 针灸疗法

（1）针刺疗法：风团发于上半身者，取穴曲池、内关；发于下半身者，取穴血海、足三里、三阴交；发于全身者，配风市、风池、大椎、风门、肺俞等；脾胃不和者，加中脘、天枢、足三里；气血不足者，加膈俞、肝俞、脾俞穴。

（2）刺络放血疗法：有清泻血热作用，适用于荨麻疹急性发作。具体方法是用三棱针点刺委中、尺泽，出血 5～6 滴。

（3）耳穴压豆法：取穴肺区、脾区、神门、皮质下、肾上腺、交感等。用王不留行籽贴穴位，每日按压 3～4 次。

2. 西医治疗

病情急重，风团广泛，伴喉头水肿，呼吸困难，或伴血压下降，过敏性休克者，应立即抢救。皮下注射 0.1％肾上腺素 0.5ml，并静脉或肌肉注射糖皮质激素。

【预防与调护】

1. 本病重在预防，积极寻找和去除诱因，调整胃肠功能，治疗慢性病灶，避免吸入食入已发现的过敏物。

2. 患病期间要慎起居，调情志，避风邪，饮食宜清淡，忌食鱼腥虾蟹等海味，及辛辣、酒等。

3. 注重锻炼身体，增强体质。

【临证参考】

荨麻疹的发生多与风邪有关，风或从外感或从内生。从外感者，风寒、风热之邪侵袭肌表，多兼有卫阳不足，表虚不固；从内生者，或由阴虚血燥，虚风内动；或由食入发物，肠胃湿热，郁而生风。急性荨麻疹多为实证、热证，慢性荨麻疹多为虚证、虚实夹杂证。总的治疗原则是疏散风邪，调理气血，调和营卫。

寻找过敏原，避免接触，去除病因，是防止荨麻疹反复发作的根本方法。但是很多患者不能明确过敏原，或虽然查到了过敏原，注意避免，但病情仍然反复发生，这与患者的自身因素即超敏体质有关。通过中医辨证论治，去除外邪，调理气血及脏腑功能，可以改善患者机体的超敏状态，从而缓解症状，减少复发。

【文献选录】

《医宗金鉴·外科心法要诀》云："痦癗，此证俗名鬼饭疙瘩。由汗出受风，或露卧乘凉，风邪多中表虚之人。初起皮肤作痒，次发扁疙瘩，形如豆瓣，堆累成片，日痒甚者，宜服秦艽牛蒡汤；夜痒重者，宜当归饮子服之。"

第十五章 瘙痒性神经功能障碍性皮肤病

第一节 牛皮癣

牛皮癣是一种慢性瘙痒性皮肤病，因皮损硬厚似牛皮而得名。中医文献中又称"摄领疮"、"顽癣"。本病的特点是皮损为苔藓样斑片，好发于颈项、肘部等摩擦部位，剧烈瘙痒。

《诸病源候论·摄领疮候》记载："摄领疮，如癣之类，生于颈上痒痛，衣领拂着即剧，云是衣领揩所作，故名摄领疮也"。

本病相当于西医的神经性皮炎（neurodermatitis），慢性单纯性苔藓（lichen simplex chronicus）。

【病因病机】

1. 情志不遂，紧张劳累，肝郁化火，心火上炎，火热内盛生风，外发肌肤而致。
2. 颈项多汗，衣领摩擦，风湿热邪侵袭，拂郁肌肤而致。
3. 日久耗伤阴血，血虚肝旺，生风化燥，肌肤失养。

西医学认为本病是一种慢性皮肤神经功能障碍性皮肤病。发病与神经精神因素、胃肠道功能障碍、内分泌失调、饮食及局部刺激等诸多内外因素有关。

【临床表现】

1. 好发于颈项、上眼睑、双肘伸侧、腰骶部等，常对称分布。部分患者皮损广泛。

2. 皮损初起为粟粒大小圆形或多角形的扁平丘疹，淡红色或皮色，密集融合成片，搔抓后皮损肥厚，形成苔藓样斑片，伴有血痂。（图15-1）

3. 阵发性剧痒，入夜更甚，情绪波动时瘙痒加重。

4. 慢性病程，易反复发作。

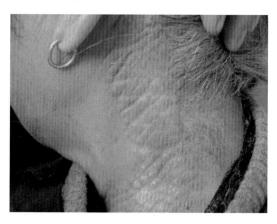

图15-1 神经性皮炎

【诊断与鉴别诊断】

1. 诊断要点 根据好发部位、苔藓样斑片，瘙痒剧烈可诊断。

2. 鉴别诊断

（1）慢性湿疮（慢性湿疹）：皮损为暗红色肥厚斑片，搔抓刺激后有渗出倾向，或曾有发生红丘疹、小水疱、渗出等急性、亚急性湿疮病史。其中有渗出倾向是主要鉴别点。

（2）白疕（银屑病）：发于四肢伸侧的肥厚性局限性白疕与牛皮癣类似，但皮损基底红，表面覆有银白色鳞屑，有点状出血现象，全身其他部位也可有白疕皮损。其中皮损上有多层鳞屑、点状出血是主要鉴别点。

（3）原发性皮肤淀粉样变：皮损多发于小腿伸侧及肩背部，为高粱米大小的圆顶丘疹，质地坚实，密集成片，皮损组织病理变化有诊断意义。

【治疗】

一、内治疗法

（一）辨证论治

1. 肝郁化火证

证候：病程较短，皮损色红，瘙痒难忍；伴心烦不宁，急躁易怒，失眠多梦，口苦咽干；舌边尖红，脉弦数。

治法：清肝泻火，疏肝理气。

方药：龙胆泻肝汤合泻心汤加减。情绪波动瘙痒加剧烈者，加钩藤、合欢皮；失眠者，加夜交藤、珍珠母。

2. 风湿蕴肤证

证候：皮损多见于摩擦部位，呈皮色或淡褐色苔藓样斑片，瘙痒阵作；舌质淡红，苔白，脉滑。

治法：祛风除湿止痒。

方药：全虫方加减。皮损肥厚者，加川芎、丹参。

3. 血虚风燥证

证候：病程较长，皮损淡褐或灰白色，肥厚粗糙似牛皮，瘙痒夜间加重；伴心悸头晕、失眠健忘；舌质淡，苔白，脉细缓。

治法：养血润燥，熄风止痒。

方药：当归饮子加减。皮损肥厚者，加鸡血藤、桃仁、红花；痒重加全蝎、乌蛇；瘙痒夜甚，夜寐不安者，加生龙骨、生牡蛎。

（二）中成药

龙胆泻肝丸：清肝胆，利湿热。用于牛皮癣肝郁化火证。

四物合剂合天麻钩藤颗粒：四物合剂养血调血；天麻钩藤颗粒平肝息风、清热安神。合用于牛皮癣血虚风燥证。

二、外治疗法

1. 皮损色红，用三黄洗剂外搽，每天 3～4 次。

2. 苔藓样斑块，用羊蹄根散醋调搽患处，每日 1～2 次。或用冰黄肤乐软膏外涂。亦可加热烘疗法，局部涂药后，热烘 10～20 次，烘后可将药擦去，每天 1 次，4 周为 1 个疗程。

3. 皮损浸润肥厚剧痒者，可用鲜核桃枝或叶，取汁外搽患处，日 1～2 次。

三、针刺疗法

1. 针刺取曲池、血海、大椎、足三里、合谷、三阴交等穴，隔日 1 次。

2. 苔藓化明显者，用梅花针或七星针在患处来回移动击刺，每日 1 次。

【预防与调护】

1. 心情舒畅，情绪稳定，避免精神刺激。
2. 饮食有节制，戒烟酒、咖啡、浓茶及腥膻发物。
3. 发于颈项者，避免硬质衣领及衣领商标摩擦。
4. 禁用手搔抓及热水烫洗。

【临证参考】

牛皮癣发病和加重的主要因素是精神因素与局部刺激，如急躁、紧张、焦虑、局部摩擦搔抓，以及辛辣食物等。因此医患配合治疗非常重要，要说服患者调整情绪，劳逸结合，禁止搔抓摩擦。

治疗上对剧烈瘙痒，情绪波动，夜不能寐者，在辨证论治的同时可选用重镇安神药如生龙骨、生牡蛎、珍珠母、灵磁石等。

赵炳南认为神经性皮炎以内湿为主，而且非常顽固，可谓之"顽湿"。全虫方是治疗本病的主方。急性的泛发全身的，可加川槿皮、海桐皮以驱风除湿止痒；皮损肥厚角化过度的，可加养血润燥之剂如鸡血藤、当归、白芍、天冬、麦冬。

【文献选录】

《外科正宗·顽癣》："牛皮癣如牛项之皮，顽硬且坚，抓之如朽木。"

《圣济总录·诸癣论》："状似牛皮，于诸癣中最为痛厚，邪毒之甚者，俗谓之牛皮癣。"

第二节 风瘙痒

风瘙痒是一种无明显原发性皮肤损害而以瘙痒为主要症状的皮肤病。又称"痒风"。本病的特点是皮肤阵发性瘙痒，搔抓后常出现抓痕、血痂、色素沉着和苔藓样变等继发性损害。临床上有泛发性、局限性两种。泛发性者全身皮肤瘙痒；局限性者以阴部、肛门周围最为多见，中医文献中称为"阴痒"、"谷道痒"。

《外科证治全书·痒风》记载："遍身瘙痒，并无疮疥，搔之不止。肝家血虚，燥热生风。"

本病相当于西医的瘙痒症（pruritus）。

【病因病机】

1. 素体血热，复感风邪；或情志内伤，五志化火生风；风热与血气相搏，往来于肌肤之间而致瘙痒。

2. 饮食不节，过食辛辣发物，湿热内生，化热生风，内不得疏泄，外不得透达，郁于皮肤腠理而致瘙痒。

3. 久病体弱，气血亏虚，肝血不足，肝阳上亢，生风化燥，肤失濡润，风动作痒。

西医学认为本病病因较为复杂。泛发性瘙痒症多与外界因素刺激和一些慢性疾病有关，如糖尿病、尿毒症、甲状腺功能异常、血液病、肝胆疾患、淋巴瘤等；外界因素则常常与工作环境、气候变化、饮食或药物等有关。老年性瘙痒多由于皮脂分泌减少，皮肤干燥引起。局限性瘙痒多与局部摩擦刺激、多汗潮湿、细菌、真菌及寄生虫感染，以及神经官能症等有关。

【临床表现】

1. 皮肤阵发性瘙痒，痒无定处或局限于阴部、肛门周围，以及头皮、小腿等处。

2. 无原发性损害，反复搔抓可见抓痕、血痂、色素沉着和苔藓样变等继发性损害，甚至继发感染引起毛囊炎、疖、淋巴结炎等。（图15-2）

3. 易反复发作。有发生于秋末冬季，因寒冷干燥诱发者；亦有发生于夏季，因潮湿多汗诱发者。

【诊断与鉴别诊断】

1. 诊断要点 根据皮肤瘙痒，无原发性皮损，常见抓痕、血痂等继发性损害诊断。应进行必要的检查，寻找引起瘙痒的病因。

2. 鉴别诊断

（1）虱病：可有全身皮肤瘙痒，但主要发生在头部、肩胛部及阴部，并可找到成虫或虱卵，有传染性。

（2）疥疮：好发于指缝、腕部、大腿内侧等皮肤薄嫩皱褶处，皮损有丘疱疹、小水疱、隧道，隧道一端可挑出疥螨。

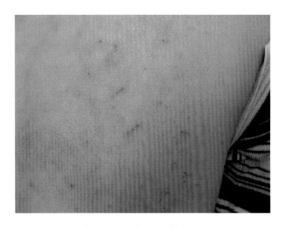

图15-2 皮肤瘙痒症

【治疗】

一、内治疗法

（一）辨证论治

1. 风热血热证

证候：皮肤瘙痒，遇热或饮酒后加剧，搔破处血痕累累；伴心烦，口渴，小便黄，大便干；舌质红，苔薄黄，脉弦数。

治法：清热疏风，凉血止痒。

方药：凉血消风散加减。夏季多汗瘙痒者，加荷叶、竹叶、六一散；夜间痒甚者，加蝉蜕、生牡蛎、珍珠母。

2. 湿热内蕴证

证候：瘙痒不止，抓破后渗液结痂；或外阴肛周皮肤潮湿瘙痒，带下腥臭；伴口干口苦，胸胁胀满，纳差，小便黄赤；舌质红，苔黄腻，脉滑数或弦数。

治法：清热利湿止痒。

方药：龙胆泻肝汤加减。外阴肛周瘙痒者，加黄柏、苦参、蛇床子、地肤子。

3. 血虚肝旺证

证候：以老年人多见，病程较长，皮肤干燥瘙痒，血痕累累，情绪波动或洗浴后瘙痒发作或加剧；伴头晕眼花，失眠多梦；舌质红，苔薄，脉细数或弦数。

治法：养血平肝，祛风止痒。

方药：当归饮子加减。年老体弱者，重用黄芪、党参；烦躁失眠者，加夜交藤、生龙骨、生牡蛎。

（二）中成药

皮肤病血毒丸：清血解毒，消肿止痒。用于风瘙痒风热血热证。

龙胆泻肝丸：清肝胆，利湿热。用于外阴、肛周瘙痒湿热内蕴证。

润燥止痒胶囊：养血滋阴，祛风止痒。用于风瘙痒血虚肝旺证。

二、外治疗法

1. 全身瘙痒者，选用百部酊外搽。
2. 皮损有湿疹样变者，可用苦参汤外洗；或用三黄洗剂外搽。
3. 各型风瘙痒，酌情选用苦参、蛇床子、防风、地肤子、大菖蒲、艾叶等药浴。
4. 皮肤干燥瘙痒者，选用润肌膏外搽。

【预防与调护】

1. 忌食辛辣、忌饮酒，少食鱼、虾、蟹等动风之品，多食水果蔬菜。
2. 避免搔抓及热水烫洗，忌用碱性强的肥皂洗浴。老年人及皮肤干燥者，冬季洗澡后要搽润肤之品。

3. 内衣及床上用品宜选用柔软光滑的纯棉织品，不宜用毛织品及化纤品。

4. 调畅情志，避免劳累。

【临证参考】

风瘙痒容易诊断，关键要寻找病因，祛除诱因。病程较长，反复发作者应做血尿常规、血糖及肝肾功能等检查，除外糖尿病、肝肾疾病、血液病等引起的皮肤瘙痒；外阴肛周瘙痒者还应检查真菌、滴虫、蛲虫等。积极治疗原发病，有利于皮肤瘙痒的缓解。

中医认为瘙痒的产生多与风邪有关，风邪与血气相搏，内不得疏泄，外不得透达，郁于皮肤腠理，往来于皮肤之间而引起瘙痒。风或从外感，或从内生，常夹寒、热、湿、燥、虫毒之邪。临证需明辨，治疗方有效。

【文献选录】

《诸病源候论·风瘙痒候》记载："风瘙痒者，是体虚受风，风入腠理，与血气相搏，而俱往来在于皮肤之间。邪气微，不能冲击为痛，故但瘙痒也。"

第三节 马 疥

马疥是一种以褐色坚实结节，剧烈瘙痒为特征的慢性瘙痒性皮肤病。又称"顽湿聚结"。皮损常分布于四肢伸侧，病程缓慢，甚则经久不愈。

《诸病源候论·疥候》记载："马疥者，皮内隐嶙，起作根垽，搔之不知痛。"

本病相当于西医的结节性痒疹（prurigo nodularis），有人将本病视为局限性神经性皮炎的一种变型。

【病因病机】

禀赋不耐，饮食不节，湿热内蕴，复受风邪侵扰，或蚊虫叮咬，虫毒内侵；湿热风毒相搏，结聚肌肤而发。日久经络阻隔，气血凝滞，结节顽固难消。

西医学认为本病可能与超敏反应、神经精神因素有关；昆虫叮咬、食物药物过敏、胃肠道功能紊乱及内分泌障碍等也常有影响。

【临床表现】

1. 好发于四肢，尤以小腿伸侧多见。

2. 皮疹初起为淡红色坚实丘疹，逐渐变为半球形结节，黄豆至蚕豆大小，红褐色或灰褐色，粗糙坚实。由于搔抓，结节顶端表皮剥脱，出血或结痂明显。皮疹数目不等，可数个至上百个。（图15-3）

3. 患处剧烈瘙痒。

4. 病程慢性，常经年不愈，易反复发作。

【诊断与鉴别诊断】

1. 诊断要点 褐色半球形坚实的结节，瘙痒剧烈，经久不愈。

2. 鉴别诊断

（1）水疥（丘疹性荨麻疹）：皮损为红色风团样斑块或风团样丘疹，顶端常有小水疱，甚至大疱。病程短，多发于夏秋季节。

（2）千日疮（寻常疣）：皮损为粟粒至黄豆大小的赘生物，表面粗糙，呈肉刺状，好发于手足部位，不痒。

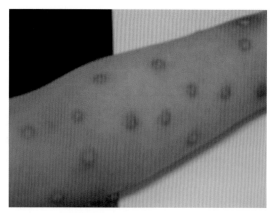

图 15－3　结节性痒疹

【治疗】

一、内治疗法

（一）辨证论治

1. 风湿毒聚证

证候：皮肤散在淡红色坚实丘疹、红褐色结节，奇痒难忍，搔之不止，经久不消；伴烦躁、失眠；舌淡红，苔白腻，脉滑。

治法：搜风清热，除湿解毒。

方药：乌蛇驱风汤加减。可加夏枯草、白鲜皮、皂角刺；蚊虫叮咬引起者加草河车。

2. 湿瘀互结证

证候：皮肤散在暗褐色结节，表面粗糙，质地坚硬，瘙痒剧烈，搔之表皮剥脱结血痂；面色晦暗，精神不振；舌质黯有瘀斑，苔白腻，脉弦涩。

治法：除湿解毒，化瘀散结。

方药：全虫方加王不留行、地龙、三棱、莪术。

（二）中成药

散结灵：活血散结，温经通络，消肿止痛。用于马疥风湿毒聚证。

大黄䗪虫丸：活血破瘀，通经消痞。用于马疥湿瘀互结证。

二、外治疗法

1. 冰黄肤乐软膏涂搽患处，每日 2～3 次。

2. 鲜芦荟折断或用黄瓜把儿，蘸雄黄解毒散擦患处，每日 2 次。

【预防与调护】

1. 避免蚊虫叮咬。
2. 忌食辛辣、腥膻发物。
3. 避免用搔抓、摩擦、热水烫洗等方式止痒。

【临证参考】

朱仁康老中医认为，中医因其剧痒，属于疥的一类。马疥即类似结节性痒疹。此症由风湿热内蕴，外受毒虫咬螫，气血凝滞，结聚成疮。故必须用搜风除湿，清热解毒，以乌蛇祛风汤为主方。

赵炳南老中医认为，本病的发生主要是体内蕴湿，兼感外界风毒，或昆虫叮咬，毒汁内侵为患，湿邪风毒凝聚，经络阻隔，气血凝滞，形成结节而作痒。湿为重浊有滞之邪，湿邪下注，故发病往往先发于下肢小腿；湿性黏腻，故缠绵不愈。治疗总的原则是除湿解毒，疏风止痒，活血软坚。常用全虫方加减，配合活血化瘀药。

第十六章 红斑鳞屑性皮肤病

第一节 白 疕

白疕是一种易于复发的慢性炎症性皮肤病。因肤如疹疥，搔起白皮而得名。中医文献中又称"松皮癣"、"干癣"、"蛇虱"、"白壳疮"等。本病的特点是在红斑上有多层的银白色鳞屑，刮去鳞屑可见露水珠样出血点，病程长，反复发作，不易根治。好发于青壮年，男性多于女性；大多数患者冬季发病或加重，夏季减轻。可有家族史。

《外科大成·卷四》中有"白疕肤如疹疥，色白而痒，搔起白疕，俗呼蛇風。由风邪客于皮肤，血燥不能荣养所致。"的记载。

本病相当于西医的银屑病（psoriasis）。西医曾将本病称为"牛皮癣"。

【病因病机】

本病多因营血亏损，血热内蕴，生风生燥，肌肤失养而成。

1. 素体内有蕴热，外感风寒、风热之邪，阻于肌肤，蕴结化热；或情志内伤，郁而化火；或过食辛辣、腥发之品，火热内生；火热之邪相搏，内入营血，外发肌肤而致肤生红斑、鳞屑。

2. 血热内盛，灼伤阴血，使血行失畅；或邪滞经脉，血脉瘀滞，以致瘀血内阻，肌肤失于濡养，则皮损肥厚，顽固难消。

3. 病程日久，热毒耗伤阴血；或热盛生风，风盛燥血，致使体内阴亏血燥，肌肤失于濡养，则皮损干燥、脱屑，反复不愈。

4. 若脾失健运，湿浊内生，或感受外湿，热毒与湿浊相合则见皱褶部皮损湿润、渗液，或掌跖部发生脓疱。湿浊流窜关节，痹阻经络而致关节红肿、疼痛。

5. 热毒炽盛，燔灼气血，气血两燔导致全身皮肤潮红、肿胀、脱屑；或泛发红斑、脓疱。

西医学目前研究认为，银屑病主要是由遗传因素和环境因素等多种因素相互作用所引起的由免疫介导的炎症性疾病。可促发或加重银屑病的因素有感染、精神紧张和应急事件、手术、外伤、妊娠、吸烟和某些药物作用等，其中感染被认为是重要因素。表皮角质形成细胞增殖加速，炎症细胞浸润，以及真皮毛细血管扩张为本病的重要病理特征，推测皮损中活化的 T 淋巴细胞释放细胞因子，刺激角质形成细胞增生，促发并参与银屑病的发生发展。

【临床表现】

根据临床表现，分为寻常型、脓疱型、关节型和红皮病型四型。

一、寻常型白疕

是最常见的临床类型

1. 可发生于身体各处，亦可累及指（趾）甲，对称分布。初发时好发于头皮、四肢伸侧。

2. 典型皮损为红色丘疹、斑块，上覆多层银白色鳞屑，易刮除。刮去鳞屑可见一层淡红色半透明薄膜（薄膜现象），刮除薄膜后出现露水珠样出血点（点状出血现象，即Auspitz's征）。皮损大小形态不一，初起为点滴状，可扩大融合成钱币状、环状、地图状、蛎壳状等，边界清楚，浸润明显。（图 16－1A、B 、C）

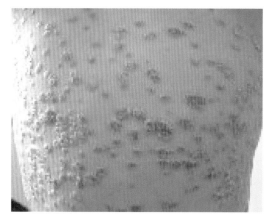

图 16－1A 银屑病

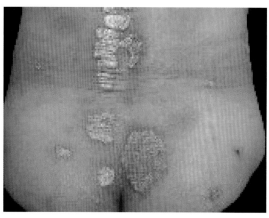

图 16－1B 银屑病

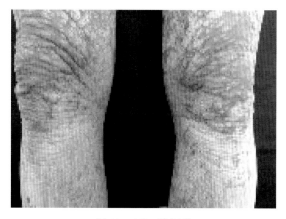

图 16－1C 银屑病

发生于头皮者，皮损可超过前发际，红斑境界清楚，鳞屑较厚，其上头发呈束状，不脱落。（图16-2A）

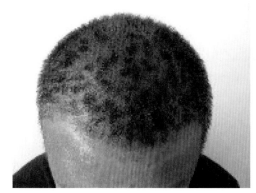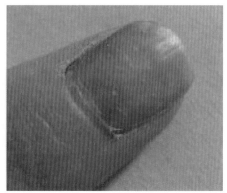

图16-2A 银屑病束状发　　　　图16-2B 银屑病甲顶针样凹陷

甲受累可见甲板上有点状凹陷，状似顶针箍；或甲板凹凸不平、增厚、分离。（图16-2B）

3．病程一般分为三期。

进行期：新皮疹不断出现，原皮损扩大，颜色鲜红，鳞屑增多，"同形反应"阳性，即摩擦、外伤、针刺处均可发生新的皮疹。

静止期：病情稳定，基本无新疹出现，原皮疹色暗红，鳞屑减少，既不扩大，也不消退。

消退期：皮损缩小，颜色转淡，鳞屑减少，或从中心开始消退，消退后遗留暂时性色素减退斑或色素沉着斑。

4．常有不同程度的瘙痒，亦可完全不痒。

5．病程慢性，易于复发。

二、脓疱型白疕

临床上较少见，以无菌性小脓疱为特征性损害。分为泛发性脓疱型白疕和掌跖脓疱型白疕两种类型。

1．泛发性脓疱型　在炎性红斑或在寻常型白疕的皮损上，出现密集的无菌性小脓疱，可融合成脓湖，表面覆有鳞屑、脓痂。常伴有发热、乏力、关节肿痛等全身不适。（图16-3A）

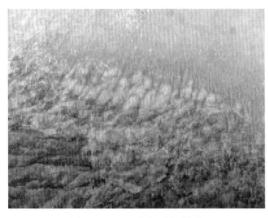

图 16-3A 脓疱型银屑病

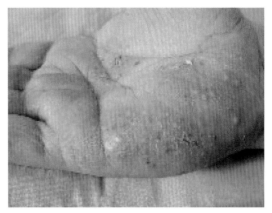

图 16-3B 掌跖脓疱病

2. 掌跖脓疱型 皮损局限于掌跖，出现对称性红斑，其上密集针尖至粟粒大小脓疱，不易破溃，逐渐结痂、干燥、脱皮。脓疱反复发生，顽固难愈。甲常变形增厚。(图 16-3B)

三、关节炎型白疕

1. 关节症状常发于寻常型白疕之后，或与脓疱型或红皮病型白疕并发。少数患者的关节症状出现于寻常型白疕之前。

2. 主要侵犯手、足小关节，特别是指（趾）末端关节受累更为普遍；严重时可累及膝、骶髂、脊柱等大关节。表现为关节红肿疼痛，活动受限，甚至变形。

3. 可伴有发热等全身症状。

四、红皮病型白疕

1. 常由寻常型白疕发展而成。或由于急性期使用了刺激性强的药物；或长期大量使用皮质类固醇激素后突然停药等因素引发。

2. 表现为全身皮肤弥漫性潮红、肿胀、浸润，大量脱屑。指（趾）甲混浊、增厚、变形，甚至脱落。部分患者在残余正常皮肤上可见寻常型白疕的皮损。(图 16-3C)

3. 常伴发热、畏寒、浅表淋巴结肿大等全身症状。

【实验室检查】

组织病理检查：寻常型的典型表现为表皮角化过度，融合性角化不全，部分皮损在角化不全中有 Munro 小脓疡（中性粒细胞的聚集）；颗粒层变薄或消失，棘层增厚，表皮突较规则地向下延伸；真皮乳头水肿呈棒状，其

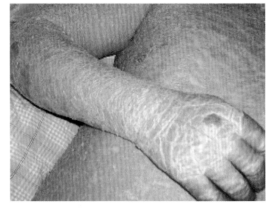

图 16-3C 红皮病型银屑病

内血管扩张，其上表皮变薄；真皮浅层血管周围有炎性细胞浸润。

【诊断与鉴别诊断】

1. 诊断要点 基本皮损为境界清楚的红色斑丘疹、斑块，表面覆盖有银白色鳞屑，刮去鳞屑可见薄膜现象及点状出血现象。

2. 鉴别诊断

(1) 白屑风（脂溢性皮炎）：与头面部白疕相鉴别。淡红色斑片，鳞屑少而呈油腻性，或为弥漫粉末状鳞屑，无束状发，发于头皮者皮损不超过前发际。

(2) 慢性湿疮（慢性湿疹）：皮损肥厚粗糙，苔藓样变，伴色素沉着，剧痒，鳞屑少且不呈银白色，刮之无出血点。

(3) 风热疮（玫瑰糠疹）：多发于躯干及四肢近端，皮损呈椭圆形红斑，上覆较薄细碎的鳞屑，长轴与皮纹走向一致，无薄膜及点状出血现象。

(4) 剥脱性皮炎型药毒（疹）：与红皮病型白疕相鉴别。有明确用药史，无白疕病史，无典型的白疕皮损。

【治疗】

一、内治疗法

（一）辨证论治

1. 血热内蕴证

证候：皮疹多呈点滴状或斑片状，不断增多扩大，颜色鲜红，层层鳞屑，瘙痒剧烈，抓之有点状出血；伴有口干舌燥，咽喉疼痛，心烦易怒，大便干结，小溲黄赤；舌质红，苔薄黄，脉滑数。

治法：清热凉血，解毒消斑。

方药：犀角地黄汤、清营汤加减。咽喉肿痛者，加板蓝根、北豆根、玄参；感冒诱发者，加银花、连翘；大便秘结者加土大黄。

2. 气血瘀滞证

证候：皮损经久不退，多呈肥厚斑块状，颜色暗红，鳞屑较厚，附着紧密；舌紫暗或有瘀斑、瘀点，脉涩或细缓。

治法：活血化瘀，解毒通络。

方药：桃红四物汤加莪术、鬼箭羽、鸡血藤、半枝莲等。急躁易怒、失眠多梦者，加生龙骨、生牡蛎、珍珠母等。

3. 血虚风燥证

证候：病程较长，皮疹多呈斑片状，颜色淡红，鳞屑减少，干燥皲裂，自觉瘙痒；伴有口咽干燥；舌质淡红，苔薄，脉沉细。

治法：养血滋阴、润燥息风。

方药：当归饮子加减。瘙痒剧烈者，加全蝎、乌蛇；夜寐不安者，加夜交藤、炒枣仁；

伴大便干燥者，加火麻仁、桃仁。

4. 湿毒蕴阻证

证候：多发在腋窝、腹股沟等皱褶部位，红斑潮湿，痂屑粘厚，瘙痒；或掌、跖部有红斑、脓疱、脱皮；或伴有关节酸痛、肿胀，下肢沉重；舌质红，苔黄腻，脉滑。

治法：清热利湿，解毒通络。

方药：犀角地黄汤合萆薢渗湿汤加减。胃脘胀满，舌苔厚腻者，加炒莱菔子、陈皮、枳壳、大腹皮；关节受累以下肢为甚者，加汉防己、独活；以上肢为甚者，加桑枝、姜黄。

5. 火毒炽盛证

证候：多见于红皮病型或泛发性脓疱型。全身皮肤潮红、肿胀，大量脱皮，或有密集小脓疱，灼热痒痛；伴有壮热，畏寒，头痛，口渴，便干溲赤；舌红绛，苔黄腻或苔少，脉弦滑。

治法：清营凉血、泻火解毒。

方药：清瘟败毒饮加减。烦躁不眠者，加生玳瑁粉；舌苔光剥者为火毒伤阴之象，加石斛、玉竹。

（二）中成药

复方青黛胶囊（丸）：清热解毒，消斑化瘀，祛风止痒。用于白疕血热内蕴证。

清开灵注射液：清热解毒，化痰通络。适用于白疕血热内蕴证、火毒炽盛证。

丹参注射液：活血化瘀，清心安神。适用于白疕气血瘀滞证、血虚风燥证。

龙胆泻肝丸：清肝胆，利湿热。用于白疕湿毒蕴阻证。

复方甘草酸苷片（注射液）：抗炎、免疫调节。适用于白疕肝功能不正常者。

雷公藤多甙片：祛风解毒，除湿消肿，舒筋活络，有抗炎及抑制细胞免疫和体液免疫等作用。适用于关节型、脓疱型、红皮病型白疕。

二、外治疗法

1. 进行期皮损外用药宜温和切忌刺激。选用黄连膏、普连膏等外涂，每日 2 次。

2. 静止期斑块状皮损可外涂 10% 黑豆馏油软膏、普连膏。大斑块状浸润肥厚皮损，可用封包疗法。

3. 皮损干燥皲裂，外涂润肌膏。

4. 药浴疗法：药浴有去除皮屑，改善皮肤血液循环，促进外用药物吸收的作用。适用于静止期、消退期；急性进行期不宜药浴，以防激惹发展成为红皮病。常用徐长卿、千里光、蛇床子、秦皮、楮桃叶、侧柏叶等煎汤，亦可用内服汤药第三煎，待温后洗浴浸泡患处，再外涂药膏。

三、其他疗法

窄波 UVB：适用于静止期皮损。照射前先用药浴或热肥皂水洗去鳞屑，照射后局部外涂药膏，可提高疗效，缓解瘙痒。注意紫外线过敏者及夏季皮损加重者禁用。

【预防与调护】

1. 预防感染和外伤；气候交替时，要特别注意预防感冒、咽炎、扁桃体炎。对反复发作的扁桃体炎合并扁桃体肿大者，可考虑手术摘除。

2. 饮食宜清淡，忌食辛辣发物，戒烟酒。

3. 调畅情志，生活规律，避免过度紧张、劳累。

4. 急性期或红皮病型不宜用刺激性强的药物，忌热水烫洗。

【临证参考】

白疕病程较长，顽固难愈，易于复发，并且有多种临床类型。因此，要根据白疕的不同类型和不同时期合理使用治疗方法，标本兼顾，内治、外治、物理治疗等多种疗法协同配合使用，能提高疗效。在进行期忌用刺激性强的药物，以免加重病情，甚或引发红皮病；慎用针灸或其他对皮肤有损伤的治疗方法，以免引起同形反应。对于红皮病患者要注意固护阴液，尽量不使用辛温发汗的方法来降低体温。对于泛发性脓疱型白疕，在清热凉血的同时，要重视解毒泻火；掌跖脓疱型白疕，在清热解毒的同时，要注重燥湿；鳞屑较多，瘙痒较重的患者，可适当配合药浴疗法；病情冬季加重的患者，在非进行期可配合窄波 UVB 光疗。

北京中医药大学东直门医院金起凤教授认为白疕病机的核心为"血热毒盛"。进行期大多数为血热型，由血热毒盛，兼夹湿热，壅搏肌肤而发；治以凉血化斑，清热解毒，佐以泄湿清风；药用水牛角片、银花、地丁、生地、赤芍、板蓝根、蚤休、白鲜皮、苦参、土茯苓、全蝎、海桐皮等治疗。静止期多为血燥型，由热毒蓄久，内伏于里，致阴伤血燥，络阻血瘀，肤失所养所致；治以育阴润燥，凉血清热，佐以活血化瘀；药用生地、元参、花粉、水牛角片、银花、赤芍、丹参、紫草、白鲜皮、乌蛇、威灵仙等治疗。（史宇广等. 当代名医临床精华皮肤病专辑. 中医古籍出版社，1992）

【文献选录】

隋·巢元方《诸病源候论·干癣候》："干癣，但有匡郭，皮枯索，痒，搔之白屑出是也。皆是风湿邪气，客于腠理，复值寒湿，与血气相搏所生。若其风毒气多，湿气少，则风沉入深，故无汗，为干癣也。"

吴谦《医宗金鉴·外科心法要诀》记载："白疕，此症俗名蛇虱。生于皮肤，形如疹疥，色白而痒，搔起白皮。由风邪客于皮肤，血燥不能荣养所致。初服防风通圣散，次服搜风顺气丸，以猪脂、苦杏仁等分共捣，绢包擦之俱效。"

许克昌《外科证治全书·发无定处证》"白疕（一名疕风），皮肤燥痒，起如疹疥而色白，搔之屑起，渐至肢体枯燥坼裂，血出痛楚，十指间皮厚而莫能瘙痒。因岁金太过，至秋深燥金用事，乃得此证。多患于血虚体瘦之人，生血润肤饮主之，用生猪脂搽之。"

第二节 风 热 疮

风热疮是一种斑疹色红如玫瑰，覆有糠状鳞屑的炎症性皮肤病。中医文献中又称"风癣"。本病的特点是初发时多在躯干部先出现一片玫瑰红色母斑，继而成批出现多数与母斑相似但较小的子斑。本病有自限性，好发于中青年，春秋季多见。

《外科启玄·风热疮》曰："此疮初则疙瘩痒之难忍，扒之而成疮，似疥非疥。乃肺受风热，故皮毛间有此症也。"

本病相当于西医的玫瑰糠疹（pityriasis rosea）。

【病因病机】

过食辛辣炙煿，或情志抑郁化火，导致血分蕴热，复感风热外邪，血热风热相搏，郁阻肌肤而发。

西医学认为本病可能与病毒感染有关；也有认为可能与细菌、真菌或寄生虫感染有关。细胞免疫反应可能参与本病的发生。

【临床表现】

1. 皮疹多发生在躯干和四肢近端，严重者也可泛发全身。

2. 起病时先出现一个淡红色或玫瑰红色的椭圆形或圆形斑片，直径约 2～3cm，被覆糠秕样鳞屑，此称为"原发斑"或"母斑"。

母斑出现后约 1～2 周，成批出现类似的较小红斑，上覆糠秕样鳞屑，此称为"继发斑"或"子斑"。子斑多发，呈椭圆形或圆形，其长轴与皮纹走向大致平行。（图16-4）

3. 多有轻度或中度的瘙痒，少数病人剧烈瘙痒或完全不痒。

4. 少数患者可伴有低热、全身不适等。

5. 病程有自限性，一般 6～8 周自愈，也有迁延半年以上者，愈后一般不再复发。

【诊断与鉴别诊断】

1. 诊断要点 先有母斑，继而出现较多的子斑，主要分布于躯干及四肢近端，呈淡红色或玫瑰红色椭圆形斑片，表面细碎糠状鳞屑，皮疹长轴与皮纹平行。

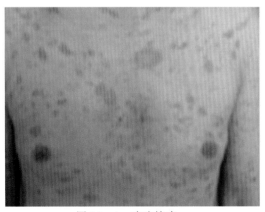

图16-4 玫瑰糠疹

2. 鉴别诊断

（1）圆癣（体癣）：与母斑相鉴别。为钱币状、环状红斑，边缘常有小丘疹、丘疱疹，瘙痒剧烈，镜检真菌阳性。

（2）紫白癜风（花斑癣）：皮损为黄豆到蚕豆大小的斑片，呈浅褐或灰白色，上有细碎鳞屑，镜检马拉色菌阳性。

（3）白疕（银屑病）：皮损可发生于身体各处，不局限于躯干和四肢近端；红斑大小不等，触之较厚，上覆多层银白色鳞屑，易剥脱，刮之有点状出血现象。

（4）杨梅斑（二期梅毒疹）：与风热疮皮疹相似，但皮疹可泛发全身，无痒感，有不洁性交史，梅毒血清学检查阳性。

【治疗】

一、内治疗法

（一）辨证论治

1. 风热蕴肤证
证候：发病急，皮损为淡红色斑片，鳞屑细薄，瘙痒；伴心烦，口微渴，尿黄；舌红，苔白或薄黄，脉浮数。
治法：疏风清热止痒。
方药：消风散加减。瘙痒甚者加白鲜皮、白僵蚕等。

2. 风热血热证
证候：皮疹多发，为鲜红或玫瑰红色斑片，鳞屑较多，瘙痒较剧；伴口干，心烦，尿赤，便干；舌质红，苔薄，脉滑数。
治法：清热凉血，祛风止痒。
方药：凉血消风散加减。血热甚者加水牛角、丹皮、赤芍、紫草等。

（二）中成药

防风通圣丸：解表通里，清热解毒。用于风热疮风热蕴肤证。
复方青黛胶囊（丸）：清热解毒，消斑化瘀，祛风止痒。用于风热疮风热血热证。

二、外治疗法

1. 发病初期，皮疹色红瘙痒者可用三黄洗剂外搽。
2. 病程中、后期皮损干燥脱屑者可用润肌膏或紫草油涂搽患处。

三、其他疗法

1. 针刺疗法 取穴合谷、大椎、曲池、肩髃、肩井、血海，用泻法，留针10～15分钟，每日1次，10次为1个疗程。
2. 窄波UVB光疗，可缩短病程。

【预防与调护】

1. 饮食宜清淡，忌食辛辣及鱼腥等生热动风之品。
2. 忌用热水烫洗及搔抓，以免加重病情。
3. 外用药宜选用性质温和、无刺激性者为宜。

【临证参考】

风热疮的病程有自限性，治疗用药可促进皮损消退，缩短病程。中医辨证多属实证热证，以消风散、银翘散、凉血消风散等加减治疗。亦有少数患者皮损迁延数月不消退，其病机往往与阴伤血燥或血行不畅有关，在治疗上除清热、散风、凉血之外，要酌情加用滋阴养血润燥之品及活血通络之品，以促进皮损消退。适量的日光浴，有助于皮损的恢复。

【文献选录】

《诸病源候论·风癣候》："风癣是恶风冷气客于皮，折于血气所生。亦作圆文匡郭，但抓搔顽痹，不知痛痒。"

《外科正宗·顽癣》："风癣如云朵，皮肤娇嫩，抓之则起白屑。"

《洞天奥旨·风热疮》："风热疮，……乃肺经内热而外感风寒，寒热相激而皮毛受之，故成此症也。世人以防风通圣散治之，亦有愈者，然铎更有治其外而自愈。"

第三节　猫　眼　疮

猫眼疮是一种肤生圆形红斑，状似猫眼的急性炎症性皮肤病。中医文献中又称"雁疮"、"寒疮"。本病的特点是发病急骤，皮损为红斑、丘疹、水疱等多形性损害，典型的皮损具有虹膜样特征，常累及黏膜；重症可有严重的黏膜及内脏损害。本病多见于儿童及青年女性，好发于春秋季节，病程有自限性，易复发。

《医宗金鉴·外科心法要诀》记载："猫眼疮名取象形，痛痒不常无血脓，光芒闪烁如猫眼，脾经湿热外寒凝"。

相当于西医的多形性红斑（erythema multiforme）。

【病因病机】

1. 素体阳气不足，卫外不固，腠理不密，风寒、风热之邪侵袭肌肤，与气血相搏而发。
2. 饮食不节，恣食肥甘辛辣及腥发动风之品，脾经蕴湿化热，风湿热邪郁阻于肌肤而致。
3. 先天禀赋不耐，火毒药毒内攻，火毒炽盛，燔灼营血，蕴结肌肤而发病。

西医学认为本病病因复杂，可由单纯疱疹病毒、细菌、真菌等感染因素，以及药物、食物等引起，也可能与内脏疾病、寒冷因素等有关。重症型（Stevens-Johnson 综合征）有严重的黏膜和内脏损害，与药物异常反应相关。细胞介导的免疫反应在本病的发病中起重要作用。

【临床表现】

根据皮损严重程度和全身症状可分为轻症、重症两型。

一、轻症型

1. 发病急，发病前多有头痛、低热、全身不适等前驱症状。部分病例由扁桃体炎和上呼吸道感染所诱发。

2. 皮损对称分布于四肢远端，特别是手足背、踝部，面部和耳廓也可发生。少数患者累及口腔、外阴黏膜。

3. 皮损呈多形性，以圆形水肿性红斑、丘疹为主，也可见水疱、大疱、紫癜或风团等。典型的皮损为虹膜样损害（也称靶形损害），即圆形水肿性红斑，境界清楚，中央颜色较边缘深，呈暗红色或紫癜样，严重时出现水疱。（图16-5）

4. 有轻度的瘙痒、烧灼感或疼痛。

5. 无明显全身症状。

6. 病程约2～4周，但可反复发作。

二、重症型

1. 起病急骤，有畏寒、高热、头痛、关节疼痛、全身不适等前驱症状。

2. 皮损可泛发于全身，黏膜损害严重，眼、口腔、鼻、咽、尿道、肛门、呼吸道、消化道黏膜均可受累。

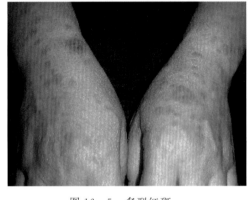

图16-5 多型红斑

3. 皮损初起为水肿性红斑或暗红色虹膜样红斑，迅速扩大相互融合，其上出现水疱、大疱、血疱、瘀斑等，尼氏征阳性。黏膜损害发生早且严重，可出现水疱、糜烂、溃疡及出血。

4. 自觉灼热、疼痛。

5. 常伴有高热、寒战、气促、腹泻，甚至昏迷等。可发生角膜炎、角膜溃疡、虹膜炎，导致视力下降甚至失明；亦可并发关节炎、支气管肺炎、消化道溃疡、心肌炎及肝肾损害等。

6. 病程约3～6周。可因消化道出血、继发感染或肝肾损害而死亡。

【实验室检查】

组织病理检查：典型表现为表皮基底细胞水肿或液化变性，表皮内有个别或多数角质形成细胞坏死，表皮下水疱形成，真皮浅层水肿，红细胞外渗，血管周围有淋巴细胞浸润。

【诊断与鉴别诊断】

1. 诊断要点　圆形水肿性红斑伴虹膜样损害，好发于肢端，可累及黏膜。

2. 鉴别诊断

（1）冻疮：多见于冬季，好发于肢体末端暴露部位，皮损为暗红色水肿性斑块，边界不清，不对称，遇热瘙痒，天气转暖才缓解，无典型虹膜样皮损。

（2）天疱疮（寻常型天疱疮）：正常皮肤上或红斑上发生水疱、大疱，疱壁松弛，容易破裂，形成大片糜烂，尼氏征阳性。病理变化为表皮内水疱，有棘刺松解现象。无典型虹膜样皮损，以及病理变化是主要鉴别点。

【治疗】

一、内治疗法

（一）辨证论治

1. 风寒阻络证

证候：冬季发病，皮损颜色暗红或紫红，发于颜面及四肢末端，遇寒加重，指（趾）肿胀，四肢厥冷，小便清长；舌质淡，苔白，脉沉紧。

治法：温经散寒，和营通络。

方药：当归四逆汤加减。皮损以上肢为主者，加桑枝、姜黄；以下肢为主者，加木瓜、牛膝；伴关节疼痛者，加羌活、独活、秦艽。

2. 风湿热蕴证

证候：皮损以红斑为主，鲜红水肿，形如猫眼，中心可有水疱；亦可见丘疹、小风团等多形性损害；或口腔糜烂，外阴湿烂，自觉灼热痒痛；可伴发热，咽干咽痛，头重，身倦，关节酸痛；舌红苔黄腻，脉弦滑或滑数。

治法：疏风清热，利湿解毒。

方药：消风散合龙胆泻肝汤加减。皮疹鲜红、灼热者加赤芍、丹皮、紫草；伴咽痛者加板蓝根、元参。

3. 火毒炽盛证

证候：起病急骤，恶寒、高热、头痛，全身泛发红斑、大疱、糜烂、瘀斑，黏膜广泛累及，可见红斑、糜烂、出血、结痂；伴恶心、呕吐、关节疼痛，大便秘结，小便黄赤；舌质红，苔黄，脉滑数。

治法：清热凉血，解毒利湿。

方药：清瘟败毒饮合导赤散加减。高热不退者加紫雪散；大便秘结者加生大黄。

（二）中成药

皮肤病血毒丸：清血解毒，消肿止痒。用于猫眼疮风湿热蕴证。

清开灵口服液：清热解毒，镇静安神。用于猫眼疮火毒炽盛证。

二、外治疗法

1. 皮损以红斑、丘疹为主者，用三黄洗剂外涂患处，每日 3 次。

2. 水疱、糜烂、渗出明显者，用马齿苋、黄柏、生地榆适量，水煎，放凉湿敷患处，每次 20 分钟，每日 3~5 次。

3. 黏膜糜烂者，用生肌散或锡类散吹撒患处，每日 3 次。

三、其他疗法

1. 针刺疗法　主穴取足三里、血海。风寒阻络证加列缺、合谷等；风湿热蕴证加大椎、曲池、阴陵泉等。针刺用泻法，每次留针 30 分钟，隔日 1 次，10 次为 1 个疗程。

2. 西医治疗　重症型应中西医结合治疗。早期足量给予糖皮质激素，配合抗组胺药物、钙剂、维生素 C，同时注意保持水电解质平衡及预防感染。

【预防与调护】

1. 寻找并去除致病因素，注意预防感冒，及时控制感染，停用可疑致敏药物。
2. 风寒证者需注意保暖，避免寒冷刺激。
3. 忌食辛辣、腥发之物，忌烟酒。
4. 重症患者，若皮肤大疱破溃、糜烂，应加强护理，及时换药及更换消毒床上用品的，防止感染。

【临证参考】

猫眼疮病因复杂，病机证候多端，有寒、热、湿、毒之不同。临证要准确辨证，治疗以祛邪为主，并积极寻找祛除诱发因素，防止反复发作。

重症型猫眼疮病情危重，发展迅速，应早期、及时地中西医结合治疗，有效控制病情；注意保持水、电解质平衡，给予高蛋白饮食等支持疗法；尤其应加强眼部黏膜的护理，防止发生结膜粘连，角膜穿孔。

【文献选录】

隋·巢元方《诸病源候论·雁疮候》："雁疮者，其状生于体上，如湿癣疬疡，多著四支乃遍身，其疮大而热疼痛。得此疮者，常在春秋二月八月雁来时则发，雁去时便瘥，故以为名。"

清·吴谦《医宗金鉴·外科心法要诀》："猫眼疮，此证一名寒疮，每生于面及遍身，由脾经久郁湿热，复被外寒凝结而成。初起形如猫眼，光彩闪烁，无脓无血，但痛痒不常，久则近胫。宜服清肌渗湿汤，外敷真君妙贴散。"

第四节 紫癜风

紫癜风是一种慢性炎症性皮肤粘膜疾病，因皮损色紫而得名。发于口腔的紫癜风中医称为"口蕈"。本病的特点是皮肤出现紫红色多角形扁平丘疹，好发于四肢屈侧，常累及口腔黏膜。多见于成年人，女性患者多于男性。

宋《圣济总录·诸风门》有"紫癜风之状，皮肤生紫点，搔之皮起而不痒痛是也。此由风邪挟湿，客在腠理，荣卫壅滞，不得宣流，蕴瘀皮肤，致令色紫。故名紫癜风。"的记载。

本病相当于西医的扁平苔藓（lichen planus）。

【病因病机】

1. 风湿热邪侵袭，郁于皮肤黏膜，局部气血瘀滞而发。

2. 情志失和，肝郁气滞或气郁化火，阻于皮肤黏膜，局部气血瘀滞而发。

3. 肝肾阴虚，虚火上炎，熏蒸于口腔黏膜而发。

西医学认为本病的病因可能与遗传、自身免疫、感染、神经精神功能失调、药物、慢性病灶、代谢和内分泌紊乱等因素有关。认为发病机制主要是通过各种细胞因子介导的 T 细胞免疫反应。

【临床表现】

1. 一般慢性起病；急性泛发型皮疹发展迅速，数周内播散全身。

2. 皮疹可发生于身体各处，一般四肢多于躯干，屈侧多于伸侧，尤以于腕屈侧、踝部、股内侧和腰臀部最易受累。

3. 典型皮损为境界清楚的多角形紫红色扁平丘疹，表面发亮，有蜡样光泽。用液状石蜡涂拭皮损表面，可有灰白色浅细的网状纹理（Wickham 纹），为本病的特征性表现。皮损常多发，散在或密集分布，或相互融合成较大斑片。可有同形反应，即沿搔抓、外伤处出现同样损害。皮损消退后留有继发性色素沉着。（图 16—6A）

4. 黏膜损害常见。其中口腔黏膜最常受累，表现为颊黏膜有网状白色细纹；口唇有糜烂、渗液及黏着性鳞屑；发于龟头常为紫红色环状损害。（图 16—6B）

5. 甲受累可引起甲板变薄或增厚，出现纵嵴、纵沟或翼状胬肉，甚至甲脱落。

6. 特殊类型：色素型表现为黑褐色斑疹或斑丘疹；肥大型多见于踝部，为紫色肥厚性斑块，有时甚至呈疣状。另外，还有大疱性、萎缩性和溃疡型。

7. 常有阵发性剧痒，亦有仅感微痒或不痒者。

8. 病程慢性，可持续数周或数月；发于头皮者可引起瘢痕性永久脱发；个别长期不愈者皮损处可发生鳞状细胞癌。

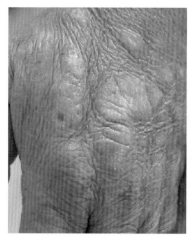

图 16-6A 扁平苔藓

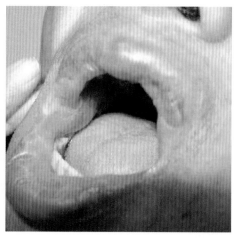

图 16-6B 扁平苔藓

【实验室检查】

组织病理检查：具有特征性。表现为角化过度，颗粒层楔形增厚，基底层细胞液化变性，真皮浅层淋巴细胞呈带状浸润，可见嗜酸性无结构的胶样小体及噬黑素细胞。

【诊断与鉴别诊断】

1. 诊断要点 紫红色扁平丘疹、斑块，好发于四肢屈侧，可见 Wickham 纹。组织病理检查有特征性意义。

2. 鉴别诊断

（1）皮肤淀粉样变：多见于小腿伸侧，为绿豆大小的圆顶丘疹，密集成片，互不融合，无光泽，无 Wickham 纹。病理检查示真皮乳头有淀粉样物质沉积可以鉴别。

（2）白疕（银屑病）：点滴型白疕可与紫癜风皮损相似，但白疕皮损的鳞屑多，易于刮除，有薄膜现象及点状出血。

（3）牛皮癣（神经性皮炎）：皮疹好发于颈项、肘部及腘窝等处，常呈典型的苔藓样变，无 Wickham 纹及口腔损害。

【治疗】

一、内治疗法

（一）辨证论治

1. 风热血瘀证

证候：起病急，病程短，皮疹多发或泛发全身，为紫色扁平丘疹，瘙痒剧烈；可伴身热、口干；舌质紫红，苔薄黄，脉数。

治法：祛风清热，活血止痒。

方药：消风散加赤芍、紫草、丹参、红花、鬼箭羽等。

2. 肝郁血瘀证

证候：病程较长，皮疹颜色紫暗，干燥粗糙，融合成片状、环状、线状等，剧痒难忍；伴烦躁易怒、或情志抑郁，胁肋胀痛，经前乳胀；舌质暗，苔薄白，脉弦细。

治法：疏肝理气，活血化瘀。

方药：丹栀逍遥散合桃红四物汤加减。可酌加王不留行、乌蛇、僵蚕。

3. 阴虚内热证

证候：皮疹多见于黏膜部位，口腔、阴部黏膜可出现网状白色细纹、紫红色斑、糜烂；伴头晕耳鸣，五心烦热，口咽干燥，腰膝酸软等；舌质红，苔白，脉细数。

治法：补益肝肾，滋阴降火。

方药：知柏地黄汤加元参、金银花、栀子。皮损糜烂结痂者，加苦参、生苡仁、生白术等。

（二）中成药

连翘败毒丸：清血解毒，散风消肿。用于紫癜风风热血瘀证，大便秘结者。

加味逍遥丸：疏肝清热，健脾养血。用于紫癜风肝郁血瘀证。

知柏地黄丸：补益肝肾，滋阴降火。用于紫癜风阴虚内热证。

口炎清颗粒：滋阴清热，解毒消肿。用于紫癜风阴虚火旺证所致的口腔炎症。

二、外治疗法

1. 皮疹泛发、剧烈瘙痒，用三黄洗剂外涂，每日 3～4 次。

2. 皮损暗红、肥厚，用黄连膏、润肌膏等外涂，每日 2 次。

3. 口腔黏膜损害，可用金银花、大青叶、生甘草水煎漱口；有溃疡者，用锡类散、西瓜霜局部喷撒，每日 3 次。

三、针刺疗法

线状扁平苔藓可根据皮疹分布部位所属经络，循经取穴，针刺治疗，隔日 1 次，10 次为 1 疗程。

【预防与调护】

1. 调畅情志，消除紧张、忧虑等不良情绪。

2. 避免局部刺激，忌食辛辣，积极治疗慢性感染病灶。

3. 口腔黏膜受累者，饮食宜清淡温软，避免酸辣食物，以及烟酒、假牙等刺激。

4. 黏膜损害长期不愈者，应密切注意病情变化，防止发生癌变。

【临证参考】

紫癜风主要由风、湿、热、瘀等致病因素所致，与肝、脾、肾等脏器功能失调密切相关。朱仁康老中医认为扁平苔藓属于中医"乌癞风"或"紫癜风"范畴。其发生病机，由于风湿蕴聚，郁久化毒，阻于肌腠，气滞血瘀所致。治疗以搜风燥湿，清热解毒为主，用乌蛇躯风汤，亦可加用活血化瘀之桃仁、红花、茜草等药。

赵炳南老中医认为扁平苔藓发于口腔类似于中医"口蕈"。多为阴血不足，脾湿不运，经络气血阻隔而致。治宜滋补肝肾，健脾除湿为法。常用方药：南北沙参、熟地、元参、石斛、天麦冬、紫丹参、枸杞子、山萸肉、苦参、生薏米、白术、车前子。湿热盛者，可加黄柏、知母。外用锡类散、珠黄散。

【文献选录】

明·王肯堂《证治准绳·疡医》曰："夫紫癜风者，由皮肤生紫点，搔之皮起而不痒痛者是也。此皆风湿邪气客于腠理，与气血相搏，致荣卫否涩，风冷在于肌肉之间，故令色紫也。"

第五节　红皮病

红皮病（erythroderma）又称剥脱性皮炎，是一种累及全身皮肤的炎症性疾病。本病的特点是全身皮肤弥漫性潮红、肿胀、脱屑。红皮病是一个形态学的诊断，它可继发于不同的皮肤病，除皮肤病炎症外，常累及身体各系统和内脏器官。

中医文献中记载的"脱皮疮"与本病类似。

【病因病机】

1. 先天禀赋不耐，素体血热，加之邪毒内侵，毒热互结，内攻脏腑，外泛肌表；或素有皮肤病，失治误治，化火化毒，火热毒盛，溢于皮肤而致。

2. 脏腑积热，复感湿热毒邪，湿热毒盛，气血两燔，灼伤营血，郁蒸皮肤而致病。

3. 病程日久，热毒耗气伤阴，邪毒未尽，正气已虚，而致气阴两伤，肌肤失养。

总之，本病内因禀赋不耐，脏腑积热，外因感受湿热毒邪，热毒内扰营血，外灼肌肤，故全身皮肤潮红肿胀；热毒耗伤阴血，化燥生风，皮肤失润，则大量脱屑。

西医学认为本病的病因复杂，可归纳为四类。①药物过敏是引起红皮病的一个重要原因；②某些皮肤病，如银屑病、湿疹、毛发红糠疹等，处理不当或治疗不及时可发展成红皮病。③蕈样肉芽肿等恶性肿瘤患者也可出现红皮病样改变。④部分病例找不到明显诱发因素，称"特发性红皮病"。

【临床表现】

1. 全身90％以上皮肤弥漫性潮红、肿胀、浸润、脱屑为特征。急性期皮损鲜红色，水肿，有渗出，以皱褶部位为甚；亚急性期皮损深暗红色，浸润脱屑较著，鳞屑可呈糠秕样或大片形，特别在掌、跖部位，鳞屑大片脱落，如手套、袜子状；恢复期皮损颜色逐渐变淡，

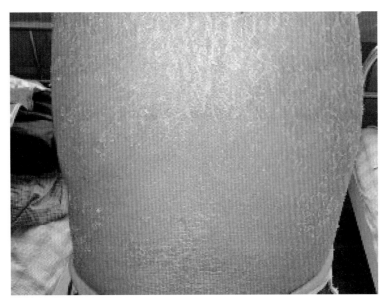

图 16－7 红皮病

浸润减轻，脱屑减少。（图 16－7）

2. 可出现毛发脱落；指（趾）甲萎缩、混浊、凹陷、纵嵴和反翘等，亦可引起甲脱落。

3. 有不同程度的瘙痒，部分患者有灼热感。

4. 全身乏力，淋巴结肿大或肝脾肿大。由于毒素吸收和皮肤散热功能失常，可引起不同程度的畏寒发热；蛋白大量丢失导致低蛋白血症、酮症酸中毒；还易继发感染及消化功能障碍、心血管病变、内分泌失调等。

5. 病程慢性。药物引起者可在 1～2 个月恢复，预后较好；由银屑病等引起者常反复发作，可多年不愈；恶性肿瘤相关者则预后不良。

【实验室检查】

常见白细胞增高，血沉加快，血清白蛋白降低，电解质紊乱等。

【诊断与鉴别诊断】

1. 诊断要点　全身皮肤弥漫性潮红、肿胀、浸润、脱屑。

2. 鉴别诊断

（1）落叶型天疱疮：亦可见全身皮肤红斑，大量痂皮脱屑，但本病最初表现为浅表的松弛性水疱可资鉴别。

（2）详细询问病史，全面系统地体检，寻找原发疾病的线索。

【治疗】

一、内治疗法

(一) 辨证论治

1. 火毒炽盛证

证候：多见于红皮病急性期。全身皮肤弥漫性红肿、灼热、大量脱屑、瘙痒；伴高热，烦躁口渴，便秘，溲赤；舌质红绛，苔黄，脉数。

治法：清热凉血，解毒护阴。

方药：清瘟败毒饮、或清营汤加减。高热者予紫雪散退热。

2. 血热挟湿证

证候：全身皮肤弥漫性潮红、水肿、脱屑，皮肤皱褶部位糜烂、渗出，瘙痒；伴有发热，烦躁，口苦口干，便秘，溲赤等；舌质红，苔黄腻，脉滑数。

治法：清热除湿，凉血解毒。

方药：清营汤合龙胆泻肝汤加减。

3. 气阴两伤证

证候：病程日久，皮损颜色暗红，肿胀减轻，鳞屑较多，干燥瘙痒；伴低热，神疲乏力，纳食减少，口唇鼻咽部干燥；舌胖嫩苔白，或舌红少苔，脉沉细无力。

治法：养阴清热，健脾益气，兼以活血化瘀。

方药：增液汤合参苓白术散加减。腰膝酸软，骨蒸潮热者，可用生脉饮合知柏地黄汤加减。

(二) 中成药

清开灵注射液：清热解毒，化痰通络。适用于红皮病火毒炽盛证。

龙胆泻肝丸：清肝胆，利湿热。用于红皮病血热挟湿证轻症。

生脉饮口服液：益气养阴生津。用于红皮病气阴两伤证轻症。

知柏地黄丸：滋阴降火。用于红皮病阴虚火旺证轻症。

二、外治疗法

1. 急性期皮肤潮红、肿胀、脱屑者，用甘草油将黄连膏调稀后外涂，每日2～3次。

2. 有糜烂渗出处，用10％黄柏溶液，或用马齿苋50g、蒲公英30g、野菊花15g煎汤，冷湿敷，每日2次。湿敷间期外涂青黛膏。

3. 全身皮肤干燥，大量脱屑，剧烈瘙痒者，用黄连膏、润肌膏等外涂，每日2次。

三、其他疗法

注意纠正水电解质紊乱，补充维生素等支持疗法。合并感染时给予抗感染治疗。

【预防与调护】

1. 患者应卧床休息，不宜过劳。
2. 停用可疑的致敏药物，避免滥用药物。
3. 加强护理，密切观察，及时发现并治疗合并症。加强皮肤护理，经常更换消毒衣服及床上用品，防止继发感染。
4. 不宜用刺激性强的外用药物。
5. 宜高蛋白饮食，多吃蔬菜水果；忌食辛辣、刺激性食物及发物。

【临证参考】

导致红皮病的原因很多，在治疗上要注意查明原因，针对病因进行治疗，往往可取得较好疗效。若由湿疹、皮炎引起的红皮病，在治疗上要兼以清热利湿或除湿健脾；若由银屑病引起的红皮病，要重用清热凉血之品；若由恶性肿瘤引起者要在治疗红皮病的同时，积极治疗肿瘤。

红皮病热毒炽盛，易耗气伤阴，气虚则行血乏力，阴虚则不能濡润血脉，久病入络，故在后期往往伴有气阴两伤，瘀血阻滞的症候。治疗上在益气养阴的同时，要注重清解余毒和活血化瘀。外用药的选择注重温和，不要用刺激性强的药物。

184 · 中医皮肤性病学 ·

第十七章 血管性皮肤病

第一节 葡 萄 疫

葡萄疫是一种超敏反应性毛细血管和细小血管炎。因感受外邪，皮疹色若葡萄而得名。中医文献中又名"紫斑"、"紫癜"、"斑毒"。本病的特点是非血小板减少性紫癜，好发于下肢，可累及关节、消化道和肾脏。本病多见于儿童和青少年，男性多于女性。

《外科正宗·葡萄疫》记载："葡萄疫，其患多生小儿，感受四时不正之气，郁于皮肤不散，结成大小青紫斑点，色若葡萄。"

本病相当于西医的过敏性紫癜（anaphylactoid purpura）。

【病因病机】

血不循经，出于脉络之外，留着腠理之间，而成瘀斑、瘀点。其原因可分虚实二端。

1. 风热毒邪侵袭，郁于皮肤脉络，热迫血行，溢于脉外，凝滞成斑；或由湿热浸淫，熏灼营血，不循常道，溢于脉外，凝滞成斑。

2. 气不摄血，脉道失约，统摄无权，血不归经，溢于脉外而成紫斑；或由阴虚火旺，煎熬营血，损伤脉络，血随火动，络破血出而成紫斑。

西医学认为本病是由抗原抗体反应，形成循环免疫复合物在血管壁沉积，激活补体，导致毛细血管和小血管壁及其周围产生炎症，使血管壁通透性增高，从而产生紫癜和各种局部及全身症状。本病致病因子复杂，往往难以确定，细菌、病毒、食物和药物等外来诱因均可促使发病，也可以继发于恶性肿瘤、肝肾疾病、自身免疫性疾病。

【临床表现】

1. 发病前1～3周常有头痛、咽痛、低热、乏力等前驱症状。

2. 皮损多见于下肢、臀部，而以小腿伸侧为主。重者可波及上肢、躯干。对称分布。

3. 皮损以针尖到黄豆大小的瘀点、瘀斑为主，可稍隆起呈斑丘疹状，部分有融合倾向。非单纯型者，除瘀点、瘀斑外，可并发风团、丘疹、血疱等多形性损害。（图17—1A、B）

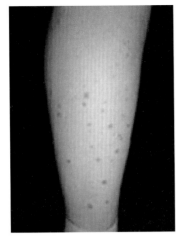

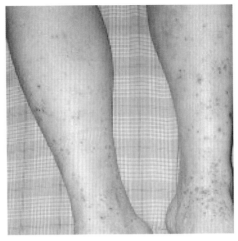

图 17－1A 过敏性紫癜　　　　图 17－1B 过敏性紫癜

4.一般无自觉症状，偶有痒疼。

5.仅累及皮肤的称为单纯型，除此以外根据伴发症状尚有以下几种特殊类型。几型同时出现称为混合型。

（1）关节型：伴有关节酸痛、肿胀、活动受限，以膝、踝关节为多，也可波及肘、腕、指关节。

（2）腹型：伴有脐周和下腹部绞痛，伴恶心、呕吐、便血等，甚者腹痛剧烈，伴发肠套叠或肠穿孔。

（3）肾型：主要伴发血尿，也可出现蛋白尿、管型尿，可伴腰痛。少数反复发作，转变成慢性肾炎。

6.病程长短不一，可持续数月或 1～2 年，易复发。若无严重并发症，一般预后良好。

【实验室检查】

毛细血管脆性试验阳性。血沉加快。累及肾脏时出现血尿、蛋白尿和管型尿；累及胃肠道可出现大便潜血阳性。血小板计数，出、凝血时间，凝血因子等均在正常范围内。

【诊断与鉴别诊断】

1.诊断要点　根据瘀点、瘀斑，对称分布，以小腿伸侧为多，及血液检查正常即可诊断。

2.鉴别诊断

（1）特发性血小板减少性紫癜：皮肤、黏膜发生广泛严重的出血，可见瘀点、大片瘀斑、甚至血疱，血肿。常伴口腔、鼻腔、胃肠道、泌尿生殖道出血；严重者颅内出血。实验室检查：血小板减少，出血时间延长。主要鉴别点是出血症状重，血小板减少。

（2）血疳（进行性色素性紫癜性皮肤病）：新发皮疹为辣椒粉样瘀点，陈旧的皮疹转为棕褐色；多见于成年男性，好发部位为小腿及踝部周围；病程缓慢，进行性发展，亦可自行消退。主要鉴别点是瘀点细小似辣椒粉样。

（3）变应性血管炎：皮疹多形，有红斑、丘疹、风团、紫癜、血疱、浅表小结节或坏死、溃疡，皮疹鲜红至紫红色，好发于下肢、踝部，亦可发生在其他部位，常对称分布，皮疹消退后可遗留萎缩性瘢痕。主要鉴别点为皮损多形，有小结节、坏死、溃疡。

（4）腹型紫癜应与急腹症鉴别；肾脏症状明显而皮疹不突出时，应与其他肾病鉴别；有关节症状并伴低热者，应与系统性红蝴蝶疮（红斑狼疮）鉴别。

【治疗】

一、内治疗法

（一）辨证论治

1. 血热发斑证

证候：起病突然，瘀点瘀斑色鲜，稍高出皮面，有时融合成片，甚至发生血疱；可伴疲乏、身热、口干、咽痛，亦可有关节疼痛或腹痛、血尿；舌质红，苔薄黄，脉滑数或弦数。

治法：清热凉血散瘀。

方药：犀角地黄汤合凉血五根汤加减。咽喉疼痛加北豆根、锦灯笼、元参；关节痛加豨莶草、络石藤、汉防己；血尿加小蓟、蒲黄炭、藕节。高热加生石膏。

2. 湿热血瘀证

证候：紫癜以下肢为重，间见黑紫血疱；常伴有足踝肿胀，关节疼痛，屈伸不利，四肢沉重；或伴有腹胀微痛，纳呆，恶心呕吐，甚则剧烈腹痛，便血或黑便；口干不欲饮、小便短赤；舌红，苔黄腻，脉滑数。

治法：清热祛湿，疏风通络。

方药：宣痹汤合凉血五根汤加减。关节疼痛酌加木瓜、秦艽、桑枝、忍冬藤；血尿酌加白茅根、生地炭；腹痛剧烈加白芍、生甘草、五灵脂、木香。

3. 脾虚失摄证

证候：病程较久，常反复发作，紫癜色暗，面色萎黄，倦怠无力；舌淡或有齿痕，苔白，脉细弱或沉缓。

治法：健脾益气，养血摄血。

方药：归脾汤加减。可加蒲黄、地榆炭、阿胶等。便血加生地榆、生槐花、三七粉；血尿加小蓟、白茅根、旱莲草；气虚甚者合补中益气汤。

4. 阴虚火旺证

证候：瘀点紫红，色不鲜明，分布稀疏，反复发作；伴形体消瘦，五心烦热，颧红盗汗，唇绛口干，或兼见便血、血尿诸症；舌红少苔或光剥，脉细数。

治法：滋阴降火，凉血散瘀。

方药：知柏地黄汤合犀角地黄汤加减。可加旱莲草、蒲黄拌炒阿胶珠等。血尿者，加大蓟、小蓟、白茅根；出血日久，瘀斑血肿久不消退者加丹参、三七粉；五心烦热、面色潮红者加龟板、鳖甲、知母。

（二）中成药

云南白药：化瘀止血，活血止痛，解毒消肿。适用于葡萄疫湿热血瘀证。

补中益气丸：益气摄血。适用于葡萄疫脾虚失摄证。

知柏地黄丸：滋阴降火。适用于葡萄疫阴虚火旺证。

二、外治疗法

1. 三黄洗剂外涂，每日 2 次。

2. 紫草 30g、地榆 30g、荆芥 20g、生地 30g、丹皮 20g、仙鹤草 30g，煎水 2000ml，外洗患处。

【预防与调护】

1. 急性期要卧床休息，减少活动。

2. 寻找并去除致病因素，防治感冒、扁桃体炎、龋齿等，避免摄入可疑致敏食物及药物。

3. 患病期间注意间断抬高下肢，避免长时间站立、行走。

【临证参考】

中医治疗葡萄疫首先应辨明虚实。本病初期以邪实为主，病程迁延日久，紫癜反复出现，多属虚证或虚实夹杂。血热损络发斑证虽临床多见，但不能一见本病即按血热论治。少数病例属脾虚、气虚、阳虚之证，治法迥异，同病异治，不可不辨。

离经之血即为瘀血。在葡萄疫的发病过程中，瘀血既是病理产物，是疾病的外在表现，又是新生的致病因素，可以导致疾病进一步的发展。属血热证而单纯凉血止血效果不佳者，应考虑血瘀的问题。本病腹痛，痛有定处而不移者，属湿热蕴阻，兼有瘀血在肠胃，可用桃核承气汤去瘀血；瘀血不明显者，加芍药、甘草以缓急止痛。

脾不统血者宜健脾益气，方选归脾汤加减，气不摄血者宜益气摄血，方选补中益气汤加减，气血两虚者合芎归胶艾汤化裁。若有慢性反复，病程日久，斑色淡紫，触之欠温，遇寒加重，并见面色苍白或紫暗，身寒肢冷，腰膝酸软，纳少便溏，腹痛喜按，舌淡或偏紫，脉细弱或沉迟者，证属脾肾阳虚，当补肾健脾，温阳摄血，方用黄土汤加菟丝子、仙鹤草治之。

【文献选录】

《诸病源候论·患斑毒病候》：斑毒之病，是热气入胃。而胃主肌肉，其热挟毒，蕴积于胃，毒气熏发于肌肉。状如蚊蚤所啮，赤斑起，周匝遍体。此病或是伤寒，或时气，或温病，皆由热不时歇，故热入胃，变成毒，乃发斑也。

《医宗金鉴·外科心法要诀》记载："葡萄疫，此证多因婴儿感受疠疫之气，郁于皮肤，凝结而成，大小青紫斑点，色状若葡萄，发于遍身，惟腿胫居多。……初起宜服羚羊角散，久虚者，宜服胃脾汤。"

第二节　瓜藤缠

瓜藤缠是一种以疼痛性红斑结节为主要表现的血管炎性皮肤病。因结节多发，缠绕小腿，状若瓜藤缠绕而得名，中医又名"梅核火丹"、"梅核丹"、"室火丹"等。本病的特点是小腿伸侧散在的疼痛性皮下结节，皮色鲜红或暗红。好发于青年女性，常反复发作，以春秋季发病为多。

《医宗金鉴·外科心法》记载："湿毒流注，此证生于腿胫，流行不定，或发一、二处，疮顶形似牛眼，根脚漫肿，……若绕胫而发即名瓜藤缠，结核数枚，日久肿痛"。

本病相当于西医的结节性红斑（erythema nodosum）。结节性血管炎（nodular vasculitis）可参照本病辨证论治。

【病因病机】

1. 素体血分蕴热，外感湿邪，湿与热结；或体内湿盛，湿郁化热；湿热下注，阻滞经络，导致局部气血瘀滞而发病。

2. 体虚之人，气血不足，卫外不固，寒湿之邪乘虚外袭，客于肌肤腠理，流注经络，致使气血运行不畅，湿瘀互结而发。

西医学目前认为本病是机体对致病微生物、药物等变应原的迟发性超敏反应。与感染密切相关，特别是溶血性链球菌，以及病毒、衣原体、真菌等感染；药物（如溴剂、碘剂、避孕药等）也可能引起。某些自身免疫性疾病，如白塞病、溃疡性结肠炎、结节病、恶性肿瘤、白血病等可有类似的表现。

【临床表现】

1. 皮损突然发生，发病前常有低热、倦怠、咽痛、骨节酸痛等症状。

2. 好发于小腿伸侧，严重时也可见于大腿、上肢伸侧。多为对称性。

3. 皮损为疼痛性结节，多发，蚕豆至核桃大小，局部皮肤鲜红、肿胀、灼热，散在分布，可融合，不破溃。皮损颜色逐渐变为暗红色、黄褐色，直至消退。（图17-2）

4. 自觉疼痛，压之更甚。

5. 可有关节酸痛、乏力不适等全身症状。

6. 病程6周左右，一般预后良好，不留疤痕。可反复发作。

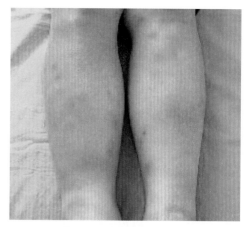

图17-2　结节性红斑

【实验室检查】

1. 血沉可增快，白细胞增高，抗链"O"升高。
2. 组织病理检查：为间隔性脂膜炎表现。真皮浅层、深层血管周围炎症细胞浸润，脂肪小叶纤维间隔增宽，炎症细胞浸润。

【诊断与鉴别诊断】

1. 诊断要点 小腿伸侧多发疼痛性结节，不化脓、不破溃，除外可以伴发本病的白塞病、溃疡性结肠炎等即可诊断。

2. 鉴别诊断

（1）硬红斑：起病缓慢，结节多发生于小腿屈侧，数目较少，轻微疼痛，可相互融合成斑块，易破溃；组织病理检查有结核样结构，表现为皮下组织的小叶性脂膜炎。主要鉴别点是皮损疼痛轻微，易破溃留疤。

（2）变应性血管炎：皮损表现为多形性，可同时见到出血性斑丘疹、紫癜、血疱、坏死、结节、溃疡等损害，愈后可留有色素沉或浅表瘢痕。重症有内脏受累。主要鉴别点为皮损多形态，有紫癜、坏死，可破溃。

【治疗】

一、内治疗法

（一）辨证论治

1. 湿热血瘀证
证候：发病急，结节鲜红，略高出皮面，灼热红肿，疼痛明显，胫踝肿胀；可伴有发热、咽痛、肌肉关节疼痛，口渴，小便黄；舌红，苔白腻或黄腻，脉滑数。
治法：清热利湿，祛瘀通络。
方药：萆薢渗湿汤合通络活血方加减。下肢浮肿，关节疼痛者，加防己、秦艽、忍冬藤；咽痛者加牛蒡子、金银花、玄参。

2. 寒湿阻络证
证候：病程日久，反复发作，结节逐渐成紫褐色或暗红色，疼痛及压痛较轻；伴下肢沉重，关节疼痛，畏寒肢冷，纳呆；舌胖淡暗可有瘀点，苔滑或腻，脉沉细。
治法：散寒除湿，温经通络。
方药：阳和汤合当归四逆汤加减。气虚明显者，加黄芪、党参；结节坚实不散者，加三棱、莪术、牛膝、昆布、山慈姑。

（二）中成药

活血消炎丸：活血解毒，消肿止痛。适用于瓜藤缠湿热血瘀证。
小活络丸：祛风散寒，化痰除湿，活血止痛。适用于瓜藤缠寒湿阻络证。

二、外治疗法

1. 结节较大，红肿灼热疼痛者，以茶水调敷如意金黄散、赛金化毒散外涂；或外敷芙蓉膏，每日 2 次。

2. 结节色暗红，红肿灼热不明显者，外敷冲和膏或外敷紫色消肿膏，每日 2 次。

3. 急性期可用鲜蒲公英、鲜车前草、鲜紫花地丁煎水冷敷或捣烂外敷。

【预防与调护】

1. 急性期应卧床休息，抬高患肢，以减轻局部肿痛。

2. 忌食辛辣、醇酒厚味。

3. 患病期间避免强体力劳动，或激烈体育活动。

4. 积极寻找病因，对感染病灶进行及时治疗。

【临证参考】

中医文献中记载的瓜藤缠范围较广，类似于西医的结节性红斑、结节性血管炎等。本节主要讨论结节性红斑，以下肢疼痛性红斑结节为主要表现，结节辨证属气血瘀滞，脉络瘀阻；皮损多发于小腿，常有肿胀表现，辨证属湿邪侵袭下注。本病湿邪侵袭是病因，而气血瘀滞是病之结局。

瓜藤缠的论治首先应辨明虚实。发病初期以邪实为主，表现为湿热瘀毒，结节红肿灼热、疼痛明显；病程迁延日久，结节颜色暗淡，疼痛不甚，反复发作，缠绵难消，则多属虚证或虚实夹杂之证。

朱仁康老中医认为治疗本病应多从血分来考虑用药，他强调本病由于湿热下注于血脉经络之中，致气血运行不畅，气滞则血瘀，瘀阻经络，不通则痛，瘀乃有形之物，因此结节如梅核。结节新起焮红，热甚则灼热而肿，湿甚则腿跗浮肿，瘀久则结节趋于黯紫。治宜通络祛瘀、行气活血为主，以通络活血方治疗。

【文献选录】

《诸病源候论·室火丹》曰："室火丹，初发时必在腓肠，如指大，长三二寸，皮色赤而热是也。"

《证治准绳·瓜藤缠》曰："或问足股生核数枚，肿痛，久之溃烂不已何如？曰此名瓜藤缠。属足太阳经由脏腑湿热流注下部所致。用防风通圣散加槟榔、牛膝、防己主之。"

《外科证治全书·胫部证治》："瓜藤缠，绕胫结核数枚，不红微痛或不痛，初起以子龙丸，每服三分，淡姜汤每日服三次，至消乃止，或小金丹亦可。"

第三节　狐惑病

狐惑是一种以口腔、阴部溃疡，及目赤眼疾为特征的血管炎性疾病。因其如狐、如惑所伤，故名"狐惑病"。本病的特点是以口腔、阴部溃疡，及眼部病变为主，可伴有结节性红斑，严重者累及多脏器。多见于青壮年，女性多见。慢性病程，常有急性发作。

《金匮要略·百合狐惑阴阳毒病脉证治》记载："狐惑之为病，状如伤寒，默默欲眠，目不得闭，卧起不安，蚀于喉为惑，蚀于阴为狐"。

本病相当于西医学白塞病（Behcet disease），又称白塞综合征（Behcet syndrome）。

【病因病机】

1. 素体肝肾阴虚，虚火内炽；或心脾积热，湿热内生；湿热蕴久化毒，湿热火毒循经走窜，聚结于口眼、阴部，阻滞脉络，腐蚀肌肤而溃烂。

2. 虚火湿毒久蕴，损阴及阳，阻滞脉络，致脾肾阳虚，气血瘀滞，病情反复，缠绵难愈。

西医学认为本病是一种以血管炎为基础的多系统疾病，发病可能与自身免疫、遗传、感染等因素有关。患者血清中常有抗口腔黏膜抗体、抗动脉壁抗体，中性粒细胞趋化性增高。

【临床表现】

1. 口腔溃疡　复发性口腔溃疡，见于98%的患者，且多数为首发症状，每年至少发作3次。溃疡主要出现在舌部、颊黏膜，亦可累及咽、硬腭、扁桃体、喉、鼻腔和食管，自觉疼痛。

2. 外生殖器溃疡　单发或多发，易反复发作，疼痛剧烈。

3. 眼部病变　眼球各部位均可受累。常见为虹膜炎、葡萄膜炎、视网膜血管炎等，严重者可导致青光眼、白内障、失明。

4. 皮肤损害　常见结节性红斑、毛囊炎样丘疹、脓疱样损害，皮肤针刺反应阳性。

5. 累及脏器症状　可有关节疼痛，以及胃肠道、心血管、肺、神经系统受损的相关症状。

6. 病程较长且反复　病程较长，时有反复，发作和缓解相交替。大多数患者预后良好，严重者遗留视力障碍，少数因内脏受损可危及生命。

【实验室检查】

1. 皮肤针刺反应阳性。即用生理盐水皮内注射，或用无菌针头刺入皮内，或静脉抽血、注射部位，24～48小时内发生毛囊炎、小脓疱。

2. 可有贫血、白细胞增多、血沉加快、γ球蛋白增加。部分患者C反应蛋白及类风湿因子阳性，血清粘蛋白及血浆铜蓝蛋白增加。有些患者可检出抗口腔黏膜自身抗体。

3. 组织病理检查：为血管炎，大小血管均可受累。早期类似白细胞碎裂性血管炎；晚期以淋巴细胞浸润为主的血管炎。

【诊断与鉴别诊断】

1. 诊断要点　根据复发性口腔溃疡，加上同时存在以下四点中的两点即可诊断。①复发性生殖器溃疡；②眼部损害；③皮肤损害；④针刺反应阳性。

2. 鉴别诊断

（1）急性女阴溃疡：主要发生于青年女性，起病突然，溃疡好发于大、小阴唇的内侧和前庭的黏膜，无眼部及内脏损害。

（2）阿弗他口腔炎：有口腔溃疡，但无眼部、外阴及皮肤病变，针刺反应阴性。

（3）结节性红斑：好发于小腿的急性炎症，表现为皮下疼痛性结节，青年女性较多，春秋季多见，无口腔、阴部及眼部损害。

【治疗】

一、内治疗法

（一）辨证论治

1. 湿热毒结证

证候：多见于急性发作期，口疮多发疼痛，外阴红肿溃烂，双目发红羞明，下肢红斑结节；可伴口苦咽干，小便赤涩；舌红，苔黄腻，脉弦滑。

治法：清热除湿解毒。

方药：甘草泻心汤合龙胆泻肝汤加减。口腔溃疡深大，疼痛剧烈者，加锦灯笼、竹叶；目赤肿痛者加决明子、青箱子；心烦口渴，口臭，大便秘结，加栀子、知母、花粉；关节疼痛者，加秦艽、忍冬藤。

2. 阴虚湿热证

证候：起病较缓，口腔、外阴部溃疡反复发作，溃疡疮面暗红，灼痛明显，双眼发红，视物不清，下肢结节疼痛；伴五心烦热，口燥咽干，心烦不寐，腰膝酸软，小便短赤；舌红少津或有裂纹，苔少或薄白，脉弦细或细数。

治法：滋补肝肾，清热除湿。

方药：知柏地黄汤合导赤散加减。小腿结节疼痛者，加牛膝、赤芍、夏枯草；视物不清者，加枸杞子、白菊花；午后低热者，加地骨皮、银柴胡。

3. 阳虚血瘀证

证候：病程日久，口腔、阴部溃疡深而大，基底灰白，顽固难愈，双目干涩发暗，视力减退；伴全身乏力，少气懒言，畏寒肢冷，食欲不振，大便溏稀，下肢浮肿；舌质淡黯，苔白，脉沉细无力。

治法：温补脾肾，温经活血。

方药：阳和汤加当归、鸡血藤、生黄芪、党参。溃疡持久不愈痛甚者，加制乳香、没药。

（二）中成药

知柏地黄丸：滋阴降火。适用于狐蝥病口腔溃疡阴虚火旺证。

杞菊地黄丸：滋补肝肾。适用于狐蝥病肝肾阴虚证，目涩畏光，视物昏花者。

龙胆泻肝丸：清肝胆，利湿热。适用于狐蝥病阴部溃疡湿热下注证。

血府逐瘀胶囊：活血祛瘀，行气止痛。适用于狐蝥病下肢结节疼痛属血瘀证者。

二、外治疗法

1. 口腔溃疡用金银花、野菊花、锦灯笼泡水，一日多次含漱，或用西瓜霜、锡类散吹撒患处，餐后用。亦可用金莲花片含服，每次 2 片。

2. 生殖器溃疡可用苦参 60g，煎汤熏洗患处；或用蛇床子水剂，煎水熏洗，洗后外涂阴蚀黄连膏，每日 2 次。

3. 目赤肿痛者，可用麝珠明目滴眼液滴眼。

【预防与调护】

1. 注意休息，生活起居规律，保持精神愉快。

2. 清淡饮食，忌烟酒及辛辣发物。

3. 注意口腔清洁，以防损伤黏膜，经常清洗，保持外阴干燥。

【临证参考】

狐蝥病病程长，临床证候复杂多变，多寒热错杂，虚实夹杂。急性期以湿、热、毒邪等标象为主，治疗当以清热除湿，解毒祛邪为先；慢性经过，反复发作者，多与肝、脾、肾三脏本虚，阴阳失调有关，治疗当扶正祛邪，标本兼治。邪气的壅滞能造成血瘀的病理变化，瘀血既是"湿"、"热"、"毒"邪阻遏而致的产物，也是疾病进一步发展的致病因素。血瘀在本病演变过程中起关键作用，血瘀证可见于疾病的全过程，因此治疗的过程中应酌加活血化瘀药物。

对于急性发作的眼部病变，伴大血管炎、高烧、口腔及阴部溃疡大而深，疼痛剧烈者，应中西医结合治疗，加用糖皮质激素急治其标，尽快控制炎症反应。

张志礼教授认为，肝热、脾湿和肾阴不足是本病的三大要素。早期或急性期，虽有毒热炽盛的标象，仍脱离不了正虚邪实的本质，常出现阴虚阳亢、虚火上炎等复杂征象及上实下虚、上火下寒等错综复杂的征候。因此，扶正祛邪，调和阴阳是治疗本病的根本法则，除湿解毒清热又是不可缺少的手段，所以治疗此病我们始终以滋补肝肾、健脾益气为主导思想，佐以清热解毒除湿的治法，取得了良好的疗效。（张志礼．张志礼皮肤病临床经验辑要．中国医药科技出版社，2001）

【文献选录】

《金匮要略·百合狐蝥阴阳毒病脉证治》："蚀于上部则声喝，甘草泻心汤主之。蚀于下部则咽干，苦参汤洗之。

《诸病源候论·伤寒狐惑候》："初得状如伤寒，或因伤寒而变成斯病，……此皆湿毒气所为也。"

《金匮玉函经二注·百合狐惑阴阳毒病证治》谓："狐惑病，谓虫蚀上下也……盖因湿热久停，蒸腐气血而成瘀浊，于是风化所腐为虫矣。"

《金匮要略方论本义》曰："狐惑者，阴虚血热之病也。""治虫者治其标也，治虚热者治其本也。"

第四节　手足逆冷

手足逆冷是一种血管功能障碍性皮肤病。中医文献又称"手足厥冷"。本病的特点是肢端皮肤阵发性苍白、发绀、潮红、疼痛，常因寒冷及情绪紧张诱发。本病多见于年轻女性。

《诸病源候论·虚劳四肢逆冷候》记载："经脉所行，皆起于手足，虚劳则血气衰损，不能温其四肢，故四肢逆冷也。"

本病相当于西医的雷诺病（Raynaud disease），又称肢端动脉痉挛症。继发性者称雷诺现象。

【病因病机】

1. 患者素体血虚，感受寒邪，寒邪阻滞血脉；或因肝气郁结，气滞血瘀，血行迟滞，致使血不能温养于四末，故四末不温，青紫疼痛。

2. 患者素体阳虚，骤受寒冷，寒凝血脉，阳气不达四末，故见肢端厥冷皮肤苍白；脉络闭阻，瘀血阻滞，故继而肢端青紫，不通则痛；良久阳气复通，血脉流行，则现潮红。

西医学认为雷诺病与寒冷敏感及内分泌障碍有关；继发性者多见于系统性红斑狼疮、系统性硬皮病等结缔组织病，以及慢性闭塞性动脉疾病。因指（趾）小动脉痉挛，导致局部缺血而使皮肤苍白；乳头下静脉丛和毛细血管被动扩张、淤血、失氧、还原血红蛋白含量增高，使皮肤发绀；末期细小动脉痉挛解除，细动脉和毛细血管扩张，循环恢复，出现反应性充血，故发红。

【临床表现】

1. 发病前常有精神紧张、情绪激动或受冷史。

2. 皮损多见于手足，尤其常见于手指。双侧对称性发作。

3. 典型发作可分三期。

第一期：皮肤突然变苍白，始于指趾端，渐向根部发展，皮温降低。

第二期：数分钟后，皮肤发绀，此期可长达数小时或数日。（图17-3）

第三期：局部潮红充血，可伴肿胀。

若小血管痉挛时间过长可能出现指（趾）硬化萎缩，指端可发生溃疡和坏死。

4. 自觉发凉、麻木、刺痛感；第三期可出现烧灼感。

5. 一般无全身症状，继发性者可伴原发病的症状。

6. 病程慢性，易反复发作。

【实验室检查】

1. 冷刺激试验　将手指浸入 4℃ 左右冷水中 20 秒钟，如指趾动脉收缩压降低 20% 以上为阳性，该试验敏感性及特异性均为 90% 左右。

2. 血液流变学检查　可见血浆黏度升高，红细胞聚集性增高，变形性降低。

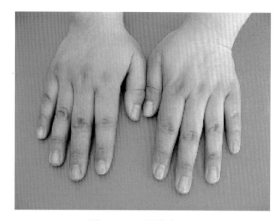

图 17－3　雷诺病

【诊断与鉴别诊断】

1. 诊断要点　由寒冷、紧张诱发，阵发性、时序性肢端皮肤苍白、发绀、潮红，疼痛。需化验抗核抗体等除外结缔组织病等原发病。

2. 鉴别诊断

（1）手足紫绀症：手足皮肤持续性均匀的发绀，没有苍白的阶段，范围广，可涉及整个肢体；在温热环境中不能减轻，不出现溃疡、坏疽。

（2）网状青斑：女性多见，好发于手足、下肢，皮肤持续性网状或斑状青紫，抬高患肢后症状可以减轻或消失。

【治疗】

一、内治疗法

（一）辨证论治

1. 血虚寒厥证

证候：四末不温，遇冷则肢端皮色苍白、青紫，凉麻，得温则减；可见面色苍白，口淡不渴；舌淡苔白，脉沉细无力。

治法：温经散寒，养血通脉。

方药：当归四逆汤加减。紧张激动诱发者，加柴胡、香附、枳壳；血瘀明显者，加地龙、川芎；发于上肢加姜黄，发于下肢加牛膝。

2. 阳虚血瘀证

证候：畏寒喜暖，遇冷发病，肢端青紫持续时间长，麻木疼痛，甚则指尖变细僵硬；伴有神疲乏力，气短懒言，困倦嗜睡，小便清长；舌质淡紫有瘀点、瘀斑，脉沉细涩。

治法：温阳通脉，活血化瘀。

方药：阳和汤合桃红四物汤加减。阳虚畏寒明显者，加附子、细辛；痛如针刺、固定不移者，加全蝎、蜈蚣、五灵脂、乳香、没药。

（二）中成药

活血通脉片：活血通脉止痛。适用于手足逆冷血瘀明显者。

小活络丸：散寒除湿，活血止痛。适用于手足逆冷阳虚血瘀证。

二、外治疗法

1. 无溃疡或坏疽者，可用中药熏洗。常用透骨草、威灵仙、羌活、白芷、苏木、红花、川椒、葱白等各适量，煎汤先熏，待水温降至 40 度左右再泡洗。

2. 有皮肤溃疡者，外用生肌玉红膏换药，每日 1～2 次。

【预防与调护】

1. 患者应戒烟，保暖，避免各种精神刺激和局部创伤，忌用血管收缩药，可少量饮酒。

2. 发作时可将患肢浸泡于温水中，冬季应戴柔软宽松的棉手套，不宜戴有弹性的分指手套。

3. 从夏季开始进行适应性训练，即逐渐接触凉水并同时揉搓患肢远端。

4. 经常反复做手指握拳、伸展动作。

【临证参考】

手足逆冷其内因为素体血虚，阳气不足，外因主要是寒邪侵袭，气血运行迟滞，血瘀阻络是主要病理变化。发病早期当以温经散寒通络为主；病情迁延日久，寒凝血脉，血行迟滞，可致脉络瘀阻，在温阳的同时需加强化瘀通络。轻者活血散瘀，选用当归、川芎；中者活血祛瘀，选用桃仁、红花；重者当破血逐瘀解痉，可选用全蝎、水蛭。治疗用药既须重视药之五味，辛以散之，还要注意药之四气，温经通脉。

【文献选录】

《素问·厥论》："气因于中，阳气衰，不能渗营其经络，阳气日损，阴气独在，故手足为之寒也。"

《伤寒论·辨厥阴病脉证并治》："凡厥者，阴阳气不相顺接，便为厥。厥者，手足逆冷是也。""手足厥寒，脉细欲绝者，当归四逆汤主之。"

《证治准绳·疡医》："如肿赤烦躁，发热引冷，便秘作渴，脉洪数实，是为五实，虽在严寒之时，必用大苦寒之剂，泻其阳以救其阴。若脉细皮寒，泻利肠鸣，饮食不入，呕吐无时，手足逆冷，是为五虚，虽在盛暑之时，必用大辛热之剂，散其阴以回其阳。……若执泥常法，则误矣。"

第五节 血 疳

血疳是一组以下肢多发性细小紫癜及色素沉着为特征的皮肤病。又称"血瘙"。常伴有不同程度的瘙痒，慢性病程。

《医宗金鉴·外科心法要诀》："血疳，此证由风热闭塞腠理而成。形如紫疥，痒痛时作，血燥多热。"

本病类似于西医的色素性紫癜性皮肤病（pigmented purpuric dermatoses），包括进行性色素性紫癜性皮病、色素性紫癜性苔藓样皮炎及毛细血管扩张性环状紫癜。

【病因病机】

1. 素有血分蕴热，外受风热之邪，血热风热郁于血分，损伤血络，血溢脉外所致。

2. 湿邪内蕴化热，湿热下注，阻于脉络，血溢脉外，瘀于肌肤而致。

西医学认为本病为发生于真皮浅层毛细血管壁的病变。血管损伤导致红细胞外溢，形成紫癜。长期负重、站立导致下肢静脉压升高是常见的诱发因素。

【临床表现】

1. 发病前常有长期站立或静脉曲张史。

2. 好发于下肢，尤以小腿伸侧多见，偶可累及躯干下部及上肢，常对称发生。

3. 新生皮损为针头大小瘀点，密集成片；或皮损互相融合呈苔藓样斑片；或可见到毛细血管扩张，互相连接成环状、半环状。陈旧皮损转为棕褐色或黄褐色色素沉着斑，表面可有少许鳞屑，散在少数新皮损，呈辣椒粉样斑点。（图17－4A、B）

4. 一般无自觉症状，部分患者轻度瘙痒。

5. 病程慢性，可反复发作，有自愈倾向。

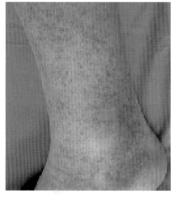 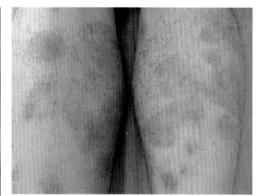

图17－4A 进行性色素性紫癜性皮病　　图17－4B 进行性色素性紫癜性皮病

【实验室检查】

组织病理：真皮乳头层毛细血管内皮细胞肿胀，红细胞外渗，噬含铁血黄素细胞沉积。真皮浅层血管周围淋巴细胞浸润。

【诊断与鉴别诊断】

1. 诊断要点　双小腿对称性针尖大小紫癜，及色素沉着斑。

2. 鉴别诊断

（1）郁积性皮炎：小腿内侧及内踝部皮肤褐黑，肿胀，可出现丘疹、脱屑或苔藓样变，常伴有明显的下肢静脉曲张。

（2）过敏性紫癜：双小腿散在紫癜、瘀斑，常成批出现，对称分布，血小板数目正常，毛细血管脆性试验阳性。主要鉴别点为紫癜较大，无棕褐色斑。

【治疗】

一、内治疗法

（一）辨证论治

1. 血热伤络证

证候：起病较急，皮肤瘀点多发，针尖大小，颜色鲜红，如撒辣椒粉状，瘙痒轻微；舌质红，苔薄黄，脉滑数。

治法：清热凉血祛风。

方药：犀角地黄汤合凉血五根汤加减。瘙痒明显者加白鲜皮、荆芥炭、防风。

2. 血瘀挟湿证

证候：病程较长，皮肤瘀点攒集成群，颜色暗红，或呈苔藓样斑片，脱屑，瘙痒；伴足踝肿胀，下肢沉重；舌质暗红，或舌边尖有瘀点、瘀斑，苔腻，脉弦细。

治法：活血化瘀，清热除湿。

方药：桃红四物汤合三妙丸加减。皮肤瘀点较红者，加丹皮、赤芍；皮损肥厚瘙痒明显者，加地龙、秦艽、白鲜皮；足踝肿胀明显者，加泽兰、泽泻。

（二）中成药

地榆槐角丸：疏风凉血，泻热润燥。适用于血疳血热伤络证。

活血通脉片：活血通脉止痛。适用于血疳血瘀证明显者。

二、外治疗法

1. 皮损颜色鲜红，密集多发者，可用仙鹤草、蒲公英、石菖蒲、泽兰、黄柏、大黄适量，煎水外洗，每天 2 次。或用鲜紫草、鲜槐花捣烂，敷于患处，每日换药 2 次。

2. 皮损苔藓样，瘙痒者，用润肌膏外涂患处，每日 2～3 次。

【预防与调护】

1. 避免长时间站立、行走。
2. 多食新鲜水果和蔬菜，忌食辛辣发物。
3. 避免过度搔抓和皮肤外伤，防止继发感染。

【临证参考】

本病一般没有全身症状，中医主要根据紫癜的颜色、好发部位辨证。病程短，紫癜颜色鲜红属血热；病程较长，紫癜颜色暗红属血瘀；发于下肢，伴水肿属湿。本病多迁延难愈，在急性期治疗注重凉血止血祛邪，迁延阶段重视化瘀通络。

欧阳恒治疗血疳，在理血之外善用风药。血热生风证，药用荆芥、防风、银花、蝉蜕、苦参、全蝎、皂刺、猪牙皂角、紫草、丹皮。血虚生风证，药用生地、熟地、首乌、当归、丹皮、白蒺藜、僵蚕、灵仙、红花、甘草。临床具体运用时多佐以皮类中药，取"以皮治皮"之意。

【文献选录】

《外科大成·不分部位小疵》："血疳，形如紫疥，痒痛多血，由风热闭塞腠理也，宜清肌渗湿汤。"

第十八章

结缔组织病及大疱性皮肤病

第一节 红蝴蝶疮

红蝴蝶疮是一种可累及皮肤及全身多脏器、多系统的自身免疫性疾病。根据病程中的不同阶段分别属于中医"阴阳毒"、"温毒发斑"、"瘟病发斑",以及日晒疮、痹症、水肿、心悸等范畴。本病为病谱性疾病,临床常见盘状红蝴蝶疮和系统性红蝴蝶疮。盘状红蝴蝶疮的特点是面部蝶形盘状红斑,病变呈慢性局限性;系统性红蝴蝶疮的特点是除面部蝶形水肿性红斑等皮肤损害外,常累及全身多脏器、多系统,病变呈进行性经过,预后较差。本病男女皆可发病,女性患者占绝大多数,发病年龄多在 15~40 岁。

《金匮要略·百合狐惑阴阳毒》曰:"阳毒之为病,面赤斑斑如锦纹,咽喉痛,唾脓血。""阴毒之为病,面目青,身痛如被杖,咽喉痛。"

本病相当于西医的红斑狼疮(lupus erythematosus)。包括盘状红斑狼疮(discoid lupus erythematosus,DLE)、亚急性皮肤型红斑狼疮(subacute cutaneous lupus erythematosus,SCLE)、系统性红斑狼疮(systemic lupus erythematosus,SLE)。

【病因病机】

总由先天禀赋不足,肝肾亏损,加上阳光曝晒、药毒内侵、六淫侵袭,导致热毒入里,阴阳失调,脉络瘀阻,内伤于脏腑,外伤于肌肤而发病。热毒蕴结肌肤,上泛头面,则发生皮肤损害;热毒内传脏腑,瘀阻于肌肉、关节,则发生脏器、关节损害。

1. 热毒炽盛,燔灼营血,引起急性发作,出现红斑、高热;毒热瘀滞,阻隔经络,出现肌肉酸楚,关节疼痛。

2. 病程中期或亚急性期邪热不甚,阴液已伤,阴不制阳,导致阴虚火旺;或久热耗气伤阴,气阴两伤;或经脉阻滞,气滞血瘀,而出现诸多证候。

3. 病程后期阴损及阳,脏腑功能受损,出现心阳不足,水气凌心;邪热入肝,肝风内动;脾肾阳虚,水湿泛滥,气化失权等错综复杂的证候。

本病病情常虚实互见,寒热交错,变化多端。六淫侵袭、劳倦内伤、七情郁结、妊娠分娩、日光曝晒、内服药物都可成为发病的诱因。最后可因毒热内攻,五脏俱虚,气血瘀滞,阴阳离决而死亡。

西医学认为,本病的发生与遗传因素、性激素、环境因素有关,某些感染也可诱发或加重本病。此外寒冷、外伤、精神创伤等可促使本病的发生,高脂、高热量饮食可明显加重自身免疫性疾病小鼠的心血管及肾脏损害。

红斑狼疮的发病机制与免疫异常有关。可能是具有遗传素质的个体在各种因素的作用下免疫功能发生紊乱，导致 T 细胞调节功能障碍，抑制性 T 细胞功能受损，而 B 淋巴细胞功能亢进，产生多种自身抗体引起免疫损伤。自身抗体与自身抗原形成的免疫复合物介导免疫反应发生（Ⅲ型超敏反应），造成相应组织或脏器的损伤和功能异常，临床上可出现血管炎、肾小球肾炎等损害；此外本病的发生还涉及Ⅱ型和Ⅳ型超敏反应，产生诸如粒细胞减少、血小板减少、溶血性贫血以及淋巴细胞浸润等损害。

【临床表现】

（一）盘状红蝴蝶疮

1. 好发于面部，尤以两颊、鼻背为著，其次为头皮、耳廓、口唇、手背等处。皮损超出头面部范围时称为播散性盘状红蝴蝶疮。

2. 皮损为暗红色斑块，呈圆形或不规则形，境界清楚，边缘略高起，中央轻度萎缩，形如盘状，表面覆有黏着性鳞屑，鳞屑下有角质栓，嵌入毛囊口内，伴毛细血管扩张。两颊部和鼻部的皮损可互相融合呈蝶形。逐渐皮损中央萎缩，色素减退，周围有色素沉着。（图18－1A）

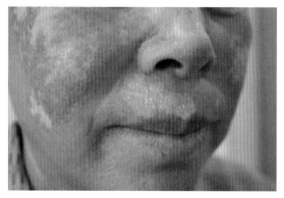 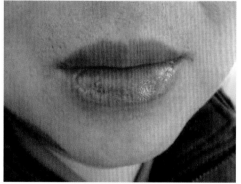

图 18－1A 盘状红斑狼疮　　　　　　　　图 18－1B 盘状红斑狼疮

3. 黏膜常累及，以下唇多见，表现为红斑鳞屑，甚至可发生糜烂、溃疡。（图18－1B）
4. 一般无明显自觉症状，或有轻度灼热瘙痒感。
5. 少数患者可有乏力、低热或关节痛等全身症状。
6. 病程慢性，预后较好。头部皮损可导致永久性秃发，经久不愈的皮损可继发癌变。少于5％的患者可转变为系统性红蝴蝶疮。

（二）亚急性皮肤型红蝴蝶疮

1. 好发于光照部位如面部，颈前 V 型区，上肢伸侧和躯干上部等。
2. 有两种特征性皮损，环形红斑型和丘疹鳞屑型。环形红斑型皮损为环形、多环形、半环形暗红色浸润斑，中心皮肤正常。丘疹鳞屑型为红色丘疹和斑疹，表面有鳞屑，鳞屑较明显时呈银屑病样。愈后不留皮肤萎缩和瘢痕，可留有毛细血管扩张和色素沉着或减退。（图18－1C）

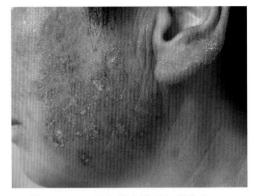

图18－1C　亚急性皮肤型红斑狼疮

3．自觉症状不明显。

4．大部分患者有日光过敏。常伴有不同程度的全身症状如关节痛、低热和肌痛等，有时可伴浆膜炎，但严重的肾脏和神经系统受累较少。

5．病程慢性，预后较好，少数可转变为系统性红蝴蝶疮。

（三）系统性红蝴蝶疮

本病临床表现较复杂，各种症状可同时或先后发生。早期症状中最常见的为关节痛、发热和面部蝶形红斑等，有时贫血、血小板减少或肾炎也可成为本病的初发症状。

1．皮肤黏膜损害　约90%患者有皮损，分为特征性和非特征性两类。

（1）特征性皮损：典型的特征性皮损为分布于面颊和鼻梁部的蝶形水肿性红斑，日晒常加重，消退后留有色素沉着。少数患者，约5%～15%的系统性红蝴蝶疮患者可伴有盘状红蝴蝶疮皮损。（图18－2A、B）

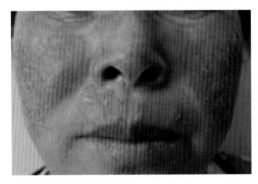

图18－2A　系统性红斑狼疮

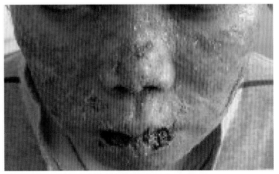

图18－2B　系统性红斑狼疮

手足部甲周红斑及毛细血管扩张，指趾末端紫红色斑点和瘀点，有特征性。

（2）非特征性皮损：包括弥漫性脱发，或"狼疮发"即前额发际毛发细而无光泽，常在2～3cm处自行折断，形成毛刷样外观；坏死性血管炎、紫癜样皮损、雷诺征、网状青斑、掌红斑、多形红斑样皮损、荨麻疹样血管炎或血栓性静脉炎等表现。黏膜损害主要表现为口腔溃疡。

2．全身症状

（1）发热：一般都有不规则发热，多数呈低热，急性活动期出现高热，甚至可达40℃～

41℃。

（2）关节肌肉损害：关节受累是系统性红蝴蝶疮最常见的症状，95％以上患者均有不同程度的关节痛、肌痛，可伴有关节红肿，但关节畸形、肌无力不明显。

（3）心血管系统病变：70％患者有心血管系统病变，以心包炎、心肌炎、心包积液常见，有时伴发血栓性静脉炎、血栓闭塞性脉管炎。

（4）呼吸系统病变：主要为间质性肺炎和胸膜炎，表现为活动后呼吸困难。

（5）肾损害：75％患者有狼疮肾炎表现，病理分型包括系膜增殖、局灶性或弥漫性增殖型肾小球肾炎或膜性肾小球肾病，早期尿中有蛋白、管型、红白细胞，后期可出现尿毒症、肾病综合征表现，严重的可危及生命。

（6）神经系统损害：中枢神经系统受累表现为头痛、癫痫样发作等，也可引起意识障碍、定向障碍等；周围神经受累可引起多发性神经炎的症状。

（7）血液系统损害：多数患者在疾病活动期伴有血液系统的异常，表现为贫血、白细胞减少和血小板减少。

（8）消化系统病变：约40％患者有恶心呕吐、腹痛腹泻、便血等症状，约30％的病人有肝脏损害，呈慢性肝炎样表现。

【实验室检查】

1. 盘状红蝴蝶疮

（1）少数患者抗核抗体（ANA）阳性，滴度较低。80％～90％患者直接免疫荧光检查（狼疮带试验）阳性，即在表皮和真皮交界处可见 IgG、IgM、C3 呈颗粒样带状沉积。

（2）组织病理检查：表皮角化过度，毛囊角栓，表皮萎缩，基底细胞液化变性，皮肤附属器及血管周围有灶性淋巴细胞浸润。

2. 亚急性皮肤型红蝴蝶疮

80％患者 ANA 阳性，而抗双链 DNA 抗体（ds－DNA）和抗 Sm 抗体通常阴性。60％～70％患者抗 Ro 抗体（SSA）阳性，此为亚急性皮肤型红蝴蝶疮的标记抗体，大部分患者还伴抗 La 抗体（SSB）阳性。

3. 系统性红蝴蝶疮

（1）常有贫血、白细胞减少和血小板减少；尿常规可有蛋白尿、血尿和管型尿；血沉增快，提示疾病活动。

（2）生化和血清学检查：常有血清蛋白异常如球蛋白升高，免疫球蛋白 IgG、IgM 或 IgA 升高，补体降低。此外类风湿因子（RF）可阳性，肾受累时可有血肌酐水平上升。部分患者有肝功能异常。

（3）自身抗体：系统性红蝴蝶疮患者体内有多种自身抗体，这些抗体是疾病诊断的主要依据。ANA 为过筛试验，阳性率可达90％以上。抗 ds－DNA 抗体对系统性红蝴蝶疮特异性较强，是监测疾病活动的指标之一。抗 Sm 抗体是系统性红蝴蝶疮的特异性抗体。此外，还可出现抗 Ro 抗体（SSA）、抗 La 抗体（SSB）、抗 U_1RNP 抗体、磷脂抗体等自身抗体。

【诊断与鉴别诊断】

1. 诊断要点

（1）盘状红蝴蝶疮：根据好发部位、盘状暗红色斑块，黏着性鳞屑等特征，及皮肤组织病理检查可诊断。

（2）亚急性皮肤型红蝴蝶疮：好发于光照部位，环形红斑或鳞屑性红斑，轻至中度的全身症状，实验室检查有助确诊。

（3）系统性红蝴蝶疮：出现面部红斑，光敏感，原因不明的发热、关节疼痛、血细胞减少时，应进一步作自身抗体检查。目前采用 1997 年美国风湿病学会修订的诊断标准。（表18－1）

表 18－1　系统性红斑狼疮诊断标准

（1）颧颊部红斑

（2）盘状狼疮

（3）光敏感

（4）口腔溃疡

（5）非侵蚀性关节炎

（6）胸膜炎或心包炎

（7）蛋白尿（>0.5 g/d）或尿细胞管型

（8）癫痫发作或精神病，除外药物或已知的代谢紊乱

（9）溶血性贫血或白细胞减少，或淋巴细胞减少，或血小板减少

（10）抗 dsDNA 抗体阳性，或抗 Sm 抗体阳性，或抗磷脂抗体阳性（包括抗心磷脂抗体、或狼疮抗凝物、或至少持续 6 个月的梅毒血清试验假阳性三者中各具备一项阳性）

（11）抗核抗体。在任何时候和未用药物诱发"药物性狼疮"的情况下，抗核抗体滴度异常。

11 项中，符合 4 项和 4 项以上者，在除外感染、肿瘤和其他结缔组织病后，可诊断 SLE。

---

2. 鉴别诊断

（1）白疕（银屑病）：与盘状红蝴蝶疮、亚急性皮肤型红蝴蝶疮丘疹鳞屑型相鉴别。皮损为红斑上覆多层银白色鳞屑，刮去鳞屑有点状出血。其中有点状出血为主要鉴别点，加之皮肤组织病理及实验室检查可资鉴别。

（2）日晒疮（日光性皮炎）、冻疮：与系统性红蝴蝶疮相鉴别。无发热、关节痛等全身症状、无实验室异常为主要鉴别点。

（3）肌痹（皮肌炎）：与系统性红蝴蝶疮相鉴别，皮损为紫红色水肿性斑片，四肢近端肌肉疼痛无力，血清肌酶升高，部分患者伴有恶性肿瘤。其中上眼睑紫红斑，肌痛肌无力、血清肌酶高为主要鉴别点。

（4）红蝴蝶疮还应与紫癜风（扁平苔藓）、猫眼疮（多形红斑）、风湿性关节炎等疾病鉴别。

【治疗】

一、内治疗法

（一）辨证论治

1. 热毒炽盛证

证候：相当于系统性红蝴蝶疮急性活动期。面部蝶形红斑，颜色鲜艳，手足紫红斑、瘀点、高热、烦躁、口渴，关节肌肉疼痛，大便干结，小便短赤，甚至抽搐；舌质红绛，苔黄腻，脉洪数或滑数。

治法：清热凉血，化斑解毒。

方药：清瘟败毒饮加减。高热神昏者加安宫牛黄丸，或紫雪散、至宝丹。

2. 阴虚火旺证

证候：斑疹暗红或呈环状，关节痛，足跟痛，有不规则发热或持续性低热，手足心热，口干，心烦失眠，疲乏无力，自汗盗汗，月经量少或闭经；舌质红，苔薄，脉细数。

治法：滋阴降火。

方药：六味地黄丸合大补阴丸、清骨散加减。若倦怠乏力明显，伴气短自汗、口干，属气阴两虚，加生脉饮。

3. 脾肾阳虚证

证候：红斑不显，面色无华或面如满月，眼睑、下肢浮肿，胸胁胀满，尿少或尿闭，腰膝酸软，畏寒肢冷，口干不渴；舌质淡胖，苔白，脉沉弱。

治法：温肾壮阳，健脾利水。

方药：肾气丸合真武汤加减。严重者加用参附汤。

4. 脾虚肝旺证

证候：皮肤紫红斑，胸胁胀满，腹胀纳呆，头昏头痛，耳鸣目眩，失眠多梦，严重者肝脾肿大，女子月经不调或闭经；舌紫或有瘀斑，脉弦细。

治法：健脾清肝。

方药：四君子汤合丹栀逍遥散加减。舌暗有瘀斑者，加丹参、赤芍、鸡血藤、郁金。

5. 气滞血瘀证

证候：多见于盘状局限型及亚急性皮肤型红蝴蝶疮。暗红色斑片，可有鳞屑、角质栓形成、色素沉着及皮肤萎缩；伴女子月经量少色暗，倦怠乏力；舌质黯红，脉沉细涩。

治法：舒肝理气，活血化瘀。

方药：逍遥散合血府逐瘀汤加减。日晒加重者，加青蒿鳖甲汤；伴手足不温者，加桂枝、鸡血藤、地龙。

（二）中成药

雷公藤多贰片：祛风解毒，除湿消肿，舒筋活络，有抗炎及抑制细胞免疫和体液免疫等作用。适用于关节症状较重者。用法用量：每日每公斤体重1mg，分3次口服，症状好转后减量。用药过程中定期检查血、尿常规、肝肾功能。雷公藤对生殖系统有影响，小儿、未婚未育的青年人应慎用。

清开灵注射液：清热解毒，化痰通络。适用于系统性红蝴蝶疮热毒炽盛证。

其他中成药：如知柏地黄丸、六味地黄丸、生脉饮口服液、金匮肾气丸、逍遥丸、血府逐瘀胶囊等，可根据辨证选择使用。

二、外治疗法

以避光、护肤、润肤为原则。白玉膏或10％～15％氧化锌软膏局部涂搽，外出前应在患处涂搽药膏以避光。

三、西医治疗

1. 盘状红蝴蝶疮

（1）局部外用糖皮质激素霜剂。

（2）口服羟氯喹0.2～0.4g/d。其主要的副作用为视网膜病变，服药期间应定期（每3～6个月）查眼底。

2. 亚急性皮肤型红蝴蝶疮

可选用羟氯喹；皮损广泛或全身症状较明显者给予泼尼松20～40mg/d，病情控制后递减。

3. 系统性红蝴蝶疮

（1）糖皮质激素：是治疗系统性红蝴蝶疮的首选药物。一般用泼尼松0.5～1mg/（kg·d），对合并肾损害和脑损害者可用大剂量，相当于泼尼松100～200mg/d，或用冲击疗法即甲泼尼龙0.5g～1g静点，连续3天。病情控制后逐步减少激素的用量。在治疗过程中应注意激素的副作用。

（2）免疫抑制剂：仅用糖皮质激素疗效不满意时需加用免疫抑制剂，如环磷酰胺（CTX）、或硫唑嘌呤、或环胞素。此类药物的毒副作用比较大，应慎重选择。

此外，对病情顽固的患者，还可选用血浆置换疗法、静脉注射丙种球蛋白、血液透析等。

【预防与调护】

1. 患者要建立战胜疾病的信心，配合医务人员，坚持治疗，不可自行减药停药。

2. 避免日光和紫外线照射。避免受凉感冒。

3. 注意营养，忌食酒类和刺激性食品。水肿时应限制钠盐摄入。

4. 避免使用易于诱发本病的药物，如青霉素、链霉素、磺胺类、普鲁卡因酰胺、肼苯达嗪及避孕药等，皮损处忌涂有刺激性的外用药。

5. 节制生育。

6. 避免劳累，注意保暖，急性期应卧床休息。

【临证参考】

赵炳南老中医认为，本病的发生多由于先天禀赋不足，或因七情内伤，劳累过度，或因房事失节，以至阴阳气血失于平衡，气血运行不畅，气滞血瘀，经络阻隔为本病的病因。另外多数患者与暴晒强烈日光有关，而且病后若日光照射则症状加重，所以外受热毒是本病的条件；热毒入里燔灼阴血，瘀阻经脉，伤于脏腑，蚀于筋骨则可以发病。……总之阴阳失衡，气血失和，经络受阻，再加上毒热为患，症情交错，所以有时可出现上实下虚，上热下寒，水火不济，阴阳失调的复杂病象。

在治疗法则上，以益气阴，调气血，活血化瘀通络治其本，清热解毒，补肝肾，养心安神，治其标。根据病人不同阶段和不同特点，标本兼治，扶正与祛邪兼顾。用《证治准绳》中的秦艽丸加减进行治疗，常用的药物如生芪、党参、秦艽、黄连、漏芦、乌梢蛇、鸡血藤、丹参等，但还要根据不同阶段的具体情况，辨证论治。分为毒热炽盛、阴血虚亏、毒邪攻心、肾阴亏损、邪热伤肝等证型。

朱仁康老中医认为，系统性红斑狼疮近于中医所称温毒发斑之类。病因为心经有火，脾经积热或由肾阴不足，水亏火旺，热胜成毒，毒热走于营血而致。病情延久，常致内损五脏。辨证论治分为毒热型、虚热型、心伤型、阳虚型、肝郁型。

【文献选录】

《诸病源候论·温病发斑候》："又冬月天时温暖，人感乖戾之气，未即发病；至春又被积寒所折，毒气不得发泄；至夏遇热，温毒始发出于肌肤，斑烂隐轸，如锦文也。"

《诸病源候论·时气阴阳毒候》："此谓阴阳二气偏虚，则受于毒。若病身重腰脊痛，烦闷，面赤斑出，咽喉痛，或下利狂走，此为阳毒。若身重背强，短气呕逆，唇青面黑，四支逆冷，为阴毒。或得病数日，变成毒者；或初得病，便有毒者，皆宜依证急治。失候则杀人。"

第二节 肌 痹

肌痹是一种以皮肤和肌肉炎症为主要表现的自身免疫性结缔组织病。本病的特点是皮肤红斑，眼睑紫红水肿斑，皮肤异色病样改变，肌痛肌无力。成人和儿童均可发病，女性多见。多数缓慢起病，少数急性起病。

《素问·长刺节论篇》："病在肌肤，肌肤尽痛，名曰肌痹，伤于寒湿"。

本病相当于西医的皮肌炎（dermatomyositis）。

【病因病机】

总由先天禀赋不足，气血亏虚于内，风寒湿邪侵袭而成。

1. 腠理不密，卫外失固，风寒湿邪乘隙侵入，痹阻经络，化热蕴毒，热毒炽盛，淫于肌肤，内犯脏腑而引起急性发病。

2. 或寒湿之邪侵袭，郁于肌肤，阻隔经络，致使寒瘀痹阻，肌肤失于温煦所致。

3. 久病不愈，气血失调，脏腑阳气虚衰，肌肤失于温煦濡养而病情迁延。

西医学认为皮肌炎可能与自身免疫、肿瘤、感染等有关。研究表明，患者体内存在某些自身抗体、免疫复合物。也有学者认为，肿瘤细胞能作为自身抗原而刺激机体产生各种抗体，肿瘤细胞可能与肌纤维、腱鞘及血管等有交叉抗原性，故产生交叉免疫反应导致本病。小儿皮肌炎患者发病前有上呼吸道感染史，血清中抗柯萨奇病毒抗体滴度较高。

【临床表现】

多数缓慢发病，少数呈急性或亚急性发病。主要表现为皮肤和肌肉症状。

1. 皮肤损害

（1）特征性皮损：以双上眼睑为中心的水肿性紫红色斑片，可累及前额、面颊、颈部及上胸部"V"形区等处。

Gottron丘疹：手指、掌指关节伸侧的紫红色鳞屑性斑或扁平丘疹。（图18-3A）

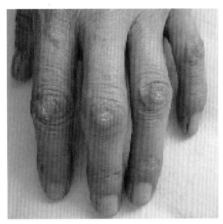 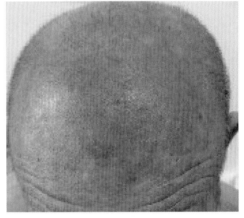

图18-3A　皮肌炎　　　　　　　　　图18-3B　皮肌炎

皮肤异色症：头面、颈、上胸部弥漫性红斑上，出现褐色色素沉着、点状色素脱失、毛细血管扩张。（图18-3B）

（2）非特征性皮损：四肢伸侧鳞屑性红斑伴瘙痒，甲周红斑伴毛细血管扩张，雷诺现象，血管炎性皮损，稀疏脱发，光敏感等。

2. 肌肉症状　　肌肉无力、疼痛和压痛。主要累及四肢近端肌群、肩胛肌肌群、颈部和咽喉部肌群，出现相应症状如上肢上举困难，握力下降，下蹲上楼困难，平卧时抬头困难，甚至吞咽困难，声音嘶哑；严重时可累及呼吸肌和心肌，出现呼吸困难、心率加快、心电图改变甚至心力衰竭。

3. 全身症状　　不规则发热，关节痛，贫血，常伴发间质性肺炎、肺纤维化，甚至继发成人呼吸窘迫综合征等。

4. 伴发恶性肿瘤 发生率约 5％～30％，特别是 40 岁以上患者恶性肿瘤发生率更高。各种恶性肿瘤均可发生，女性患者乳腺癌、卵巢癌多见，其他常见的有胃癌、肺癌、肝癌、鼻咽癌、淋巴瘤等。恶性肿瘤可发生于肌痹之前或之后，也可同时发生，部分患者在恶性肿瘤控制后肌痹症状得到缓解。

5. 预后 恶性肿瘤、心肺功能损伤是患者死亡的主要原因。

【实验室检查】

1. 血清肌酶 95％以上患者急性期有肌酸激酶（CK）、乳酸脱氢酶（LDH）、醛缩酶（ALD）等肌酶的升高，其中 CK 、ALD 的特异性更高。肌酶升高可早于肌炎，LDH 升高持续时间较长，有效治疗后肌酶可逐渐下降。

2. 肌电图 取疼痛和压痛明显的肌肉进行检查，主要表现为肌源性损害。

3. 血清肌红蛋白在肌炎患者中可迅速升高，可先于 CK 出现，有助于肌炎的早期诊断。尿肌酸排出增加。部分患者 ANA、抗 Jo－1 抗体、抗 PL－7 抗体等阳性。其他可有血沉增快、贫血、白细胞升高、C 反应蛋白阳性等。

4. 组织病理检查 类似红斑狼疮，可有表皮萎缩、基底细胞液化变性、血管和附属器周围淋巴细胞浸润等。肌肉病理变化可见肌纤维肿胀、分离、断裂、横纹消失、肌纤维透明变性或空泡样变性，间质血管周围淋巴细胞浸润，晚期可见肌肉纤维化和萎缩。

【诊断与鉴别诊断】

1. 诊断要点 ①典型皮损；②四肢和颈部肌肉无力；③血清酶升高；④肌电图呈肌源性损害；⑤肌肉活检特征性病理改变。

2. 鉴别诊断

（1）系统性红蝴蝶疮：面部多有典型的蝶形红斑，有多脏器损害，肾脏损害较多且重，无肌肉症状，24 小时尿肌酸正常。

（2）系统性皮痹：早期症状多见于肢端，雷诺征多见，皮肤实质性肿胀，蜡样光泽，后期皮肤明显硬化、萎缩，肌肉症状不明显，无眼睑水肿性紫红斑，24 小时尿肌酸正常。

（3）日晒伤：即日光性皮炎，是强烈日光照射后引起的，以急性红斑、水疱为主要临床表现，多见于春末夏初，好发于暴露部位，急性病程。无肌痛肌无力，血清肌酶及 24 小时尿肌酸正常。

【治疗】

一、内治疗法

（一）辨证论治

1. 热毒炽盛证

证候：起病急骤，皮肤大片水肿性红斑或紫红斑，触之灼热，肌肉疼痛无力，关节肿痛，或吞咽不利；伴高热，口渴喜饮，口苦咽干，心悸烦躁，小便短赤，大便秘结；舌质红绛，苔黄燥，脉滑数。

治法：清热解毒，凉血活血。

方药：清营汤或清瘟败毒饮加减。肌肉关节疼痛重者，加秦艽、豨莶草、络石藤。

2. 寒瘀痹阻证

证候：病情迁延，发展缓慢。皮损呈暗红色斑块，少量脱屑，全身肌肉酸痛无力，活动受限，或手足肿胀；伴气短乏力，怕冷，腹胀；舌质淡黯，苔白，脉沉细或沉缓。

治法：温阳散寒，活血通络。

方药：独活寄生汤合当归四逆汤加减。红斑不退者，加鸡冠花、红花、凌霄花。

3. 阳气虚衰证

证候：病程日久，皮损暗红或紫红，质硬，有细小鳞屑，局部肌肉萎缩，关节僵硬，肢端紫绀发凉，心悸气短，动则喘促，畏寒，腹胀便溏；舌质淡胖，苔白润，脉细无力。

治法：补中益气，调和阴阳。

方药：补中益气汤合阳和汤加减。可加鸡血藤、红花、牛膝。

（二）中成药

1. 寒瘀痹阻证可选择使用独活寄生合剂、养血荣筋丸、小活络丸。

2. 阳气虚衰证可选择使用人参健脾丸、补中益气丸、全鹿丸、金匮肾气丸。

3. 雷公藤多甙片：祛风解毒，除湿消肿，舒筋活络，有抗炎及抑制细胞免疫和体液免疫等作用。适用于肌痹肌肉关节疼痛明显者。

二、外治疗法

1. 面部红斑者，外搽白玉膏、氧化锌软膏护肤遮光。

2. 肌肉关节疼痛无力，皮肤不红，肢端青紫发凉者，可用红花五灵脂药酒、木瓜药酒涂搽按摩；或用透骨草 30 克，桂枝 15 克，红花 10 克，木瓜 15 克，苏木 20 克，煎汤熏洗浸渍患处。

三、其他疗法

1. 针灸、推拿等疗法　按摩、推拿、针刺疗法、水疗、电疗等在缓解期应用，对恢复肌肉功能有一定疗效，以防止肌肉萎缩和挛缩。主穴取足三里、三阴交、曲池，配穴取阳陵泉、肩髃等。

2. 西医治法

（1）糖皮质激素：根据病情选择用量，轻症患者可用泼尼松 30～40mg/d，重症者可用 60～80mg/d，危重者可用冲击疗法，病情控制后逐渐减量，维持量为 10～15 mg/d，疗程可达数年。

（2）免疫抑制剂：常用甲氨蝶呤（MTX）、环磷酰胺（CTX）、环孢素等。以上药物与糖皮质激素联合应用，可提高疗效，减少激素用量。长期应用此类药物，有降低白细胞和肝脏损伤等副作用，应注意定期复查血尿常规、肝肾功能。

（3）其他：可口服羟氯喹；蛋白同化剂如苯丙酸诺龙，对肌力恢复有一定作用；儿童皮肌炎及怀疑与感染有关者，宜配合抗感染治疗。

（4）皮损部位可外用糖皮质激素，外出时外用遮光剂。

【预防与调护】

1. 急性期应卧床休息，病情不严重可适当活动。

2. 给予高蛋白和维生素含量多的饮食。

3. 避免日光照射。

4. 40 岁以上的患者应进行全身检查有无恶性肿瘤，若未发现肿瘤，也应 3～6 个月定期随访。

【临证参考】

张志礼教授认为皮肌炎的临床表现与中医学中记载的"肌痹"、"皮痹"、"痿症"等相类似。中医认为本病多因七情内伤，气隔血聚，瘀阻经脉，郁久化热生毒酿成；或因肾阳虚衰，阴寒偏盛，寒湿之邪侵于肌肤，不能温煦，致使阴阳气血失衡，气机不畅，瘀阻经络，正不胜邪，毒邪犯脏而致病。临床上常可分为毒热、寒湿及气血两虚三型。

皮肌炎是严重的自身免疫病，使用皮质类固醇激素和免疫抑制剂治疗有一定效果，但需长期大剂量使用，极易引起严重的毒副作用和并发症，甚至成为致死原因之一。而中西医结合治疗，可充分发挥中药扶正祛邪、活血通络的作用，提高疗效，减少激素用量，从而减少由此产生的毒副作用和并发症。急性期，应以大剂量激素为主，并配合抗生素等综合治疗，迅速控制病情，挽救生命，同时配合清营解毒凉血的中药。亚急性慢性患者，病程日久，体质多虚，此时应以中医药扶正培本，活血化瘀为主。治则为健脾益肾、养阴益气、调和阴阳、活血通络；患者有肌肉代谢障碍，治疗当取祛风化湿、健脾益气、活血通络之法，以达到调节肌肉代谢的目的。（安家丰等．张志礼皮肤病医案选萃．人民卫生出版社，1994）

徐宜厚教授认为皮肌炎属痿痹证的范畴。其治有宗营血蒸腾之理，法拟凉血解毒；或本风寒湿痹留着不去之机，立祛风除湿，温补脾肾，均取得一定的成效。但是，综查中医文献，痿痹皆由精血亏损，外邪得以乘之居多。如果脾胃健旺，则饮食能受纳腐熟，精微能转输运化，气机升降出入畅利，津液气血生化有源，上能养心肺，下能滋补肝肾，脏腑得养，形神乃旺。鉴于此，在临床从扶脾论治皮肌炎。护脾阴以解毒，方用益胃汤加减；补脾阳以通痹，选用桂枝人参汤加味；益元气以振痿，方用还少丹加减。（徐宜厚．徐宜厚皮肤病临床经验辑要．中国医药科技出版社，1998）

【文献选录】

《素问·痹论》："风寒湿三气杂至，合而为痹也。……以至阴遇此者为肌痹"；"肌痹不已，复感于邪，内舍于脾"。

《诸病源候论·风湿痹身体手足不随候》："风寒湿三气，合而为痹。其三气时来，亦有偏多偏少，而风湿之气偏多者，名风湿痹也。人腠理虚者，则由风湿气伤之。搏于血气，血气不行，则不宣，真邪相击，在于肌肉之间，故其肌肤尽痛。"

《医宗金鉴·杂病心法要诀》："痹入藏府证，久病肌痹，复感于邪，而见呕涎，心下痞硬，四肢懈堕之证，是邪内传于脾，则为脾痹也。"

第三节 皮 痹

皮痹是一种以皮肤和内脏组织胶原纤维进行性硬化为特征的结缔组织病。本病的特点是皮肤肿胀、硬化，后期发生萎缩。临床上可分为局限性和系统性两种类型。前者损害局限于皮肤，后者除皮肤外，还常累及肺、胃肠、心、肾等内脏器官。女性多见，病程呈慢性经过。

《诸病源候论·风痹候》："秋遇痹者为皮痹，则皮肤无所知，皮痹不已，又遇邪，则移入于肺，其状气奔痛。"

本病相当于西医的硬皮病（scleroderma）。

【病因病机】

本病外因风寒湿邪侵袭，内因脾肾阳虚，气血失和所致。

1. 气血不足，卫外不固，腠理不密，风寒湿邪乘虚侵入，以致经络阻隔，气血凝滞而成。

2. 脾肾阳虚，阴寒内盛，寒湿凝滞，痹阻经络，血瘀经脉而为病。

西医学对本病的病因尚不完全清楚。局限性硬皮病可能与外伤或感染有关。系统性硬皮病可能与自身免疫、血管病变和胶原合成异常有关。患者血清中可检测到多种自身抗体，发病机制可能是在致病因子作用下真皮及内脏器官成纤维细胞活化，合成过多胶原，导致皮肤或内脏器官的纤维化。

【临床表现】

（一）局限性皮痹

慢性起病，无明显自觉症状，一般不伴全身症状，预后较好。

1. **斑状损害（斑状硬皮病、硬斑病）** 较常见。可发生于身体各处，皮损单发或多发，初起为淡红色略带水肿之斑块，境界清楚，以后逐渐硬化，表面光亮呈蜡样光泽，久之局部发生萎缩，呈羊皮纸样，表面色素加深或色素脱失，其上毛发脱落，干燥无汗。

2. **带状、线状损害（带状、线状硬皮病）** 好发于前额、四肢，皮损呈带状、刀砍状硬化萎缩凹陷，其上头发脱落。

3. **点状损害** 少见。好发于躯干部，为多个白色或象牙色圆形斑点，质硬，后期质变软。

（二）系统性皮痹

临床分为肢端型和弥漫型两种。皮肤病变均为早期水肿、继而硬化、晚期萎缩。

1. 肢端型系统性皮痹

约占系统性皮痹95％左右，病程较缓慢，预后相对较好。

（1）前驱症状：90％患者有雷诺现象，还可有关节痛、不规则发热、体重减轻等。

（2）皮损特点：手和面部最早受累最有特征。早期皮肤肿胀，有紧绷感；渐发展至皮肤硬化，表面光滑，不易捏起；最后皮肤，以及皮下组织、肌肉萎缩。受损皮肤出汗减少或无汗，毛发脱落及皮脂缺乏。病变逐渐向前臂、颈部、躯干发展。（图18-4A）

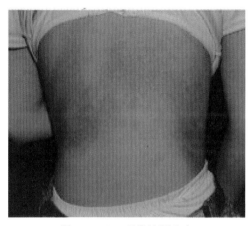 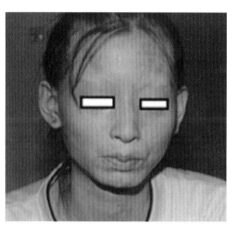

图18-4A 系统性硬皮病   图18-4B 系统性硬皮病

典型的面部损害为"假面具脸"。即面部弥漫性色素沉着，皮肤绷紧变薄，皱纹消失，缺乏表情，鼻部尖细，嘴唇变薄，口周有放射状沟纹，张口困难。手部损害为手指僵硬，不能弯曲，形如腊肠样或呈爪形，指端可有点状坏死。（图18-4B）

（3）骨关节及肌肉损害：关节疼痛、肿胀和僵硬；肌无力和肌痛，晚期可出现肌肉萎缩；骨质吸收可出现指趾变短、牙齿松动等。

（4）内脏损害：消化道受累表现为吞咽困难、吸收不良、脂肪泻等。呼吸系统受累表现为间质性肺炎及肺间质纤维化、肺气肿等。心脏受累可出现心电图异常、心功能不全等。肾脏受累时可出现高血压、蛋白尿、血尿、尿毒症。其他有末梢神经炎、多汗、肌肉疼痛、贫血等。

2. 弥漫型系统性皮痹 占系统性皮痹的5％，一开始即为全身弥漫性硬化。无雷诺现象及肢端硬化。病情进展迅速，常在两年内全身皮肤和内脏广泛硬化，预后差。

3. CREST 综合征 为肢端型系统性皮痹的一种特殊类型，由以下五种临床表现组成：皮肤钙化（calcinosis cutis）、雷诺现象（Raynaud phenomenon）、食管功能异常（esophageal dysmotility）、肢端硬化（sclerodactyly）和毛细血管扩张（telangiectasia）。此型患者较少发生肾脏和肺部损害，预后较好。

【实验室检查】

1. 多种自身抗体阳性。抗核抗体（ANA）多为核仁型；抗 Scl-70 抗体特异性强，可作为系统性皮痹的标志抗体；抗着丝点抗体为 CREST 综合征的标志抗体；伴发雷诺现象者常可检出抗 U_1RNP 抗体。

2. γ 球蛋白升高，冷球蛋白阳性，类风湿因子阳性等免疫学异常。

3. 还可有贫血、血沉增快等。

4. 组织病理检查：病变主要发生在血管和胶原纤维。早期真皮血管周围以淋巴细胞为主的炎症细胞浸润，胶原纤维肿胀和均质化；逐渐胶原纤维增生肥厚，排列致密，真皮和皮下组织小血管内膜增生，管壁增厚，管腔变窄甚至闭塞，毛囊、皮脂腺和汗腺减少或消失。

【诊断与鉴别诊断】

1. 诊断要点

（1）局限性皮痹：局限性皮肤浮肿硬化，病变活动期周围有淡红色晕；皮损组织病理检查有助于确诊。

（2）系统性皮痹：雷诺现象，手指肿胀、僵硬，假面具脸，结合全身症状和实验室检查诊断。

2. 鉴别诊断

（1）硬化萎缩性苔藓：与局限性皮痹鉴别。为白色发亮扁平丘疹，大小不一，群集成片，互相不融合，表面有毛囊性黑色角质栓，逐渐出现皮肤萎缩。

（2）肌痹（皮肌炎）：与系统性皮痹鉴别。皮肤红斑水肿，以眼眶周围紫红斑为特征，四肢近端肌痛，肌无力，无皮肤硬化，部分患者伴有恶性肿瘤。

（3）成人硬肿病：与系统性皮痹鉴别。常发生于感染、发热性疾病后，表现为颈部皮肤深层呈实质性木质样硬肿，渐延及面、躯干及臀部，无毛细血管扩张、色素变化、萎缩及雷诺现象等，有自限性，常在 1～2 年内消退。

【治疗】

一、内治疗法

（一）辨证论治

1. 寒湿阻滞证

证候：多见于局限性硬皮病。皮损呈片状、条状，实质性肿胀，触之坚硬，表面蜡样光泽，手捏不起，渐有萎缩，色素加深或脱失，手足发凉，遇风寒湿冷诸症加重；舌质淡或暗，苔薄白，脉沉缓或迟。

治法：温经散寒，除湿通络。

方药：当归四逆汤合独活寄生汤加减。若皮损周围有淡红色晕，加忍冬藤、赤芍。

2. 脾肾阳虚证

证候：多见于系统性硬皮病。初起肢端发凉，苍白青紫，皮肤肿胀，逐渐硬化萎缩，口唇缩小，表情淡漠；伴有关节疼痛，形寒肢冷，腰酸乏力，胸闷短气，腹胀纳呆，毛发脱落，大便溏泻，遗精阳痿或月经紊乱；舌质淡胖有齿痕，苔白，脉沉细。

治法：温补肾阳，健脾通络。

方药：肾气丸合阳和汤加减。大便溏泄者，合附子理中汤；伴胸闷气短，咳喘者，加瓜蒌、薤白、葶苈子、苏子；骨节僵硬疼痛者，加威灵仙、秦艽、乌蛇。

3. 血瘀经脉证

证候：病程较长，皮肤板硬，肤色暗褐，麻木不仁，或萎缩凹陷，肢端冰凉青紫，关节肿痛；伴面色晦暗，唇紫，口干不饮，心悸气短；舌质紫暗或见瘀斑，苔白，脉细涩。

治法：活血化瘀，温经通络。

方药：桃红四物汤合黄芪桂枝五物汤加减。皮肤硬化萎缩者，加鸡血藤、鬼箭羽、刘寄奴。

（二）中成药

丹参注射液：活血化瘀通脉。适用于皮痹血瘀经脉证。

川芎嗪注射液：理气活血化瘀。适用于皮痹血瘀经脉证。

积雪苷片：适用于治疗结缔组织纤维化的结缔组织病等。治疗硬皮病，每次 2～4 片，每日 3 次。

人参健脾丸、人参归脾丸、大黄䗪虫丸、阳和丸等均可辨证选择使用。

二、外治法

1. 熏洗 用伸筋草洗方，或伸筋草、透骨草各 30g，艾叶、细辛各 15g，乳香、没药各 6g。水煎，热渍或熏洗患处，早晚各 1 次，每次 20～30 分钟。

2. 按摩 用红灵酒，或红花 60g，白酒 250ml，浸泡 7 天后，取药酒按摩患处。

3. 外涂药 积雪苷霜外涂并按摩患处，每日 2 次。

三、其它疗法

1. 针刺疗法 取穴：①曲池、足三里、三阴交、血海、阳池、中脘、关元；②大椎、肾俞、命门、脾俞、膏肓、中脘；③神阙、气海、关元、肺俞、阳池。三组穴轮流交替针刺。

2. 灸法 局限性皮痹取皮损区，系统性皮痹取上述针刺穴位；用艾条悬灸，或隔药饼灸、隔姜片灸。

3. 推拿 以手太阴肺经和足太阳膀胱经为主，以及皮损部位的经络，循经按摩、点穴。每日 1 次。

4. 西医治疗

（1）斑状硬皮病早期可静脉注射青霉素，皮损内注射糖皮质激素，或外用糖皮质激素软膏。带状硬皮病尚无有效治疗方法。

（2）系统性硬皮病早期病情进展快，皮肤肿胀，关节疼痛明显者，应用糖皮质激素，能缓解急性水肿期的炎症，改善关节症状。一般用泼尼松 20～45mg/d，病情控制后递减。

抗硬化治疗：秋水仙碱对于减轻皮肤硬化、缓解动脉痉挛有一定疗效，成人剂量为

1mg/d。D－青霉胺可抑制胶原分子间的交联，抑制胶原合成，成人初始剂量为 250mg/d，每 2～4 周后增加 100mg，最大剂量 1000mg/d，维持量为 300～600 mg/d。

抗血管痉挛抗凝治疗：雷诺现象明显者可选低分子右旋糖酐、妥拉唑林，以及前列腺素 E_1、抗栓酶、尿激酶等。

【预防与调护】

1. 防寒保暖，忌居湿冷之处。
2. 严禁吸烟，避免外伤。
3. 加强营养，进食高蛋白、高维生素、易消化的食物；忌食寒凉食品。
4. 劳逸结合，加强手指和关节的功能锻炼，病情严重者应卧床休息。

【临证参考】

丁济南老中医认为硬皮病属于痹症范畴，见皮肤干槁而发硬，状如制革，张口闭口受阻，合于经文所述之"皮痹"；肌肉消瘦，不能屈伸，合于"筋痹"、"肉痹"；全身骨节酸痛，骨萎缩变形合于"骨痹"。临床以乌头、桂枝为主进行治疗。基本方是：制川乌、制草乌、桂枝、羌活、独活、秦艽、防风、汉防己、伸筋草、连翘、白芥子、生黄芪、全当归、桑寄生、川牛膝、玄参。（史宇广等．当代名医临证精华皮肤病专辑．中医古籍出版社，1992）

徐宜厚教授认为硬皮病的病位以肺、脾、肾三脏为主，故其临床证候为初损皮毛在肺，续损肌肉在脾，终损筋骨在肾，是一组从上而下的痹证虚劳综合征。但因兼夹气滞、血瘀，而成虚实兼夹证候。以脏腑辨证为纲，既能分清病位，又便于权衡正虚邪实的轻重。临床上将本病分为三型。卫弱肺虚，寒阻肌肤证，治宜益气固卫，温阳散寒，方选人参胡桃汤加味。脾肾阳衰，寒湿痹塞证，治宜温阳扶脾通痹，方选温阳通痹汤加减。元气虚怯，血阻孙络证，治宜扶元固本，理气通络。方选十全育真汤化裁。（徐宜厚．徐宜厚皮肤病临床经验辑要．中国医药科技出版社，1998）

【文献选录】

《素问·痹论》："以冬遇此者为骨痹，以春遇此者为筋痹，以夏遇此者为脉痹，以至阴遇此者为肌痹，以秋遇此者为皮痹。""皮痹不已，复感于邪，内舍于肺。"

《诸病源候论·风湿痹候》："风湿痹病之状，或皮肤顽厚，或肌肉酸痛。"

《医宗金鉴·杂病心法要诀》："痹入藏府证，久病皮痹，复感于邪，见胸满而烦，喘咳之证，是邪内传于肺，则为肺痹也。"

第四节 天 疱 疮

天疱疮是以皮肤起燎浆水疱为特征的一类皮肤病。中医学文献中的"火赤疮"、"天泡疮"、"蜘蛛疮"与本病有相近之处。

《医宗金鉴·外科心法要诀》记载"火赤疮，此证由心火妄动，或感酷暑时临，火邪入肺，伏结而成。初起小如芡实，大如棋子，燎浆水疱，色赤者为火赤疮；若顶白根赤，名天疱疮。俱延及遍身，焮热疼痛，未破不坚，疱破毒水津烂不臭。"

西医学的各型天疱疮（pemphigus）、大疱性类天疱疮（bullous pemphigoid）等属本病的范畴。疱疹样天疱疮、疱疹样皮炎、线状 IgA 大疱性皮病等也可参考本病辨证论治。

【病因病机】

1. 总由心火妄动，脾湿内蕴，外感湿热毒邪，内外之邪相搏，伏于肌腠，不得宣泄，外发皮肤而成水疱。

2. 若热毒之邪炽盛，燔灼营血，蕴蒸皮肤，则红斑成片，水疱叠起。

3. 久病或反复发作，疱破滋水，伤津耗气，而致气阴两虚。

西医学认为天疱疮、大疱性类天疱疮是自身免疫性疾病。天疱疮的发病机制可能是由于天疱疮抗体与表皮棘细胞间的抗原结合，一系列蛋白酶被激活，水解细胞连接结构，导致棘层松解和大疱形成。大疱性类天疱疮水疱形成可能是由于基底膜带部位的抗原抗体反应引起。

【临床表现】

（一）天疱疮

好发于中年人，男性多于女性。临床主要有四型。

1. 寻常型天疱疮

此型最常见和严重。

（1）好发于口腔、胸、背、头部，严重者可泛发全身。

（2）典型皮损为在正常皮肤上或在红斑基础上的水疱和大疱，疱壁薄而松弛，尼氏征阳性，水疱易破形成糜烂面，渗液，结痂。（图18-5A）

（3）常累及黏膜，口腔黏膜经久不愈的水疱和糜烂可为首发症状。黏膜糜烂面灼痛明显。

（4）大量体液丢失，低蛋白血症，患者体质虚弱。若不及时治疗可因全身衰竭、继发感染等而危及生命。或因长期、大剂量应用糖皮质激素引起感染等并发症而危及生命。

2. 增殖型天疱疮

少见，是寻常型天疱疮的亚型。

（1）好发于腋窝、乳房下、腹股沟、外阴、鼻唇沟等皱褶部位。

（2）早期皮损与寻常型相似，破溃后在糜烂面上形成乳头状肉芽增殖，易继发感染，常有臭味。口腔黏膜损害轻。

（3）病程慢性，预后较好。

3. 落叶型天疱疮

多累及中老年人。

（1）好发于头面、胸背上部，渐渐发展至身体的大部分或全身。

（2）皮损为红斑基础上的松弛性水疱，尼氏征阳性，水疱极易破裂形成浅表糜烂面，上覆片状黄褐色痂屑，呈落叶状，痂下有臭味。口腔黏膜受累少。

（3）病情较轻，预后较好。

4. 红斑型天疱疮

是落叶型天疱疮的亚型。

（1）好发于头面、胸背上部、上肢。

（2）早期皮损为红斑、鳞屑、少许渗出和结痂，在红斑上可出现松弛性薄壁水疱，尼氏征阳性。一般无黏膜损害。（图18－5B）

（3）病程慢性，个别可转化为落叶型。

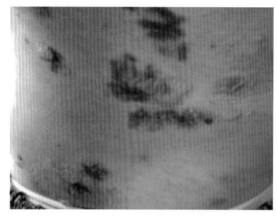 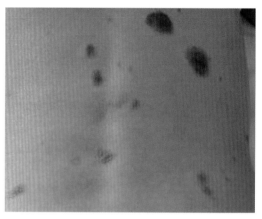

图18－5A　寻常型天疱疮　　　　图18－5B　红斑型天疱疮

（二）类天疱疮

多见于老年人。

1. 好发于胸腹部和四肢，亦可泛发全身。

2. 正常皮肤上或在红斑基础上出现水疱和大疱，疱壁厚而紧张，疱液澄清，尼氏征阴性。水疱不易破，破裂后结痂，较易愈合。少数患者出现轻微口腔黏膜损害。（图18－6A、B）

3. 有不同程度的瘙痒和烧灼感。

4. 一般无全身症状。

5. 病程慢性。长期患病机体消耗性衰竭；长期大剂量应用糖皮质激素可引起感染等并发症。

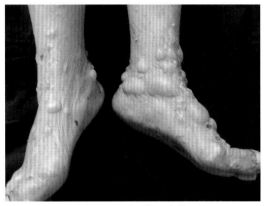

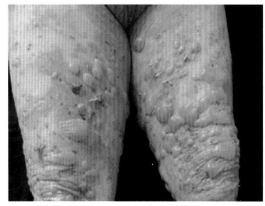

图18-6A　类天疱疮　　　　　　　　　　图18-6B　类天疱疮

【实验室检查】

1. 天疱疮

（1）组织病理检查：基本变化是表皮棘细胞的棘突松解、表皮内裂隙和大疱形成。疱腔内有棘层松解细胞，呈球形、体积大、胞核大而深染、核周围有淡蓝色晕、疱浆为嗜酸性，具有诊断价值。棘层松解的具体部位与不同类型的天疱疮有关，寻常型和增殖型位于基底层上方，落叶型和红斑型位于颗粒层或棘层上部。

（2）直接免疫荧光：表皮棘细胞间有IgG和（或）C3沉积，呈网状分布。寻常型和增殖型沉积在棘层下方，落叶型和红斑型位于棘层上部或颗粒层。

（3）间接免疫荧光：病情活动时血清中可检出天疱疮抗体。

2. 大疱性类天疱疮

（1）组织病理检查：为表皮下水疱，疱腔内有嗜酸性粒细胞。

（2）直接免疫荧光：基底膜带有IgG呈线状沉积。

（3）间接免疫荧光：血清中有抗基底膜带循环抗体。

【诊断与鉴别诊断】

1. 诊断要点

（1）天疱疮：中年人多见，松弛性水疱或大疱，尼氏征阳性，组织病理为表皮内疱。

（2）类天疱疮：老人多见，紧张性水疱或大疱，尼氏征阴性，组织病理为表皮下疱。

2. 鉴别诊断

（1）疱疹样皮炎：好发于青壮年，皮损为小水疱，排列呈环状，有丘疹、风团，疱液清，尼氏征阴性，伴剧痒，直接免疫荧光检查可见真皮乳头IgA和C3呈颗粒状沉积。其中皮损多形性和直接免疫荧光检查是主要鉴别点。

（2）线状IgA大疱性皮病：见于儿童或成人，水疱主要分布于口周、躯干、四肢，呈环形排列的张力性水疱，疱液清，尼氏征阴性，轻到中度瘙痒，直接免疫荧光检查可见基底膜带有线状IgA沉积，20％患者有抗基底膜IgA抗体。其中直接和间接免疫荧光检查是主要鉴别点。

（3）大疱性多形红斑：发病急骤，水肿性红斑上出现水疱、大疱、血疱，尼氏征阳性，累及多部位黏膜，伴高热。其中全身症状重，皮损组织病理是主要鉴别点。

（4）其他　红斑型天疱疮皮损可与红蝴蝶疮（红斑狼疮）、白屑风（脂溢性皮炎）相似，需要根据组织病理、免疫荧光检查鉴别。

【治疗】

一、辨证论治

1. 热毒炽盛证

证候：发病急骤，水疱迅速扩展、增多，糜烂面鲜红，灼热痒痛；伴身热口渴，烦躁不安，便干溲赤；舌质红绛，苔黄，脉滑数。

治法：清热解毒，凉血利湿。

方药：清瘟败毒饮加减。水疱渗液多者，加车前子、白茅根；高热者，加羚羊角粉；大便秘结者，加大黄。

2. 心火脾湿证

证候：燎浆水疱，新起不断，疱壁松弛，水疱易破，疮面色红，口腔糜烂；伴心烦口干，小便短赤，纳呆腹胀；舌质红，苔黄腻，脉濡数。

治法：清脾除湿，清心凉血。

方药：清脾除湿饮加减。口腔糜烂者，加金银花、金莲花、藏青果。

3. 脾虚湿蕴证

证候：水疱疱壁紧张，潮红不著，或结痂较厚，不易脱落；伴倦怠乏力，腹胀便溏；舌淡胖，苔白腻，脉沉缓。

治法：健脾除湿解毒。

方药：除湿胃苓汤、参苓白术散加减。若皮损基底发红，加马齿苋、川草薢、黄柏、金银花、车前草、车前子。

4. 气阴两伤证

证候：病程较长，已无新疱，疱干结痂，干燥脱落，瘙痒入夜尤甚，或遍体层层脱屑，状如落叶；伴口咽干燥、五心烦热，气短懒言，神疲无力；舌质淡红，苔少或花剥，脉沉细数。

治法：益气养阴，清热解毒。

方药：解毒养阴汤加减。瘙痒甚者加白蒺藜、钩藤、僵蚕。

二、外治疗法

治疗原则为保护创面、收湿敛疮、预防感染。

1. 皮损有糜烂渗液者，用黄柏、马齿苋煎汤，冷湿敷。

2. 皮损结痂者，用黄连粉或青白散植物油调，外涂患处。

3. 口舌糜烂者用金莲花片口含，或金银花、黄连、竹叶、生甘草煎水含漱。

三、西医疗法

经中药治疗病情未能得到控制，应中西医结合治疗。

1. 糖皮质激素　按照病情严重程度决定初始剂量。一般轻症，每日泼尼松 30mg～40mg；重症病例，每日 60mg～80mg。若用药 3～5 日病情无改善，应及时增加用量，一般增加原剂量的 40%～50%。在皮疹完全控制，原有糜烂面基本愈合后可以递减药量。注意同时补钙、补钾、预防消化道溃疡。

2. 免疫抑制剂　对服用糖皮质激素有禁忌证或单用糖皮质激素不能控制皮损时采用。可选用环磷酰胺、硫唑嘌呤或甲氨蝶呤（MTX），在使用前和使用期间应定期检查血尿常规及肝功能。

3. 全身支持疗法　本病由于大量糜烂面而体液丢失，或大量脱屑，消耗极大，在给予糖皮质激素治疗时，一定要加强支持疗法，包括高蛋白、高维生素饮食，补充水、电解质，必要时给予静脉输入丙种球蛋白。

【预防与调护】

1. 保持情绪稳定，睡眠充足，避免受凉。
2. 注意皮肤、口腔及外阴清洁，预防全身或局部感染。
3. 加强饮食营养，给予高蛋白、高维生素、低盐饮食。
4. 皮损结痂或层层脱落时，可用植物油湿润，轻轻揩之，不宜水洗。

【临证参考】

天疱疮和类天疱疮等大疱性皮肤病，是一组慢性复发性自身免疫性疾病。中医辨证多因心火脾湿蕴蒸，兼感暑湿热毒之气，内外合邪而发病。治疗上，应遵循急则治其标，缓则治其本的原则。急性期重在清热除湿，解毒凉血，可适当加入茯苓、薏苡仁、枳壳等健脾除湿药物；慢性期或后期，湿热减退，津伤气耗，治疗重在益气养阴，健脾除湿，兼以清热解毒。

若单纯中医中药治疗效果不理想，应中西医结合治疗。急性期及早使用足量的糖皮质激素，同时辨证应用中药，可以尽快控制病情，并减轻激素副作用；皮损消退后逐步递减激素，但切不可减量过快，以防病情反复。

【文献选录】

《医宗金鉴·外科心法要诀》："火赤疮，上体多生者，属风热盛，宜服解毒泻心汤；下体多生者，属湿热盛，宜服清脾除湿饮。"

《洞天奥旨·天疱疮》："天疱疮，生于头面，遍身手足之间，乃毒结于皮毛，而不入于营卫。论理尚轻，然治之不得法，疼痛难忍，不啻如火烙炎烧矣。此疮乃肺气虚，而火毒结于肺本，是暑热湿蒸之气，因肺气虚而犯之也。其症燎浆白疱，皮破赤沾。"

第十九章 皮肤附属器疾病

第一节 白屑风

白屑风是一种发生在皮脂溢出部位的慢性炎症性皮肤病。因皮肤油腻，瘙痒潮红，叠起白屑而得名。发于面部又名"面游风"。本病的特点是皮肤红斑、上覆油腻性痂屑或糠秕状白屑，常见于青壮年或乳儿期。

《外科正宗·白屑风》记载："白屑风多生于头面、耳、项、发中，初起微痒，久则渐生白屑，叠叠飞起，脱而又生。此皆起于热体当风，风热所化。"

本病相当于西医学的脂溢性皮炎（seborrheic dermatitis）。

【病因病机】

1. 风热之邪侵袭，郁久燥血伤阴，肌肤失于濡养而发为干燥型皮损。

2. 过食肥甘辛辣，脾胃运化失常，胃肠积湿生热，湿热蕴积肌肤而发为湿型皮损。

西医学认为，本病可能是在皮脂溢出体质的基础上，马拉色菌、痤疮丙酸杆菌等寄生与繁殖，引起皮脂成分改变，主要是游离脂肪酸增多，刺激皮肤产生炎症反应。精神因素、嗜食油腻辛辣、B族维生素缺乏、嗜酒等因素均可诱发加重本病。

【临床表现】

1. 多发生在皮脂溢出部位，如头皮、颜面、上胸背部，以及腋下、腹股沟等皱褶部位，严重者可泛发全身。

2. 皮损初起为毛囊性丘疹，渐扩大融合成红斑、被覆糠秕状白屑或油腻性痂屑。

干性型：为淡红色斑片，上有白色糠秕状鳞屑。在头皮可见鳞屑堆叠，搔抓时白屑纷落。伴毛发干枯、脱发。（图19-1A、B）

湿性型：为潮红斑片，上有淡黄色油腻性痂屑，严重者有糜烂、渗液、结痂，常有臭味；头皮油脂增多，头发细软、脱落、秃顶。

3. 有不同程度的瘙痒。

4. 病程缓慢，可有急性发作。

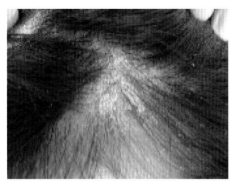 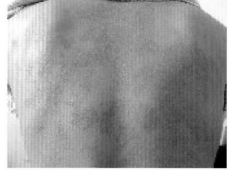

图 19－1A 脂溢性皮炎　　　　　　　图 19－1B 脂溢性皮炎

【诊断与鉴别诊断】

1. 诊断要点　红斑，被覆糠秕状白屑或油腻性痂屑，多发于皮脂溢出部位。

2. 鉴别诊断

（1）白疕（银屑病）：红斑上覆多层银白色鳞屑，搔抓后有薄膜及点状出血，发于头部者除红斑、鳞屑外可见毛发呈束状，无脱发，皮损可超过前发际。其中层层鳞屑，点状出血是主要鉴别点。

（2）白秃疮（白癣）：多见于儿童，头部灰白色鳞屑斑，有参差不齐断发，发根有白色菌鞘，真菌检查阳性。其中有断发、真菌镜检阳性是主要鉴别点。

【治疗】

一、内治疗法

（一）辨证论治

1. 风热血燥证

证候：多发于头面部，见淡红色斑片，干燥脱屑，状如糠秕，瘙痒，遇风加重，或见头发干枯无光泽，脱落；伴口干渴，大便干燥；舌质红，苔薄白，脉细数。

治法：祛风清热，养血润燥。

方药：消风散加减。皮疹颜色较红者，加丹皮、赤芍、金银花；瘙痒较重者，加白鲜皮、白蒺藜。

2. 胃肠湿热证

证候：发于头面部或泛发全身，皮损为潮红斑片，有油腻性痂屑，甚至糜烂、渗出；伴口苦，口粘，脘腹痞满，小便短赤，大便臭秽；舌质红，苔黄腻，脉滑数。

治法：清热除湿，理气通腑。

方药：茵陈蒿汤合平胃散加减。可加苦参、黄芩。糜烂渗出较甚者，加黄柏、土茯苓、马齿苋。

（二）中成药

当归苦参丸：凉血润燥，祛风祛湿。用于白屑风风热血燥证。

芩连片：清热解毒，消肿止痛。用于白屑风胃肠湿热证。

二、外治疗法

1. 头部干性皮损，用白屑风酊、侧柏叶酊外涂，日 2 次。

2. 面部干性皮损，用润肌膏外涂，日 2 次。

3. 湿性皮损，有少量渗出者选用黄连、黄柏、公英等煎汤，冷却后局部湿敷，每次 30 分钟，日 2 次。头部湿性皮损可用脂溢洗方煎水洗头。

【预防与调护】

1. 忌食辛辣、油腻食物，少食甜食，戒烟酒，多吃蔬菜、水果、杂粮。

2. 生活规律，睡眠充足，保持大便通畅。

3. 避免搔抓、烫洗，慎用面部洗涤品、化妆品。

【临证参考】

颜面、头皮、胸背部出现红斑、油腻性痂屑或细碎白屑，伴瘙痒属白屑风范畴。皮疹较少者可仅用外用药，或口服中成药即可。若皮疹泛发全身伴湿疹样损害者，应辨证论治，内治外治结合。

段馥亭老中医经验：中医所称白屑风和西医诊断的皮脂溢出性皮炎极为相似。以五味玉黄膏Ⅰ号（黄柏、蛤粉、轻粉、白芷、石膏、梅片、当归、甘草、片姜黄、白蜡、麻油、雄精、广丹、硫黄）治疗皮脂溢出性皮炎效果亦佳，有止痒及消退浸润作用。通常除搽该药外，再以苦参三两、野菊花五钱、白鲜皮三钱，水煎溃洗，效果更为满意。（段馥亭．中医外科证治经验．人民卫生出版社，2008）

【文献选录】

《医宗金鉴·外科心法要诀》："面游风，此证生于面上，初发面目浮肿，痒若虫行，肌肤干燥，时起白屑。次后极痒，抓破，热湿盛者津黄水，风燥盛者津血，痛楚难堪。由平素血燥，过食辛辣厚味，以致阳明胃经湿热受风而成。痒甚者宜服消风散；痛甚者，宜服黄连解毒饮，外涂摩风膏缓缓取效。"

《外科大成·面部》："面游风，初发微痒，次如蚁行，面目俱浮，更兼痛楚，由阳明壅热所致。宜凉膈散加升麻、葛根、羌活、防风、白芷、牛蒡子之类，外敷祛风润肌之药。"

第二节 粉 刺

　　粉刺是一种毛囊、皮脂腺的慢性炎症性皮肤病。因丘疹顶端如刺状，可挤出白色碎米样粉汁而得名。中医文献中又名"肺风粉刺"、"面疮"、"面皰"、"酒刺"等，俗称"青春疙瘩"、"青春痘"。本病的特征是粉刺、丘疹、脓疱等皮疹多发于颜面、前胸、后背等处，常伴有皮脂溢出。青春期男女多发。

　　《医宗金鉴·外科心法要诀》记载："肺风粉刺，此证由肺经血热而成，每发于面鼻，起碎疙瘩，形如黍屑，色赤肿痛，破出白粉汁，日久皆成白屑，形如黍米白屑。"

　　本病相当于西医的寻常痤疮（acne vulgaris）。

【病因病机】

　　1. 素体阳热偏盛，肺胃两经蕴热，循经上犯，熏蒸于面部、口鼻而发。

　　2. 过食辛辣肥甘厚味，胃肠生湿化热，湿热互结上蒸颜面而发。

　　3. 情志失调，肝气郁滞，或冲任不调，致使气滞血瘀，气郁化火，上犯颜面而发。

　　4. 湿热郁久，凝聚为痰，阻滞气血，致使湿热痰瘀互结，聚结于颜面、下颌等部位，发为囊肿、结节。

　　西医学认为，青春期雄激素增多，使皮脂腺发育及皮脂分泌增加，毛囊、皮脂腺开口处角化异常，皮脂排出不畅，淤积在毛囊内形成脂栓，即"粉刺"；又因痤疮丙酸杆菌大量繁殖，分解皮脂，产生游离脂肪酸，刺激毛囊引起炎症；免疫异常加重了炎症反应。

【临床表现】

　　1. 好发于颜面部，尤其是前额、双颊、颏部，其次为颈肩、胸背部。多对称分布。

　　2. 皮损为毛囊性丘疹，有白头粉刺、黑头粉刺，可挤出白色或淡黄色脂栓；或为炎症性红色丘疹、小脓疱，严重者出现紫红色结节、囊肿、脓肿，甚至破溃，形成窦道和瘢痕。愈后留有色素沉着，萎缩性瘢痕。常伴皮脂溢出。（图 19－2A、B）

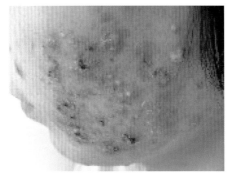

图 19－2A 痤疮

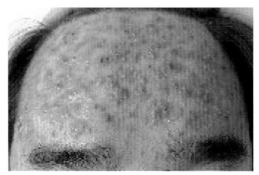

图 19－2B 痤疮

3.无自觉症状或轻度瘙痒，炎症性皮损伴疼痛。

4.病程长短不一，青春期后可逐渐痊愈。

【诊断与鉴别诊断】

1.诊断要点 青春期好发，颜面、胸背部发生毛囊性粉刺、炎性丘疹、脓疱等。

2.鉴别诊断

（1）酒齄鼻：好发于中年人，皮疹分布以鼻准、鼻翼为主，两颊、前额、下颏亦可见。患部弥漫性红斑、丘疹、脓疱及毛细血管扩张，无粉刺，晚期形成鼻赘。其中发病年龄、部位、皮疹特点是主要鉴别点。

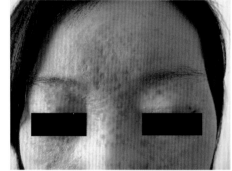

（2）职业性痤疮：常见于接触沥青、煤焦油及石油制品的工人，同工种的人常发生相同的痤疮样皮损，较密集，伴毛囊角化。除颜面外，凡接触部位如手背、前臂、肘部亦有发生。其中职业、发病部位是主要鉴别点。

（3）颜面播散性粟粒性狼疮：多见于成年人，损害为粟粒大小淡红色、紫红色结节，表面光滑，对称分布于颊部、眼睑、鼻唇沟等处，用玻片压之

图19-3 颜面播散性粟粒样狼疮

可呈苹果酱色。其中发病年龄、部位、玻片压之呈苹果酱色是主要鉴别点。（图19-3）

【治疗】

一、内治疗法

（一）辨证论治

1.肺胃蕴热证

证候：颜面多发红色丘疹、粉刺，或有小脓疱，轻度痒痛；伴口渴喜饮，大便秘结，小便短赤；舌红苔薄黄，脉数。

治法：清解肺胃热毒。

方药：枇杷清肺饮加减，脓疱多者合五味消毒饮。口渴喜饮者，加生石膏、天花粉；大便秘结者加虎杖。

2.肠胃湿热证

证候：颜面、胸背部皮肤油腻，皮疹红肿疼痛，间有脓疱、及红色结节；伴口苦口臭，大便秘结；舌红苔黄腻，脉滑数。

治法：清热除湿解毒。

方药：茵陈蒿汤合黄连解毒汤加减。伴腹胀，舌苔厚腻者，加鸡内金，枳实、陈皮；脓疱、结节较重，加白花蛇舌草、野菊花、连翘。

3.肝郁血瘀证

证候：皮损多发于颜面两侧及下颌部，为暗红色丘疹、小脓疱、黑头粉刺、暗红色结节等；伴心烦易怒，口苦咽干，胁肋胀痛，女子月经色暗夹瘀块，痛经，并见经前乳房胀痛、皮疹加重；舌质暗红，边尖有瘀斑，脉弦涩或弦细。

治法：疏肝解郁，活血化瘀。

方药：逍遥散合桃红四物汤加减。经前加重者，加香附、益母草；乳房胀痛明显者，加橘核、川楝子、郁金。

4. 痰瘀互结证

证候：病程较长，皮疹颜色暗红，有粉刺、丘疹、脓疱、结节、囊肿、脓肿、瘢痕，经久难愈；伴胸闷，腹胀；舌质暗红，苔黄腻，脉弦滑。

治法：除湿化痰，活血散结。

方药：二陈汤合血府逐瘀汤加减。伴囊肿或脓肿者，加浙贝母、穿山甲、皂刺、野菊花；伴结节、囊肿难消者加三棱、莪术、红藤、夏枯草。

（二）中成药

当归苦参丸：凉血，祛湿。适用于粉刺肺胃蕴热证。

栀子金花丸：清热解毒除湿。适用于粉刺肠胃湿热证大便秘结者。

逍遥丸：疏肝解郁，理气化瘀。适用于粉刺肝郁血瘀证。

血府逐瘀丸：活血化瘀散结，适用于粉刺痰瘀互结证。

丹参酮胶囊：抗菌消炎。用于痤疮炎性皮疹。

二、外治疗法

1. 皮脂溢出，皮疹较多，有红丘疹、粉刺、脓疱者，可用颠倒散以茶水调，涂患处，每晚涂 1 次，20～30 分钟后洗去。

2. 囊肿、脓肿、结节，用金黄膏外敷，每日 2 次。

3. 中药面膜疗法：可用颠倒散加医用石膏面膜；或用黄芩、黄连、紫花地丁、野菊花、苦参、丹参、侧柏叶等清热解毒、消肿散结中药研细末，加适量绿豆粉或淀粉，用时调成糊状，敷于面部，30 分钟取下。

三、针灸疗法

1. 刺络拔罐 取穴大椎，三棱针点刺放血，加拔罐 3 分钟，每周 1 次，用于痰瘀互结证。

2. 体针 取穴大椎、合谷、四白、太阳、下关、颊车。肺胃蕴热证加曲池、肺俞；肠胃湿热证加大肠俞、足三里、丰隆；月经不调加膈俞、三阴交。中等刺激，留针 30 分钟，每日 1 次，10 次为 1 疗程。

3. 耳穴压豆 取穴肺、内分泌、交感、脑点、面颊、额区。皮脂溢出加脾区；便秘加大肠区；月经不调加子宫、肝区。每次取穴 4～5 个，贴压王不留行籽，2～3 天换豆 1 次，5 次为 1 疗程。

【预防与调护】

1. 经常用温水洗脸，皮脂较多时可用硫黄皂洗。不用冷水洗脸，以防毛孔收缩，皮脂堵塞，粉刺加重。

2. 忌食辛辣刺激性食物，如辣椒、酒类；少食油腻、甜食；多食新鲜蔬菜、水果，保持大便通畅。

3. 不要乱用化妆品，有些粉质化妆品会堵塞毛孔，造成皮脂瘀积而成粉刺。

4. 禁止用手挤压粉刺，以防炎症扩散、愈后遗留凹陷性瘢痕。

【临证参考】

青春期男女颜面出现的毛囊性红丘疹、小脓疱、结节、囊肿属于粉刺范畴。皮疹较少者注意饮食，适当外用药治疗，或口服当归苦参丸等中成药即可。若皮疹较重者应进行中医辨证论治，内外配合治疗。

目前本病有病期延长的趋势，部分患者晚发，即年过 30 岁发病或仍不缓解。多与精神紧张、情志失和、内分泌失调有关。皮损好发于颜面两侧及下颌部，皮损较深，颜色暗红，治疗应酌加疏肝理气、活血化瘀、软坚散结药物。

朱仁康老中医治疗囊肿性痤疮伴有瘢痕疙瘩，证属痰瘀交结，治则活血化瘀，消痰软坚。经验方化瘀散结丸，归尾 60g，赤芍 60g，桃仁 30g，红花 30g，昆布 30g，海藻 30g，炒三棱 30g，炒莪术 30g，夏枯草 60g，陈皮 60g，制半夏 60g。研细末，水泛为丸，每日 2 次，每次 9g 口服。

【文献选录】

《素问·生气通天论》："劳汗当风，寒薄为皶，郁乃痤。"

《外科正宗·肺风粉刺酒渣鼻》："粉刺属肺，齇鼻属脾，总皆血热郁滞不散。所谓有诸内，形诸外，宜真君妙贴散加白附子敷之，内服枇杷叶丸、黄芩清肺饮。"

《医宗金鉴·外科心法要诀》"肺风粉刺，宜内服枇杷清肺饮，外敷颠倒散，缓缓自收功也。"

第三节　酒齇鼻

酒齇鼻是一种发生于鼻、面中部，以红斑和毛细血管扩张为特征的慢性皮肤病。因鼻色紫红如酒渣而得名。中医文献中又名"酒齇"、"赤鼻"。俗称"红鼻头"、"糟鼻子"。本病的特点是鼻及面中部持续性红斑和毛细血管扩张，伴丘疹、脓疱，可形成鼻赘。多发生于中年人，男女均发病，尤以女性多见，而鼻赘期皮损男性多见。

《诸病源候论·面体病诸候》记载："酒齇候，此由饮酒，热势冲面，而遇风冷之气相搏所生，故令鼻面生齇，赤疱匝匝然也。"

本病西医称酒渣鼻（rosacea），又称玫瑰痤疮。

【病因病机】

本病的发生多与皮脂溢出，胃肠功能紊乱，毛囊虫寄生，嗜酒，嗜食辛辣食物，及冷热刺激有关。

1. 肺胃积热或脾胃湿热上蒸于面鼻部，复遇风寒外束，凝结于肌肤而致。

2. 嗜酒之人，酒气熏蒸，血中热毒蕴积于面鼻部，聚而不散而致。

3. 日久毛孔壅塞，局部气血凝滞，皮损由红变紫，缠绵难愈。

西医学认为本病是在皮脂溢出的基础上，由于感染、冷热刺激、精神紧张等多种因素，造成患者颜面血管舒缩功能失调，毛细血管长期扩张而致。

【临床表现】

1. 好发于面中部，特别是鼻部、两颊、前额、下颏等部位。少数患者鼻部正常，只发于两颊、额部或下颏。

2. 皮损以红斑、丘疹、毛细血管扩张为主。依据临床症状，可分为三型。（图 19－4A、B）

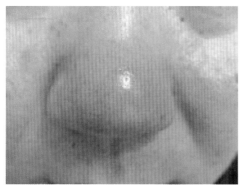 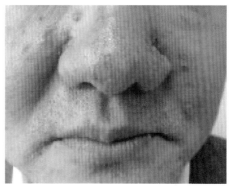

图 19－4A 玫瑰痤疮 　　　　　图 19－4B 酒齄鼻

（1）红斑型：面中部红斑伴毛细血管扩张。初期为暂时性红斑，时隐时现，遇寒冷、受热、情绪激动、饮酒、食辣物时更为明显，日久则红斑持续不退，渐发展为丘疹型。伴毛囊口扩张，皮脂溢出。

（2）丘疹脓疱型：在红斑期的基础上，出现丘疹或小脓疱，毛细血管扩张更明显，纵横交错，颜色由鲜红变成紫红色。迁延数年后，极少数可发展为鼻赘型。

（3）鼻赘型：较少见，多见病程长久者。鼻尖部增生肥大，呈紫红色，表面凹凸不平，有大小不等的结节状隆起，毛囊口明显扩大，毛细血管显著扩张。

3. 无明显自觉症状。

4. 慢性病程，红斑型及丘疹脓疱型经治疗可好转，而鼻赘型不经手术整形很难恢复原貌。

【诊断与鉴别诊断】

1. 诊断要点　鼻及面中部红斑、丘疹、毛细血管扩张，晚期形成鼻赘。

2. 鉴别诊断

（1）粉刺：多发于青春期男女，皮疹为毛囊性的红丘疹、粉刺，无红斑及毛细血管扩张，鼻部受累轻。

（2）面游风：皮损为红斑、糠秕状脱屑或油腻性痂屑，无毛细血管扩张，除颜面外，前胸及后背部亦见皮疹。

【治疗】

一、内治疗法

（一）辨证论治

1. 肺胃热盛证：

证候：多见于红斑型。皮脂溢出，红斑多发于鼻部、两颊，压之褪色，毛细血管扩张；常嗜酒，喜食辛辣厚味，伴口干口渴，便秘；舌质红，苔薄黄，脉滑数。

治法：清泄肺胃积热。

方药：枇杷清肺饮加减，去人参，加生石膏、栀子、苦参。皮脂溢出多，舌苔腻者，加生薏米、生山楂、陈皮；红斑及毛细血管扩张明显者，加凌霄花、鸡冠花、玫瑰花、生槐花。

2. 血热毒蕴证：

证候：多见于丘疹脓疱型。在红斑上出现丘疹、脓疱、毛细血管扩张明显，局部灼热；伴口干，便秘；舌质红，苔黄，脉数。

治法：凉血清热解毒。

方药：凉血四物汤合黄连解毒汤加减。红斑毛细血管扩张明显者，加紫草根、茜草根；脓疱明显者，加公英、地丁、连翘。

3. 血瘀凝滞证：

证候：多见于鼻赘型。鼻部组织增生，鼻头紫红肥大，呈结节状，毛孔扩大；舌质暗红，苔黄，脉沉涩。

治法：活血化瘀散结。

方药：通窍活血汤加减。鼻赘明显者可加三棱、莪术、夏枯草。

（二）中成药

清肺抑火丸：清热通便，止咳化痰。适用于酒齇鼻肺胃热盛证。

皮肤病血毒丸：清血解毒，消肿止痒。适用于酒齇鼻肺胃热盛证。

小败毒膏：散瘟清热，消肿止痛。适用于酒齇鼻血热毒蕴证。

大黄䗪虫丸：活血祛瘀。适用于酒齇鼻血瘀凝滞证。

二、外治疗法

1. 鼻部有红斑、红丘疹者,用颠倒散以茶水或白开水调后外涂,每次 20 分钟,每日 2 次。
2. 鼻部见脓疱者,用四黄膏外涂,每日 2 次。
3. 鼻赘形成者,先用三棱针刺破放血,再外敷颠倒散。

三、针刺疗法

取穴印堂、迎香、地仓、承浆、颧髎,配禾髎、大迎、合谷、曲池,轻度捻转,留针 20～30 分钟,每日 1 次。

【预防与调护】

1. 避免冷热刺激及精神紧张。
2. 饮食宜清淡,忌食辛辣、肥甘厚味,戒烟酒,多吃蔬菜水果。
3. 保持大便通畅。
4. 毛囊螨虫阳性者忌饲养宠物,减少接触毛绒玩具、地毯等物品。

【临证参考】

酒齄鼻的皮损不仅仅位于鼻部,常是以鼻部为中心,前额、两颊、下颏五点分布,初期为红斑、毛细血管扩张,继而发生丘疹、脓疱,晚期形成鼻赘。

张志礼教授经验,头面部常见 3 种疾病均与肺胃蕴热或湿热有关。脂溢性皮炎多为湿重于热,以清脾除湿饮为主方;寻常痤疮有粉刺、囊肿,以栀子金花汤为主或用桃红二陈汤加减;而酒渣鼻常有血热血瘀,应以枇杷清肺饮与凉血五花汤合方治之。(安家丰等. 张志礼皮肤病医案选萃. 人民卫生出版社,1994)

【文献选录】

《素问·刺热篇》:"脾热病者,鼻先赤。"

元《格致余论·面鼻得冷则黑论》:"多酒之人,酒气熏蒸,面鼻得酒,血为极热,热血得冷,为阴气所抟,污浊凝结,滞而不行,宜其先为紫,而后为黑色也。须用融化滞血,使之得流,滋生新血,可以运化,病乃可愈。予为酒制四物汤,加炒片芩、陈皮、生甘草、酒红花、生姜煎,调五灵脂末饮之,气弱者加酒黄芪,无有不应者。"

《外科大成·酒皶鼻》:"酒皶鼻者,先由肺经血热内蒸,次遇风寒外束,血瘀凝滞而成,故先紫而后黑也。治须宣肺气化滞血,使荣卫流通以滋新血,乃可得愈。"

第四节 油 风

油风是一种头发突然斑片状脱落的慢性皮肤病。因头发成片脱落,头皮光亮而得名。中医文献中又名"鬼舐头"，俗称"鬼剃头"。本病的特征是头发突然片状脱落，无自觉症状。可发生于任何年龄和性别，但多见于青年人。发病与紧张、恐惧、劳累、失眠等有关。

《外科正宗·油风》记载"油风乃血虚不能随气荣养肌肤，故毛发根空，脱落成片，皮肤光亮，痒如虫行，此皆风热乘虚攻注而然。"

本病相当于西医学的斑秃（alopecia areata）。头发全部脱落称全秃（alopecia totalis）、全身毛发均脱落称普秃（alopecia universalis）。

【病因病机】

1. 情志不遂，五志化火，血热生风，风火相合化燥伤阴，致使毛发失于阴血濡养而突然脱落。

2. 情志内伤，气机逆乱，气滞血瘀，或跌仆损伤，瘀血阻络，均致血流不畅，不能上奉于脑，清窍失养，毛发失荣而脱落。

3. 久病及产后气血两虚或肝肾不足，精血亏虚，发无精血滋养，毛根空虚而发落成片，甚至全身毛发脱落。

西医学认为本病的发生可能与遗传、情绪、应激、内分泌失调、自身免疫等因素有关。斑秃常与自身免疫性疾病并发，患者体内存在自身抗体，脱发区有 Th 细胞为主的炎症细胞浸润。

【临床表现】

1. 起病突然，多在无意中发现。

2. 头发突然成片脱落，可见圆形或不规则形脱发斑，数目不等，大小不一，边界清楚，脱发区皮肤光滑而亮。边缘的头发松动，易拔出，可见发根近端萎缩，呈上粗下细的感叹号（!）样。严重者头发全部脱落，更甚者全身毛发（头发、眉毛、胡须、腋毛、阴毛、毳毛）皆脱落。（图 19-5A、B）

3. 一般无自觉症状，偶有头皮轻度麻、痒感。

4. 斑秃有自愈倾向，易复发。

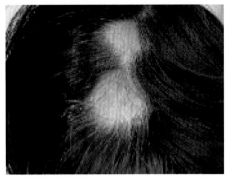
图 19-5A　斑秃

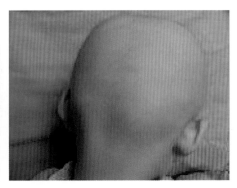
图 19-5B　普秃

【诊断与鉴别诊断】

1. 诊断要点　头发突然成片脱落，脱发区头皮光亮，无自觉症状。

2. 鉴别诊断

（1）白秃疮（头白癣）：好发于儿童，为不完全脱发，毛发折断残留发根，附有灰白色鳞屑，断发中易查到真菌。其中断发根、灰白色鳞屑、真菌检查阳性为主要鉴别点。

（2）肥疮（头黄癣）：多见于儿童，头部有典型的黄厚痂，伴鼠尿臭味，其间有毛发穿过，头发干枯，散在脱落，可有永久性脱发，头皮有萎缩性疤痕，真菌检查阳性。其中黄癣痂、鼠尿臭味、真菌检查阳性是主要鉴别点。

（3）蛀发癣（脂溢性脱发）：头发呈稀疏，散在性脱落，脱发多从额角开始，延及头顶部，头皮有糠秕状脱屑，伴瘙痒。其中脱发部位、头发散在脱落是主要鉴别点。

（4）假性斑秃：头皮有圆形、椭圆形或不规则形的秃发区，患处头皮萎缩、光滑发亮如薄纸。发病原因不明或继于头皮紫癜风（扁平苔藓）、盘状红蝴蝶疮（盘状红斑狼疮）、局限性皮痹（局限性硬皮病）等。

【治疗】

一、内治疗法

（一）辨证论治

1. 血热风燥证

证候：突然成片脱发，常偶然发现，或头皮发热，微痒；伴心烦易怒，焦躁不安；舌质红，苔薄，脉弦。

治法：凉血散风，养血生发。

方药：神应养真丹加生地、丹皮、桑叶。失眠者，加石决明、磁石；瘙痒剧烈者，加白鲜皮、白僵蚕。

2. 气滞血瘀证

证候：病程较长，常有精神因素或外伤史，脱发处头皮刺痛；伴胸胁胀满，失眠多梦；舌质暗有瘀点瘀斑，脉弦细或涩。

治法：通窍活血生发。

方药：通窍活血汤加减。头痛明显者，加丹参、白芷；胸胁胀痛者，加枳壳、香附；失眠多梦者，加珍珠母、磁石、夜交藤。

3. 气血两虚证

证候：多在病后或产后发病，头发呈斑片状脱落，渐进性加重，毛发枯槁，触摸易脱；伴面色不华，心悸失眠，气短懒言，倦怠乏力；舌质淡，脉细弱。

治法：益气补血生发。

方药：八珍汤加减。心悸失眠者加五味子、百合、柏子仁；毛发干枯者加何首乌、黄精、桑椹子；倦怠乏力明显者加黄芪。

4. 肝肾不足证

证候：病程日久，平素头发焦黄或花白，发病时头发大片脱落，甚至全部头发脱光，或全身毛发脱落；伴头昏眼花，耳鸣，腰膝酸软；舌质淡，少苔，脉沉细。

治法：滋补肝肾，养血生发。

方药：七宝美髯丹加减。偏阳虚者，加补骨脂、巴戟天；偏阴虚者，加女贞子、旱莲草；失眠多梦者，加益智仁、酸枣仁。

（二）中成药

养血生发胶囊：养血祛风，益肾填精。用于油风血虚风盛、肾精不足证。

生发丸：补益气血，滋养肝肾。用于油风肝肾不足及气血两虚证。

十全大补丸：温补气血。用于油风气血两虚证。

七宝美髯颗粒（丸）：补肝肾，益精血。用于油风肝肾不足证。

二、外治疗法：

1. 生姜（老者更佳）切片，擦患处，擦至有灼热感为好，或挤生姜汁外涂，每日3次。

2. 选用10％补骨脂酊、10％辣椒酊外擦，每日2次。

3. 海艾汤，先熏，待温用布蘸洗，每日2次。

三、针灸疗法

1. 体针

（1）辨证取穴：血热证取风池、血海、足三里；血瘀证取太冲、内关透外关、三阴交、膈俞；血虚证取肝俞、肾俞、太溪、血海、三阴交。

（2）循经取穴：主穴取足三里、三阴交；配穴取头维、足临泣、侠溪、昆仑、太冲、太溪。手法实证泻之，虚证补之。针刺得气后留针30分钟，2日1次，10次为1疗程。

（3）围刺法：脱发区皮肤常规消毒后，用32～35毫针，呈15°角斜刺入脱发区四周，留针30分钟，其间捻转3～5次，2天1次。

2. 梅花针

主穴：阿是穴（斑秃区）；配穴：两鬓脱发加头维，头顶加百会、前顶、后顶，痒重加风池、风府，失眠加安眠，肾虚加肾俞、太溪。手法中等刺激，每日或隔日1次，每次10分钟，14次为1个疗程。

【预防与调护】

1. 精神放松，睡眠充足，劳逸结合。

2. 多食富含维生素的食物，多吃红枣、桑椹子、核桃仁、黑芝麻。

3. 加强头发护理，经常按摩头皮，发病期间不烫发，不染发。

【临证参考】

油风若脱发面积小，数目少者，去除可能诱发的因素，调畅情志，劳逸结合，多在3~6个月痊愈，或局部擦生姜，或口服中成药即可。若脱发面积大，数目多或进展快，甚至全秃、普秃者，需及时进行辨证论治，并配合针灸和外用药综合治疗。

禤国维教授认为油风正虚邪实，虚实夹杂，多属肝肾不足之证。根据临床表现，本病分为急性进展期，稳定恢复期。急性进展期表现为邪气实，伴以肝肾不足，兼夹风、湿、瘀；稳定恢复期表现为正虚邪实，以肝肾不足为主。临床治疗油风应注重扶正祛邪，标本兼顾，予以滋补肝肾，养发生发之剂，方用六味地黄汤加味，基本方为：山萸肉，熟地，丹皮，淮山药，茯苓，泽泻，公英，菟丝子，白芍，生牡蛎（先煎），甘草。若夹风者，加天麻，白蒺藜，防风等；若夹湿者，加崩大碗，土茯苓等；若夹瘀者，加丹参，侧柏叶，田七等；偏阳虚加补骨脂，仙灵脾，巴戟天等，偏阴虚加旱莲草，女贞子，桑椹等。同时结合外治，梅花针叩击患处，致皮肤潮红或微出血，外涂生发酊，并加神灯照射15~20分钟，3~7天治疗1次，人参注射液足三里或手三里双穴位注射，综合治疗，内外兼治，标本兼顾。（景瑛等．皮肤病性病临床诊治．科学技术文献出版社，2006）

【文献选录】

《诸病源候论·鬼舐头候》："人有风邪在头，有偏虚处，则发秃落，肌肉枯死。或如钱大，或如指大，发不生，亦不痒，故谓之鬼舐头。"

《医宗金鉴·外科心法要诀》："油风，此证毛发干焦，成片脱落，皮红光亮，痒如虫行，俗名鬼剃头。由毛孔开张，邪风乘虚袭入，以致风盛燥血，不能荣养毛发，宜服神应养真丹，以治其本；外以海艾汤洗之，以治其标。若耽延年久，宜针砭其光亮之处，出紫血，毛发庶可复生。"

第五节　蛀　发　癣

蛀发癣是一种伴有皮脂溢出的头顶部的秃发性皮肤病。因其头皮油腻或白屑增多伴脱发，犹如虫蛀而致，故称蛀发癣。中医又名"发蛀脱发"，俗称"秃顶"、"谢顶"。本病的特点是多有家族史，头部皮脂溢出过度或头屑多，两鬓角、头顶部毛发逐渐细软、脱落，最终秃顶，青壮年多发，男性多见。

《外科证治全书·头部证治》"蛀发癣，头上渐生秃斑，久则运开，干枯作痒，由阴虚热盛，剃头时风邪袭入孔腠，抟聚不散，血气不潮而成。"

本病相当于西医学的脂溢性脱发（alopecia seborrheica），又称男性型脱发（male pattern alopecia）、雄激素性脱发（androgenetic alopecia）、早秃（premature alopecia）、女性弥漫性脱发。

【病因病机】

本病初期多以血热风燥、脾胃湿热为主，后期可出现阴血耗伤，肝肾不足之证。

1. 平素血热之体，复感风邪，或过食辛辣，或五志化火，耗血伤阴、化燥，致使阴血不能上奉巅顶，荣养毛发，毛根干涸，故发焦脱落。

2. 饮食失节，过食肥甘厚味，损伤脾胃，脾胃运化失职，水湿内聚化热，致使湿热上蒸巅顶，侵蚀发根，堵塞毛孔，精血难以荣养毛发而脱落。

3. 过度思虑用脑，耗阴伤血，久之劳伤肝肾，肝肾精血不足，不能荣养毛发，毛根失养，头发脱落致秃。

西医学认为本病可能是一种雄激素依赖的常染色体显性遗传性秃发。脱发部位的 $5\alpha-$还原酶的活性比非脱发区明显增高，组织中的 $5\alpha-$还原酶能使睾酮转化为二氢睾酮，后者可使毛囊缩小直至毛囊萎缩消失，导致生长期毛发数量减少，毳毛数量增加。

【临床表现】

1. 患者以 20～30 岁男性青壮年为主，女性少见，多有家族史。

2. 从前额、鬓角开始，头发逐渐变纤细、稀疏，前发际向后退缩，逐渐向头顶部发展；或从头顶开始散在脱发，逐渐头顶、前发际毛发脱落。日久秃发区皮肤光滑见少量毳毛。女性症状较轻，头顶毛发稀疏，但不会完全脱落。伴头皮油腻，或头屑多。（图 19－6）

3. 可有不同程度瘙痒。

4. 病程大多缓慢，脱发的速度、程

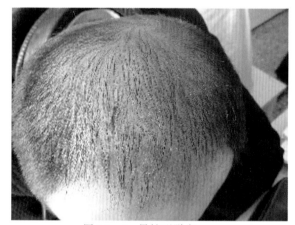

图 19－6　男性型脱发

度因人而异，可在数年内达到老年脱发程度，多为永久性脱发。

【诊断与鉴别诊断】

1. 诊断要点　青壮年男性好发，前发际、两鬓角、头顶部出现弥散性、渐进性脱发。

2. 鉴别诊断

（1）油风（斑秃）：头发片状脱落，可发生在头部任何区域，多数为圆形或椭圆形脱发，病变处头皮光亮，无自觉症状。其中圆形斑状脱发是主要鉴别点。

（2）产后脱发：多在产后或停服避孕药后出现休止期脱发。见毛发稀疏，轻拉毛发则脱落，镜检毛干近端为休止期毛球（棒状发）。其中性别、诱因、脱发特点是主要鉴别点。

【治疗】

一、内治疗法

（一）辨证论治

1. 血热风燥证

证候：头发干枯、略有焦黄，稀疏脱落；伴头皮白屑多，瘙痒；舌质红，苔薄黄，脉细数。

治法：凉血消风，润燥生发。

方药：凉血消风散加减。血分热甚，五心烦热，舌红或绛者，加赤芍、丹皮；风热偏盛，头皮潮红，头屑多者，加桑叶、菊花；头发焦黄干枯者，加桑椹子、何首乌。

2. 脾胃湿热证

证候：恣食肥甘厚味、嗜酒，头发细软，稀疏，油亮，状如涂油，甚则数根毛发粘在一起；伴头皮鳞屑油腻，瘙痒；舌质红，苔黄腻，脉滑数。

治法：健脾祛湿生发。

方药：祛湿健发汤加减。头发油腻甚者，加赤茯苓、生山楂；瘙痒甚者，加侧柏叶、苦参；舌质暗有瘀斑者，加丹参、桃仁、红花。

3. 肝肾不足证

证候：病程较长，头顶、前发际头发稀少或脱光，脱发处头皮光亮；伴头昏，耳鸣，眼花，腰膝酸软；舌质淡红，少苔，脉沉细。

治法：滋补肝肾，养血生发。

方药：七宝美髯丹合二至丸加减。腰膝酸软，头昏耳鸣加桑寄生、杜仲、续断；阴虚火旺者可用知柏地黄丸加何首乌、女贞子、旱莲草。

（二）中成药

养血生发胶囊：养血补肾，祛风生发。适用于蛀发癣血热风燥证。

七宝美髯颗粒（丸）：补肝肾，益精血。适用于蛀发癣肝肾不足证。

二、外治疗法

1. 头发油腻，头皮痒甚，毛发稀疏者可用脱脂水剂，或透骨草水剂，外洗，每周1～2次。

2. 毛发稀疏脱落者，用生发健发酊，外涂，每日2次。

三、针灸疗法

1. 体针

取穴：百会、四神聪、头维（双）、生发穴（风池与风府连线中点，双侧）、翳风。根据辨证及病人体质采用补或泻手法。每次留针20分钟，或加用适量电流刺激，每日1次或隔日 1 次，10 次为 1 疗程。

2. 耳针

取穴：肺、肾、肝、交感、内分泌等，针刺或采用压豆法，隔日 1 次。

3. 头三针

取两个固定穴：①防老（百会穴后 1 寸），②健脑穴（风池穴下 5 分）；一个机动穴：上星穴（油脂分泌多者取之），头皮瘙痒者加大椎穴。防老穴针刺斜向前方，针柄须紧贴患者头皮，进针 1 分，留针 15～30 分钟，每日或隔日 1 次，10 次为 1 个疗程。

【预防与调护】

1. 忌食辛辣肥甘厚味及甜食，饮食要清淡，多吃新鲜蔬菜水果。
2. 避免过度紧张劳累，生活规律，不过度熬夜。
3. 洗头不宜过于频繁，不要用碱性过强的洗发液洗头。

【临证参考】

中医认为，毛发的生长与肝、脾、肾的关系比较密切。而本病由血热湿热引起的多。肝主疏泄，脾主运化，若情志失调，肝郁化火，或饮食不节，过食辛辣肥甘，导致体内湿热内蕴，上蒸巅顶，侵蚀毛根，则头皮出油，头顶秃发。治疗需辨明证型，切忌见脱发就补肾。

王清任提出血瘀阻塞血络，新血不能养发，而致脱发的观点。对于脱发日久，或舌质暗有瘀斑者，在辨证论治的方药中适当加入活血化瘀药物，促进头部气血运行，可促进头发生长。

【文献选录】

《医碥·须发》："年少发白早落，或头起白屑者，血热太过也。世俗只知发者血之余，以为血衰，不知血热发反不茂，火多血少，水反不荣，火至于顶，炎上之甚也。"

《医林改错·通窍活血汤所治之症目》："伤寒、温病后头发脱落，各医书皆言伤血，不知皮里肉外血瘀，阻塞血路，新血不能养发，故发脱落。无病脱发，亦是血瘀。"

《外科证治全书·头部证治》"蛀发癣，……用生木鳖切片浸数日，入锅煮透煎汤，剃头后洗之，搽蜈蚣油，至愈乃止。"

第六节　汗疱疹

汗疱疹（pompholyx）是一种发生于掌跖、指（趾）皮肤的复发性非炎症性水疱病，又称"汗疱症"、"出汗不良性湿疹"。中医文献中的"田螺泡"、"蚂蚁窝"与本病类似。本病的特点是掌指对称性小水疱，脱皮，与季节及精神因素有关，中小学生多见。

《外科正宗·田螺泡》："田螺泡，多生手足，忽如火燃，随生紫白黄泡，此脾经风湿攻注，不久渐大，胀痛不安。"

【病因病机】

1. 湿热内蕴，不得透达疏泄，下注于手足末端而发。
2. 阳热多汗之体，耗伤阴血，阴虚血燥而致。

西医学认为本病系汗管口闭塞引起汗液潴留所致，或为一种非特异性皮肤湿疹样反应，精神紧张，情绪激动常为促发因素。

【临床表现】

1. 好发于手掌、手指掌侧，少见于足跖、足趾。
2. 皮损为表皮深处的小水疱，群集性或散在对称分布，呈正常肤色，干涸后呈点状脱皮，露出薄而嫩的红色新生上皮。严重时整个手掌呈弥漫性脱屑。常伴手足多汗。
3. 脱皮时常感疼痛，或有轻微灼热及瘙痒感。
4. 病程可持续数周及数月不等。春夏季加重，入冬自愈，或每年定期发作。

【诊断与鉴别诊断】

1. 诊断要点 双手指、掌跖散在小水疱，干涸后脱屑。

2. 鉴别诊断

(1) 水疱型手足癣：早期常单侧发生，手足指趾间散在小水疱，干涸后脱屑，瘙痒明显，真菌镜检阳性。其中单侧发病、瘙痒、真菌检查阳性是主要鉴别点。

(2) 剥脱性角质松解症：为掌跖部表皮剥脱，不痒，无明显水疱。

【治疗】

一、内治疗法

（一）辨证论治

1. 湿热蕴阻证
证候：双手足多汗，密集小水疱，成群发生，灼热瘙痒；舌质红，苔薄白腻，脉滑。
治法：清热利湿。
方药：萆薢渗湿汤加减。水疱多加土茯苓、地肤子；手汗多加车前子，生白术。

2. 阴虚血燥证
证候：双手掌、手指、足趾部弥漫性脱屑，皮肤薄嫩，干燥疼痛；舌质红苔薄，脉细数。
治法：养血滋阴润燥。
方药：四物汤合增液汤加减。

（二）中成药

三妙丸：清热燥湿。适用于汗疱疹湿热蕴阻证。

润燥止痒胶囊：养血润燥止痒。适用于汗疱疹阴虚血燥证。

二、外治疗法

1. 手足汗多，小水疱明显者，可用干葛水剂，煎汤，待温后泡洗；或用王不留行 30g、明矾 9g、苦参 15g，煎汤泡洗，每日 1 次。

2. 手指手掌脱屑、干燥者，用润肌膏外涂，每日 2～3 次。

三、针刺疗法

主穴：合谷、劳宫、鱼际、间使；配穴：曲池、足三里、三阴交。隔日 1 次。

【预防与调护】

1. 避免情绪激动和精神紧张。
2. 夏季穿衣要适度，避免出汗过多。
3. 忌食辛辣刺激性食物。

【临证参考】

有些中小学生常在春季、秋季开学后发生汗疱疹，可能与学习紧张，手用力握笔，手汗多有关。皮疹较轻者可仅用外用药物治疗，或口服中成药，同时注意精神放松，改变握笔方式。

【文献选录】

《张氏医通·杂门·手足汗》记载："脾胃湿蒸，傍达于四肢，则手足多汗。"

《疡医大全·蚂蚁窝》记载："蚂蚁窝……多生手足，形似蚁窝，俨如针眼，奇痒入心，破流脂水，宜用穿山甲外敷。"

第二十章
色素性皮肤病

第一节 黧黑斑

黧黑斑是一种面部出现褐色斑的色素异常性皮肤病。中医文献中又有"黧黑皯𪒟"、"面皯"、"面尘"等病名，俗称"肝斑"、"妊娠斑"。本病的特点是面部对称性色素斑，无自觉症状，日晒后加重。常发生于孕妇或经血不调的妇女，部分患者可伴有肝病、结核病及其他慢性病，化妆品使用不当亦可诱发本病。

清·吴谦《医宗金鉴·外科心法要诀》记载："黧黑皯𪒟，此证一名黧黑斑，初起色如尘垢，日久黑似煤形，枯暗不泽，大小不一，小者如粟粒赤豆，大者似莲子、芡实，或长或斜或圆，与皮肤相平。由忧思抑郁，血弱不华，火燥结滞而生于面上，妇女多有之。"

本病相当于西医的黄褐斑（chloasma，melasma）。黑变病（melanosis）亦可参照本病辨证论治。

【病因病机】

本病的发生多与肝、脾、肾三脏关系密切，以气血不能上荣于面为主要病机。

1. 情志不畅，肝郁气滞，郁而化热，熏蒸于面，灼伤阴血，致使颜面气血失和，燥结瘀滞而生斑。

2. 肝肾不足，水火不济，虚火上炎，燥结成斑。

3. 饮食不节，忧思过度，损伤脾胃，脾失健运，湿浊内生，熏蒸面部而致。

4. 冲任失调，或慢性疾病，气血失和，运行不畅，气滞血瘀，面失所养而生斑。

西医学认为本病的发病原因不十分明确，多数与内分泌有关，雌激素和孕激素在体内增多，刺激黑素细胞，分泌黑素和促进黑色素的沉着堆积是主要原因。如怀孕期间面部的"妊娠斑"，属于生理反应性雌激素水平增高所致。月经不调、卵巢和子宫疾病、慢性肝肾疾病、结核病、慢性酒精中毒等，以及长期服用避孕药、氯丙嗪、苯妥英钠亦可诱发本病；其他因素，如日光、化妆品、精神因素、遗传因素与本病的发生也有密切的关系。本病发生还可能受遗传因素的影响。

【临床表现】

1. 男女均可发生，以女性多见。

2. 对称发生于颜面，尤以颧部、两颊多见，可累及额部、鼻、唇等处。

3. 皮损为黄褐色至深褐色、淡黑色斑片，大小不等，形状各异，孤立散在或融合成片，边缘较明显，一般多呈蝴蝶状。（图20-1）

4. 无自觉症状。

5. 病程慢性。如发生于孕妇，分娩后可逐渐消失，也有不消退者。

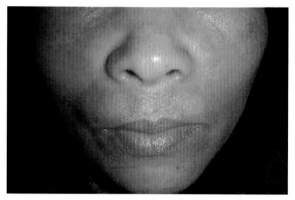

图20-1　黄褐斑

【诊断与鉴别诊断】

1. 诊断要点　颜面，对称性褐色斑，无自觉症状。

2. 鉴别诊断

（1）雀斑：褐色小斑点，分散而不融合，有家族史。

（2）阿狄森病（Addison's disease）：皮肤粘膜色素沉着，以暴露、压迫、摩擦部位最明显，如面部、身体屈侧等，口腔黏膜亦可见到色素增多。疲乏无力，消瘦，胃肠功能障碍等全身症状明显。

（3）黑变病：好发于面、颈部，初起局部发红，轻度瘙痒，以后逐渐变为网状色素沉着斑，有细小鳞屑，伴毛细血管扩张。常有光敏物质接触史，如沥青、煤焦油、化妆品中的矿物油等。

【治疗】

一、内治疗法

（一）辨证论治

1. 肝气郁滞证

证候：面生褐色斑，弥漫分布；伴有情绪抑郁，爱生闷气，或急躁易怒，胸胁胀满，口苦咽干，女子月经不调，经前乳房胀痛；舌质红，苔薄，脉弦细。

治法：疏肝理气，活血消斑。

方药：逍遥散或柴胡疏肝散加减。偏于脾虚者用逍遥散化裁，偏于肝郁者用柴胡疏肝散加减。伴口苦咽干、大便秘结者，加牡丹皮、栀子；月经不调者，加益母草、香附；斑色深褐而面色晦暗者，加桃仁、红花。

2. 肝肾不足证

证候：面部斑色褐黑，面色晦暗，常有慢性疾病；伴头晕耳鸣，腰膝酸软，失眠健忘，烦热盗汗；舌质红，少苔，脉细。

治法：补益肝肾，滋阴降火。

方药：六味地黄汤（丸）加减。阴虚火旺明显者，加知母、黄柏；失眠多梦者加生龙牡、珍珠母；褐斑日久色深者，加丹参、白僵蚕。

3. 脾虚痰湿证

证候：面部斑色灰褐，状如尘土附着；伴疲乏困倦，纳呆胸闷，月经色淡，白带量多；舌淡胖边有齿痕，脉濡或细。

治法：健脾益气，祛湿消斑。

方药：参苓白术散加减。伴月经量少色淡者，加当归、益母草。

4. 气血瘀滞证

证候：斑色灰褐或黑褐，伴有慢性肝病，或月经色暗夹血块，或痛经；舌暗红有瘀斑，脉涩。

治法：理气活血，化瘀消斑。

方药：桃红四物汤加减。可加白僵蚕、白菊花。胸胁胀痛者，加柴胡、郁金；痛经者，加香附、乌药、益母草。

（二）中成药

逍遥丸（颗粒）：疏肝健脾，养血调经。适用于黧黑斑肝气郁滞证。

六味地黄丸：滋补肝肾。适用于黧黑斑肝肾不足证。

知柏地黄丸：滋阴降火。适用于黧黑斑肝肾不足，阴虚火旺证。

参苓白术丸：补气健脾，渗湿化痰。适用于黧黑斑脾虚痰湿证。

二、外治疗法

1. 玉容散粉末，搽面，早、晚各 1 次。

2. 茯苓粉，每次 1 匙，洗面或外搽，早、晚各 1 次。

3. 白附子、白芷、滑石各 250g，共研细末，每日早、晚蘸末搽面。

4. 白芷、白附子、白僵蚕、珍珠粉适量，用霜膏基质配制成霜膏，涂擦患处，日 2 次至愈。

三、其他疗法

1. 针灸疗法

（1）针刺

肝气郁滞证：主穴用三阴交、足三里、太冲，配穴用阴陵泉、行间、肝俞、脾俞；每次取 2～5 穴，用平补平泻法或用泻法，留针 10～20 分钟，每日 1 次，连续 10 次为 1 疗程。

脾虚痰湿证：主穴用中脘、足三里、三阴交，配穴用脾俞、上脘、下脘，每次选取 2～4 穴，用补法，留针 20 分钟，连续 1 周为 1 疗程。

肝肾不足证：主穴用太溪、三阴交，配穴用肾俞、阴陵泉，每次选用 2～3 穴，用补法，每日 1 次，连续 1 周为 1 疗程。

（2）耳穴刺血：取内分泌、皮质下、热穴，消毒皮肤后用三棱针尖刺破至微出血，再以消毒棉球敷盖。

（3）神阙穴隔药饼灸

祛斑药粉制作：选用黄芪、当归、川芎、赤芍、羌活、白附子等药，混匀研细末备用；另用肉桂、大黄、冰片分别研细末装瓶备用。辨证属气滞血瘀型者，取祛斑药粉 5～10g 加冰片 1g；辨证属肠胃积热型或大便秘结者，在祛斑药粉中加大黄粉约 2g；辨证属脾肾两虚型者，在祛斑药粉中加肉桂粉约 2g。

操作方法：常规消毒神阙穴，用温开水调药粉成糊状，做成药饼填于脐中，上置蚕豆大艾柱点燃，燃烧至患者感局部发烫时除去，此为 1 壮，每次灸 3 壮。灸毕塑料薄膜覆盖药饼，用胶布固定，每周治疗 1～2 次，10 次为 1 疗程，24 小时后自行将药饼取下，局部发痒者可提前取下。

（4）穴位药物注射疗法

取穴：肺俞、心俞、肝俞、脾俞、肾俞，每次选取 2 穴（双），交替使用。

药物：血虚者用 5％当归注射液 4ml，血瘀者用复方丹参液 4ml，每穴 1ml，垂直刺入注射，每周 2 次，10 次为 1 疗程，疗程间隔 1 周。进针时应掌握好深度，以防伤及内脏，治疗期间不用祛斑类化妆品。

2. 按摩疗法

面部涂抹祛斑药物霜剂后，用双手沿面部经络循行路线按摩，并按压穴位，促进局部皮肤血液循环。

3. 面膜疗法

清洁面部后，外擦祛斑中药霜剂，按摩点穴后，用温水调祛斑中药粉（珍珠粉、白芷、白附子各 10g，僵蚕、当归各 15g，冬瓜仁、益母草各 20g，研细粉）敷于面部；或用中药粉加石膏粉，温水调敷；30 分钟后清除。注意保护眼鼻。

【预防与调护】

1. 保持心情舒畅，乐观情绪，避免忧思恼怒。

2. 注意劳逸结合，睡眠充足，避免过度劳累。

3. 避免日光暴晒，在春夏季节外出时应在面部涂搽防晒霜，慎用含香料的药物性化妆品，忌用刺激性药物及激素类药物。

4. 多食含维生素 C 的蔬菜、水果，戒烟。

【临证参考】

本病多因肝肾不足，肝郁气滞，气血失和，致使颜面气血燥结瘀滞而发病。也有因脾虚失运，痰湿晦浊之气上熏于面而成者。治疗多从肝、脾、肾三脏及气血失和进行论治，尤以疏肝理气、活血化瘀、补益肝肾为目前治疗黄褐斑的常用方法。本病的疗程长，若汤剂使用不便，可选用逍遥丸、六味地黄丸、杞菊地黄丸等长期内服。

关于白色药物的应用：以白色药物来治疗黄褐斑始于孙思邈的《千金方》，后世至今有很多方剂仍采用其法，外用药如《太平圣惠方》七白膏、《医宗金鉴》玉容散；内服药常用白扁豆、白僵蚕、白附子、白芷、白菊花、白茯苓等。白色药物治疗黄褐斑，是依据中医

"取类比象"的原理，考察这些药物，多为疏风散邪通络、健脾化湿散结之品，符合黄褐斑的治疗原则。

名老中医大部分认为血瘀是黄褐斑的重要原因，所以活血化瘀是治疗黄褐斑的关键一环，临床中不论何种证型都可适当加用活血化瘀药，并配合行气药、益气药及风药。风药多辛香走窜，可行血散邪，同时风药作用多向上、向外，可引诸药直达病所。

黄褐斑的外治有外擦、外洗、中药倒膜、针灸等综合性治疗。除了内服外治，还要查因治本，积极治疗慢性病，消除内在诱发因素。调畅情志，减轻精神负担，对本病的治疗也是很重要的。

【文献选录】

隋·巢元方《诸病源候论·面黑皯候》："五脏六腑十二经血，皆上于面。夫血之行，俱荣表里，人或痰饮渍藏，或腠理受风，致气血不和，或涩或浊，不能荣于皮肤，故变生黑皯。若皮肤受风，外治则瘥，脏腑有饮，内疗方愈也。"

明·陈实功《外科正宗·女人面生黧黑斑》："黧黑斑者，水亏不能制火，血弱不能华肉，以致火燥结成斑黑，色枯不泽。朝服肾气丸以滋化源，早晚以玉容丸洗面斑上，日久渐退，兼戒忧思动火劳伤等件。"

清·许克昌《外科证治全书·面部证治》："面尘，又名黧黑斑，又名黧黑𪒫黯。面色如尘垢，日久煤黑，形枯不泽，或起大小黑斑，与面肤相平。由忧思抑郁，血弱不华。外用玉容散，每早晚蘸以洗面。内宜疏胆气兼清肺，加味归脾汤送六味地黄丸主之"。

第二节 白 驳 风

白驳风是一种局限性色素脱失性皮肤病。中医文献中有"白癜"、"白驳"、"白駮"、"斑白"、"斑驳"等名称。本病的特点是皮肤上出现大小不同、形态各异的白色斑片，边界清楚。可发生于任何部位、任何年龄，慢性过程，无自觉症状，诊断容易，治愈困难，影响美容。

隋代《诸病源候论·白癜候》曰："白癜者，面及颈项身体皮肉色变白，与肉色不同，亦不痒痛，谓之白癜。此亦是风邪搏于皮肤，血气不和所生也。"

本病相当于西医的白癜风（vitiligo）。

【病因病机】

中医认为本病总由风邪侵扰，气血失和、脉络瘀阻所致。

1. 情志内伤，肝气郁结，气机不畅，致使气血失和，肤失所养而发。

2. 素体肝肾不足，精血亏虚，或久病伤及肝肾，复受风邪侵扰，搏于肌肤，血气不和而致。

3. 跌打损伤，化学灼伤，或久病入络，络脉瘀阻，毛窍闭塞，肌肤腠理失养而生。

西医学认为本病原因不明。有以下几种学说：①自身免疫学说：约 50%～80%患者血清中存在抗黑素细胞自身抗体；患者常伴发其他自身免疫性疾病；活动期白斑边缘 CD3＋、CD4＋、CD8＋T 细胞明显增加，提示 T 淋巴细胞在发病中可能起重要作用。②由于职业等因素接触或吸收酚类或儿茶酚胺等化学物品可诱发白癜风。③临床观察表明神经精神因素与白癜风的发生密切相关。④本病有遗传现象。此外尚有酪氨酸与铜离子相对缺乏、角质形成细胞功能异常等学说。

综上所述，白癜风的发生可能是具有遗传素质的个体，在多种内外因素的激发下，诱导了免疫功能异常、神经精神及内分泌代谢异常等，从而引起酪氨酸酶系统抑制或黑素细胞的破坏，最终导致皮肤色素脱失。

【临床表现】

1. 多后天发生，任何年龄均可发病，无明显性别差异。

2. 可发生于任何部位，但以暴露及摩擦损伤部位多见，黏膜亦可累及，部分患者皮损沿神经节段单侧分布，少数患者泛发全身。

3. 典型皮损为色素完全脱失斑，大小不等，边界清楚，形态不规则，皮损上的毛发也可变白。有的白斑中央可见散在的色素岛；进展期正常皮肤受到机械性刺激（如压力、摩擦，烧伤、外伤等）可发生同形反应。（图 20—2）

4. 一般无自觉症状。少数在白斑进展时有轻微的瘙痒。

5. 病程慢性迁延；常在暴晒、精神创伤、急性疾病或手术等严重的应激状态下扩展。部分患者春末夏初病情发展加重，冬季缓解。

【诊断与鉴别诊断】

1. 诊断要点 局限性白色斑片，边缘清楚，无自觉症状。

2. 鉴别诊断

（1）桃花癣（单纯糠疹）：好发于面部，皮损为淡白色斑片，上覆少量糠状鳞屑，边界不清，儿童多见。

（2）紫白癜风（花斑癣）：好发于颈部、躯干、腋下，皮损为淡白或淡褐色斑，圆形或卵圆形，边界清楚，上覆细碎鳞屑，真菌镜检阳性。

（3）贫血痣：皮损淡白，以手摩擦局部，则周围皮肤发红而白斑不红，多发生在躯干。

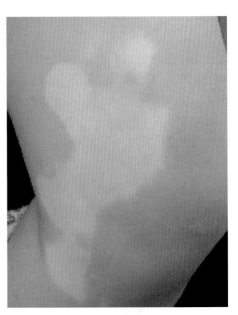

图 20—2 白癜风

【治疗】

一、内治疗法

（一）辨证论治

1. 肝郁气滞证

证候：有情志失调及精神刺激史，白斑散在突发；伴有心烦易怒，或抑郁焦虑，胸胁胀痛，夜寐不安，女子月经不调；舌质淡红，苔薄，脉弦。

治法：疏肝理气，活血祛风。

方药：逍遥散或柴胡疏肝散加减。心烦易怒者，加牡丹皮、栀子；月经不调者，加益母草；发于头面者，加蔓荆子、菊花；发于下肢者，加木瓜、牛膝。

2. 肝肾不足证

证候：多见于体虚或有家族史的患者。病史较长，白斑局限或泛发，其上毛发变白；伴有头晕耳鸣，失眠健忘，腰膝酸软；舌质红，少苔，脉细弱。

治法：滋补肝肾，养血祛风。

方药：二至丸合五子衍宗丸，或六味地黄丸加减。可加首乌、补骨脂、苍耳子；神疲乏力者，加党参、黄芪；真阴亏损者，加阿胶；夜寐不安者，加磁石、夜交藤。

3. 气血瘀滞证

证候：病程缠绵，或有外伤史，白斑局限或泛发，边界清楚；舌质紫暗或有瘀斑、瘀点，苔薄白，脉涩。

治法：活血化瘀，通经活络。

方药：通窍活血汤加减。可加苏木、刺蒺藜、补骨脂。跌打损伤后发病，局部有刺痛者，加乳香、没药。

（二）中成药

逍遥丸：疏肝解郁，健脾养血。适用于白驳风肝郁气滞证。

左归丸：滋肾补阴。适用于白驳风肝肾不足证。

五子衍宗丸：补肾益精。适用于白驳风肝肾不足证。

白灵片：活血化瘀，增加光敏作用。适用于白驳风气血瘀滞证。

白癜风胶囊：益气行滞，活血驱风。适用于白驳风气血瘀滞证。

二、外治疗法

1. 补骨脂酊或菟丝酊涂擦患处，每日1次，涂药后晒太阳或照紫外线灯，以皮损充血为度。

2. 密陀僧散，用新鲜茄片蘸药末涂擦患处，每日1次。

三、其他疗法

1. 针灸疗法

（1）体针：主穴取血海、三阴交、足三里、风市。配穴：情志不遂者，配太冲、期门；肝肾不足者，配肝俞、肾俞、命门；气血瘀滞者，配大敦、行间、膈俞。每次可选用 2～4 穴，留针 10～15 分钟，每日 1 次或隔日 1 次，10～15 次为 1 疗程。

（2）耳针：选取与皮损相应的区域，配合内分泌、肾上腺、交感、枕部等，每次选用 2～3 穴，单耳埋针，双耳交替，每周轮换 1 次。

（3）梅花针：在皮损周围围刺，用强刺激手法，皮损中心用弱刺激，每周 2～3 次。

2. 自血疗法

皮损范围较小者，可抽取静脉血后，立即注射到白斑的皮下，以皮损处出现青紫为度，每周 2 次，10 次为 1 个疗程。

3. 发泡疗法

用棉签等蘸取斑蝥酊液（斑蝥 50g，用 95％酒精 1000ml 浸泡 2 周）涂于白斑处，每日 2～3 次，发泡后停止涂药，水疱发起 1 天后，用消毒针刺破，放出液体，让其自然干涸，水疱过大自行溃破，可外涂治烧伤类软膏。疱痂脱落而愈合后，视色素沉着情况第 2 次涂药，发泡 3 次为 1 疗程。

【预防与调护】

1. 可进行适当的日光浴及理疗，注意光照的强度和时间，并在正常皮肤上搽避光剂和盖遮挡物，以免晒伤。

2. 避免滥用外用药，尤其是刺激性强的药物，以防损伤肌肤。

3. 精神愉快，坚持治疗，树立信心；愈后巩固治疗，防止复发。

4. 多食黑木耳、动物肝、胡桃、黑豆、黑芝麻、豆类制品。

5. 避免接触可能引起白癜风的化学物质及药物。

【临证参考】

白癜风是一种原发性皮肤色素脱失症，常见，易诊，难治。发病与风邪外袭，肝郁气滞，肝肾不足，气血瘀滞关系最为密切。治疗以滋肝补肾，活血通络为大法，佐以疏散风邪，疏肝解郁之法。

实验研究证明，补骨脂、白芷、独活、苍术及无花果均有光感性作用，这些药物能激活酪氨酸酶活性，恢复或加速黑色素的生成、转移，而使病变处恢复色素，故在辨证论治的基础上，辅添有光感作用的药物，其疗效将可提高。

白癜风的外治方法很多，如外搽、针灸、梅花针、注射、光化疗法等均有一定的疗效。

上海中医药大学顾伯华教授治疗白癜风分为六法：祛风为先，辛散入肺达皮毛，常取苍耳、浮萍为君，伍同白蒺藜透表；病久风邪入络，又辅以乌梢蛇、广地龙搜剔深入经络之风。养血活血，善治风者先治血，常用归脾、四物加减。疏肝理气，开达毛窍解郁闭，加用芳香开窍之药，如八月札、郁金、菖蒲等。益气固表，辨病寓于辨证中，重用黄芪，伍同防风、白术健脾。补肾益肺，金水同源治病根，注重色黑归经入肾的药物，如大熟地、黑芝麻、黑玄参、墨旱莲、制首乌等。浸渍外治，直达病所取捷径，治疗中内服、外敷，顾老均常选用自然铜，取其辛散行血祛瘀之功。〔上海中医药杂志，1988，（1）〕

【文献选录】

宋《圣济总录·诸风门》："治白癜风，皮肤斑白，毛发亦变，石硫黄膏方。"

明《证治准绳·疡医》："白癜风，夫肺有壅热，又风气外伤于肌肉，热与风交并，邪毒之气伏留于腠理，与卫气相搏，不能消散，令皮肤皱起，生白斑点，故名白癜风也。""病源论云风白驳者面及颈项身体皮肉色变白，与肉色不同，亦不痒痛，谓之白驳。此亦是风邪搏于皮肤，血气不和所生也。"

清《外科大成》："白驳风生于颈面，延及遍体，其色驳白，亦无痛痒，形如云片。宜先刮患处至燥痛，取鳗鱼脂敷之，三上自效，内服浮萍丸、苍耳膏等，或可奏效。"

清《医林改错卷上·通窍活血汤所治症目》："白癜风，血瘀于皮里"。

第二十一章

遗传、代谢性皮肤病及皮肤肿瘤

第一节 蛇皮癣

蛇皮癣是一种皮肤干燥粗糙，伴有褐黑色鳞屑，状如蛇皮的遗传性皮肤病。中医文献中又名"蛇体"、"蛇身"、"小儿鳞体"等。本病的特点是皮肤干燥伴有蛇皮样或鱼鳞样鳞屑，多发于四肢伸侧。有家族遗传史。

《诸病源候论·蛇皮候》记载："蛇皮者，由风邪客于腠理也。人腠理受于风则闭密，使血气涩浊，不能荣润，皮肤斑剥，其状如蛇鳞，世呼蛇体也。亦谓之蛇皮也。"

本病相当于西医的鱼鳞病（ichthyosis）。临床有多种类型，最常见寻常型鱼鳞病，少见的有性连锁鱼鳞病、板层状鱼鳞病、先天性非大疱性鱼鳞病样红皮病、先天性大疱性鱼鳞病样红皮病等。

【病因病机】

先天禀赋不足，肝肾精血亏虚，不能荣养肌肤，化燥生风而致；或禀赋不足，阴血亏虚，气血运行不畅，脉络瘀阻，新血难生而致。

西医学认为，本病与遗传有关。寻常型鱼鳞病系常染色体显性遗传；其他类型少见，可呈不同的遗传方式。

【临床表现】

寻常型鱼鳞病

1. 好发于四肢伸侧及背部，尤以胫前最为明显，多对称分布。

2. 皮损为淡褐色至深褐色菱形或多角形鳞屑，鳞屑中央固着，周边微翘起，如鱼鳞状。皮肤干燥，常伴掌跖角化、毛周角化。（图21—1）

3. 一般无自觉症状，或有轻度瘙痒。

4. 幼年发病，病情随年龄增加而有所改善。夏轻冬重。

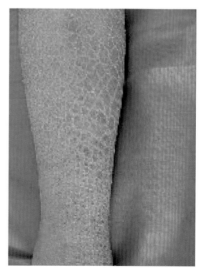

图 21—1 鱼鳞病

【诊断与鉴别诊断】

1. 诊断要点 四肢伸侧皮肤干燥，鱼鳞状鳞屑，有家族史。

2. 鉴别诊断

（1）获得性鱼鳞病：发病较晚，可由淋巴瘤、多发性骨髓瘤、结节病、麻风等疾病引起，原发病治疗后皮损常得到改善。应注意检查诊断原发病。

（2）鳞状毛囊角化：以腰、臀部及腹外侧多发，可见中央固着，周围游离的小叶状鳞屑，鳞屑中央有黑点，与毛囊一致。

【治疗】

一、内治疗法

（一）辨证论治

1. 精亏血燥证

证候：全身皮肤干燥，少汗，无光泽，四肢伸侧淡褐色鳞屑，状如鱼鳞，冬重夏轻；伴口咽干燥；舌质淡，苔薄白，脉沉细。

治法：益肾养血，润燥祛风。

方药：左归丸合当归饮子加减。

2. 瘀血阻络证

证候：全身肌肤甲错，干燥无汗，覆有污褐色鳞屑，状如蛇皮，掌跖角化皲裂；舌质暗有瘀点瘀斑，脉沉涩。

治法：活血化瘀，疏经通络。

方药：血府逐瘀汤加减。肌肤甲错甚者，加鸡血藤、三棱、莪术；皮肤干燥无汗者，可加宣发肺气之品，如麻黄、苏叶、荆芥。

（二）中成药

左归丸：滋肾补阴。适用于蛇皮癣精亏血燥证。

八珍丸：补血益气。与左归丸同用于蛇皮癣精亏血燥证。

大黄䗪虫丸：活血化瘀。适用于蛇皮癣瘀血阻络证。

二、外治疗法

以滋阴养血，活血散风为法。

1. 桃仁 30g，红花 10g，鸡血藤 30g，黄精 50g，白鲜皮 30g，白及 30g，荆芥 20g，水煎外洗患处，每日 1 次。

2. 外涂润肌膏，每日 2 次；或杏仁 30g，猪油 60g，捣烂如泥，涂搽患处，每日 2 次。

三、针刺疗法

主穴：血海、风池、肾俞；配穴：曲池、绝骨、阴陵泉。精亏血燥证施补法，瘀血阻络证施泻法，每日1次。

【预防与调护】

1. 避免近亲结婚。
2. 冬季减少洗澡，禁用碱性过强的肥皂，洗澡后涂搽润肤之品。
3. 多食含维生素 A 的食物如鱼、动物肝脏、胡萝卜等。

【临证参考】

本病幼年发病，有遗传倾向，多数患者病情轻，冬季外用润肤药膏，并注意皮肤保湿即可。少数病情较重者应内外治配合治疗。

周鸣岐老中医认为鱼鳞病肝肾阴虚是病之本，营血不足是病之标。肝肾阴虚，阴血不足，营卫失和，腠理不固，血虚生风，风胜则燥，肌肤失养而致本病。治疗重在滋补肝肾，常用熟地、何首乌、枸杞子、山药等药。益气养血，滋阴润燥，以治其标，用黄芪、甘草、当归、丹参、生地、黑芝麻等。使气血流畅，肌肤得养，加桂枝、川芎，温通经络，行气活血。风性趋燥故皮肤干燥。宗"治风先治血，血行风自灭"之说，用白藓皮、苦参、地肤子、防风、威灵仙、蝉蜕以祛风润燥。〔辽宁中医杂志，1981，5（11）〕

【文献选录】

《诸病源候论·蛇身候》："蛇身者，谓人皮肤上如蛇皮而有鳞甲，世谓之蛇身也。此由血气否涩，不通润于皮肤故也。"

第二节　原发性皮肤淀粉样变

原发性皮肤淀粉样变（primary cutaneous amyloidosis）是一种淀粉样蛋白沉积于皮肤中而不累及其他器官的慢性皮肤病。本病的特点是质硬且粗糙的丘疹，密集成片，剧烈瘙痒。与中医的"松皮癣""顽癣"相类似。

《医宗金鉴·外科心法要诀》记载："癣……松皮癣，状如苍松之皮，红白斑点相连，时时作痒。"

【病因病机】

1. 内有蕴湿，外感风邪，风湿搏结，聚积于肌肤，局部气血运行不畅，肌肤失养而发病。

2. 年老气虚，血行乏力而瘀滞；或情志不畅，肝气郁结，气滞则血瘀；瘀血不去，新血不生，日久肤失濡养，生风化燥而发病。

西医学认为病因尚不清楚。可能与遗传、免疫、炎症、长期慢性刺激有关。许多细胞和组织如角质形成细胞、成纤维细胞、肥大细胞等均可合成或衍化为淀粉样蛋白，后者形成后沉积于真皮乳头而致本病。

【临床表现】

以下两型最常见，可同时存在或相互转变。

一、苔藓状淀粉样变

1. 多见中年男性。好发于双侧胫前，或臂外侧和腰背部。

2. 早期皮损为针头大小褐色斑点，逐渐增大至半球形、圆锥形或多角形丘疹，皮色、淡红色或褐色，表面光滑发亮，或角化过度粗糙，有少量鳞屑。皮疹密集成片但不融合，并可沿皮纹方向呈念珠状排列。（图 21-2A、B）

3. 剧烈瘙痒。

4. 慢性病程。

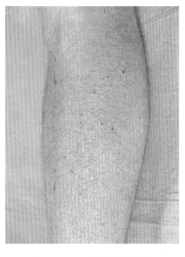 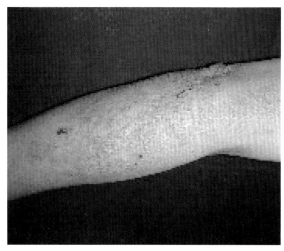

图 21-2A　皮肤淀粉样变　　　　　图 21-2B　皮肤淀粉样变

二、斑状淀粉样变

1. 多见中年以上妇女。好发于肩胛间区，也可累及躯干和四肢。

2. 皮损为褐色、灰色或蓝色点状色素斑，融合成片，呈网状或波纹状。

3. 无自觉症状或轻度瘙痒。

4. 慢性病程。

【实验室检查】

组织病理检查：真皮乳头处及真皮上部局灶性无定形淀粉样蛋白团块沉积，苔藓状淀粉样变还可见表皮角化过度和棘层肥厚。

【诊断与鉴别诊断】

1. 诊断要点 根据好发部位，典型皮损，组织病理改变诊断。

2. 鉴别诊断

（1）牛皮癣（神经性皮炎）：颈项、上眼睑、肘部多角形扁平丘疹，苔藓样斑片，瘙痒。其中好发部位、苔藓样斑片是主要鉴别点。

（2）紫癜风（扁平苔藓）：肥厚性紫癜风皮疹集聚，呈肥厚增殖性斑块，多见于胫前及踝部，组织病理有明显特点。

【治疗】

一、内治疗法

（一）辨证论治

1. 风湿结聚证

证候：小腿伸侧淡褐色丘疹，坚实粗糙，密集成片，阵发性剧痒，或肩胛部淡褐色网状斑片；舌质淡红，苔白或腻，脉濡或滑。

治法：祛风除湿，通络止痒。

方药：全虫方加减。皮疹坚硬干燥者，可加当归、丹参、地龙、鸡血藤；瘙痒剧烈者，加威灵仙、海桐皮。

2. 血瘀血燥证

证候：皮损为暗褐色网状斑丘疹，或暗褐色坚实丘疹，密集成片，肥厚粗糙，瘙痒；舌质暗红有瘀斑，苔薄，脉沉细。

治法：活血软坚，养血润燥。

方药：血府逐瘀汤加减。皮疹粗糙肥厚者，加三棱、莪术、皂角刺、鸡血藤。

（二）中成药

血府逐瘀丸：活血化瘀，散结润肤，用于原发性皮肤淀粉样变血瘀血燥证。

大黄䗪虫丸：破血化瘀，通络散结，用于原发性皮肤淀粉样变血瘀血燥证。

二、外治疗法

1. 皮疹初起，瘙痒剧烈，选用苍肤水剂熏洗；或用苦参酒涂擦，每日 2 次。

2. 皮疹肥厚坚硬，选用止痒洗方熏洗；或用疯油膏、止痒药膏外涂，加热烘疗法，每日 2 次。

3. 选用癣症熏药方或子油熏药方，燃烟熏皮损处，温度以病人能耐受为度。每日 1～2 次，每次 15～30 分钟。

三、针灸疗法

1. 体针 取曲池、血海、大椎、足三里、合谷、三阴交等穴，隔日 1 次。

2. 梅花针 皮疹粗糙肥厚者用梅花针在患处叩刺，每日 1 次。

【预防与调护】

1. 减少对皮肤的物理刺激，如搓澡、摩擦等。
2. 皮疹处尽量避免搔抓、烫洗。
3. 忌食辛辣刺激之物。

【临证参考】

原发性皮肤淀粉样变是一种顽固难治的皮肤病，临床应采用综合疗法。中医内治以祛风、除湿、活血、软坚为主；病程长，或老年人阴血不足，应兼以滋补养血等法；外治如外洗、熏药疗法、涂药热烘疗法等均有较好的疗效，可酌情选用 1～2 种。治疗的同时，医患配合也很重要，坚持用药，控制搔抓及摩擦方可收效。

赵炳南老中医认为，熏药疗法对于角化和瘙痒明显的皮肤病，止痒和软化皮肤的作用较好。熏完后，往往有一层油脂（烟油），不要立即擦掉，保持时间越久，治疗作用越好。

【文献选录】

《外科正宗·顽癣》："顽癣乃风、热、湿、虫四者为患。发之大小圆斜不一，干湿新久之殊。……顽癣抓之则全然不痛；……此等总皆血燥风毒克于脾、肺二经。"

第三节　黄　瘤　病

黄瘤病（xanthomatosis）为脂质代谢紊乱性皮肤病。中医文献中无类似病名记载。本病的特点是皮肤上出现黄色斑块、丘疹、结节等皮损，常伴有全身性脂质代谢紊乱。

【病因病机】

饮食不节，脾失健运，水谷精微物质运化输布失常，蕴湿化痰沉积于肌腠而致。日久痰湿阻滞脉络，气血运行失常，痰湿与瘀血凝结成块。

西医学认为脂蛋白代谢发生障碍，或含量增高或结构异常时，可导致脂蛋白在组织中沉积，沉积于皮肤或肌腱中则发生黄瘤病。

【临床表现】

（一）扁平黄瘤

1. 发生于上眼睑内眦称为"睑黄瘤"；发生于手掌称为"掌纹黄瘤"；发生于皮肤间擦部位称为"间擦性黄瘤"；泛发于躯干、颈部、上臂处称为"泛发性扁平黄瘤"。（图21-3）

2. 皮损为稍高起的扁平黄色斑块，淡黄色至淡棕色，米粒到瓜子大小或更大，边界清楚。

3. 无自觉症状。

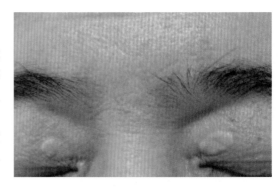

图21-3 睑黄瘤

（二）结节性黄瘤

1. 好发于四肢伸侧和易摩擦部位。发生于跟腱或指（趾）肌腱处称"腱黄瘤"。

2. 皮损为扁平或隆起的圆形坚实结节，黄色或深褐色，单发或多发，后期皮损可纤维化而变得更加坚硬。

3. 无自觉症状。

（三）发疹性黄瘤

1. 好发于四肢伸侧和臀部等处。

2. 皮损为橘黄色或棕黄色柔软丘疹，分批发生或骤然发生，急性期炎症明显，皮损周围有红晕。数周后皮损自行消退。

3. 可有瘙痒或压痛。

【实验室检查】

1. 黄瘤病患者常伴发高脂蛋白血症、动脉粥样硬化性心血管疾病、糖尿病等，应做相应的化验检查。

2. 组织病理检查：各型黄瘤的组织病理学表现基本相同，真皮中可见泡沫细胞，早期损害中有炎症细胞，退行期皮损有成纤维细胞增生。

【诊断与鉴别诊断】

1. 诊断要点 皮肤或肌腱出现黄色斑块、丘疹、结节，结合组织病理学检查可确诊。

2. 鉴别诊断 糖尿病、骨髓瘤和淋巴瘤等疾病可引起脂肪代谢障碍和血脂增高，导致继发性黄瘤病。

【治疗】

一、辨证论治

1. 痰湿蕴肤证

证候：皮肤发生黄色的斑块、丘疹、结节，孤立或散发，无痛痒；患者多体胖臃肿；可伴倦怠乏力，腹胀，便秘或便溏；舌体胖有齿痕，苔白腻，脉沉滑。

治法：健脾除湿，化痰散结。

方药：五苓散合海藻玉壶汤加减。

2. 痰瘀互结证

证候：病程较长，皮损为褐黄色结节斑块；可伴头晕，胸闷，月经不调；舌质暗有瘀斑，苔腻，脉弦。

治法：活血化瘀，化痰软坚。

方药：桃红四物汤合三子养亲汤加减。可加夏枯草、泽泻、丹参。

二、外治疗法

皮损单发或数量少，外涂五妙水仙膏腐蚀去除，或用冷冻疗法去除。

【预防与调护】

1. 积极治疗高脂血症、糖尿病等疾病。
2. 饮食宜清淡，忌食动物脂肪和动物内脏。
3. 适当运动，控制体重。

第四节　蕈样肉芽肿

蕈样肉芽肿（mycosis fungoides，简称 MF）是一种低度恶性的原发于皮肤的 T 细胞淋巴瘤。本病皮损有三期表现，初起为斑片，以后发展为浸润性斑块，最后出现肿瘤、破溃；可累及淋巴结和内脏。本病的自然病程可达二十、三十年以上。多发生于老年，男性稍多。

中医文献中无相应病名。

本病现在又称为原发性皮肤 T 细胞淋巴瘤（cutaneous T cell lymphoma，CTCL）。

【病因病机】

内因患者正气不足，情志失调，阴阳失衡；外因风湿热邪侵袭，郁于血分；致使血热蕴毒，结于肌肤，则肤生红斑；久则邪毒耗气伤阴，阴虚血燥而致皮损干燥、脱屑；气虚毒聚而致肤生斑块、肿瘤。

西医学病因迄今未明。一般认为遗传、感染和环境因素可能与本病的发生、发展有关。

【临床表现】

1. 全身均可发病，以躯干部为多见。肿瘤多见于面、背及四肢近端。

2. 皮损分期：根据皮损特点一般可分为三期。

（1）红斑期：皮损无特异性。

常表现为红色鳞屑性斑片，或萎缩性斑片，边缘清楚而不规则；皮损中央可消退而向四周扩大，或排列成弧形、环状、半环状；皮损颜色可为红色、黄红、淡褐色，多伴有色素沉着或减退。

（2）斑块期：可由红斑期皮损发展而来，也可直接在正常皮肤上发生。

皮损为略高起的浸润性斑块，颜色暗红至紫红色，境界清楚，表面高低不平，形态不规则，呈环状、弓形或匐行性。

（3）肿瘤期：常常在陈旧浸润损害的边缘或中央发生。

皮损呈褐红色隆起性结节、肿块，大小、形态各异，易破溃，形成深在性溃疡。肿瘤可迅速增大，数目增多。

3. 多伴有剧烈顽固性瘙痒；肿瘤破溃者常有剧痛。

4. 淋巴结肿大；肿瘤期内脏器官也同时受累，依次为脾、肺、肝、骨髓、肾等。

5. 病程呈慢性进行性，时轻时重，可长达数年至 30 年。肿瘤期可因恶病质、或并发严重感染、或化疗反应在数年内死亡。

【组织病理检查】

红斑期：早期很难确诊，在真皮乳头层血管周围可见局灶性淋巴细胞、组织细胞，也可有嗜酸性粒细胞浸润。若浸润细胞至表皮下层，即有亲表皮现象，则高度提示为 MF。

斑块期：有亲表皮现象，表皮内可出现 Pautrier 微脓疡。此外，真皮浅层单一核细胞呈带状或弥漫性分布；可见 MF 细胞，即呈圆形，胞质丰富，核大、深染，外形呈脑回状的细胞。

肿瘤期：亲表皮现象不明显，真皮内有大片浸润，往往深达皮下组织。浸润可压迫并破坏表皮，结果形成溃疡。大多数病例中，浸润主要由 MF 细胞形成。

【诊断与鉴别诊断】

1. **诊断要点**　主要根据临床上的特点与组织病理学检查诊断。临床上慢性瘙痒性皮肤病久治无效，怀疑为本病时，应及时作皮损活检，且往往需连续切片方能找到特异性病变。有时需作免疫组织化学染色才能确诊。

2. **鉴别诊断**　蕈样肉芽肿红斑期应与慢性湿疹、脂溢性皮炎、副银屑病等进行鉴别，需长期随访，多次作皮损活检，才能明确诊断。斑块期、肿瘤期要与淋巴瘤样丘疹病及其他类型淋巴瘤鉴别。

【治疗】

一、内治疗法

（一）辨证论治

1. 血热毒蕴证

证候：多见于蕈样肉芽肿红斑期或斑块前期。躯干或四肢出现红色斑片或斑块，不断增多扩大，颜色鲜红，少量鳞屑，瘙痒剧烈；伴有口干舌燥，咽喉疼痛，心烦易怒，大便干结，小溲黄赤；舌质红，苔薄黄，脉滑数。

治法：清营透热，凉血解毒。

方药：清营汤加白花蛇舌草、草河车、紫草、白鲜皮等。

2. 阴虚毒瘀证

证候：多见于蕈样肉芽肿红斑期或斑块期。躯干或四肢皮损颜色变暗或变淡，呈黄红色或淡褐色；或呈萎缩性斑片，伴有色素沉着或减退，干燥脱屑，顽固性瘙痒；可伴有便秘溲赤，咽干口燥；舌紫少苔，脉细数或沉细。

治法：滋阴养血，化瘀解毒。

方药：增液解毒汤加减。

3. 气虚毒聚证

证候：多见于蕈样肉芽肿斑块期或肿瘤期。躯干或四肢不规则形浸润性斑块或肿物，暗红或紫褐色，隆起似蕈样，表面高低不平，可有蛎壳状结痂，也可破溃形成深在性溃疡；伴虚弱无力；舌淡暗，苔白腻或黄腻，脉细弱。

治法：益气解毒，化痰散结。

方药：托里消毒散合内消瘰疬丸加减。

（二）中成药

五福化毒丸：清热解毒，凉血消肿。可用于蕈样肉芽肿红斑期血热毒蕴证。

西黄丸：清热解毒，和营消肿。可用于蕈样肉芽肿斑块期、肿瘤期。

贞芪扶正颗粒（胶囊）：补气养阴。可与西黄丸配合用于蕈样肉芽肿斑块期、肿瘤期。

二、外治疗法

1. 红斑期 选用黄连膏、青黛膏外涂，每日 3 次。

2. 斑块、肿瘤期 未破溃者可用芙蓉膏外涂；破溃久不愈合者，可用紫色疽疮膏、白降丹外敷。

三、西医疗法

早期一般采用免疫疗法，可用干扰素、转移因子；局部外用氮芥或芳香维 A 酸制剂；电子束照射、光化学疗法有一定疗效。晚期患者采用化疗与局部治疗联合应用。

【预防与调护】

1. 调畅情志，忌食辛辣腥发之品。
2. 保持局部清洁，避免局部刺激。
3. 力争早期诊断、早期治疗。

【临证参考】

金起凤教授以养阴顾胃，清热解毒法治疗蕈样肉芽肿一例。病史十几年，皮损病理诊为"蕈样肉芽肿"，经用转移因子肌注，口服雷公藤多甙，外涂激素软膏，皮疹未减，为大片暗紫褐色轻度浸润斑片及鲜红色斑片，边缘清，其上有细薄鳞屑，舌红赤苔花剥，脉弦细。处方：生地 30g、女贞子 15g、生鳖甲 30g、南北沙参各 30g、玄参 15g、石斛 20g、花粉 30g、水牛角片 30g、板蓝根 30g、丹皮 15g、赤芍 15g、虎杖 15g、全虫 6g。加减服药 50 余剂，皮损大部消退有轻度色素沉着斑，有一片暗红色沉斑，取病理为轻度炎性改变。随访半年病情稳定。（景录先．名医经验录．中国医药科技出版社，1996）

张志礼教授认为红斑期及浸润期可服中药治疗。治法益气活血，解毒软坚。黄芪 15g，太子参 15g，白术 10g，茯苓 15g，丹参 15g，赤芍 15g，鬼箭羽 15g，夏枯草 15g，生牡蛎 15g，草河车 15g，白花蛇舌草 30g，连翘 15g，白鲜皮 30g，首乌藤 30g，鸡血藤 30g。可选择服用活血消炎丸、散结灵、大黄蟅虫丸、西黄丸等。（张志礼．中西医结合皮肤性病学．人民卫生出版社，2000）

第二十二章
性传播疾病

第一节 杨梅疮

杨梅疮是一种由梅毒螺旋体感染引起的慢性全身性传染病。中医文献中在不同的时期称其为"霉疮"、"广疮"、"时疮"、"棉花疮"及"杨梅疮"等。本病的特点是早期多先在生殖器部位发生疳疮，然后全身皮肤、黏膜出现形态各异的杨梅疮；晚期形成杨梅结毒，常侵犯骨骼、内脏、神经引起严重后果。

中医文献中最早记载有本病的是公元1513年释继洪氏的《岭南卫生方》，其卷三末记有"治杨梅疮方"。"霉疮"病名首见于公元1522年《韩氏医通》，1632年陈司成著《霉疮秘录》是我国第一部论述梅毒最完善的专著，该书肯定了霉疮的外来性，在治疗上除了用水银外，还主要用了丹砂、雄黄等含砷药品，为梅毒治疗学发展作出了特殊贡献。二十世纪50年代大规模治疗霉疮时，各地普遍应用了多种中医中药疗法，为我国在短期内基本消灭霉疮作出了应有的贡献。特别是中国医学科学院皮肤性病研究所在现代名医秦伯未指导下用地黄饮子加减治疗晚期霉疮脊髓痨获得成功。

本病即西医的梅毒（syphilis）。

【病因病机】

霉疮毒气侵犯人体，循经入脉，血毒蕴盛，外溢肌肤，或滞留筋骨，或内犯脏腑，以致病情缠绵。霉疮毒气侵入人体的途径有，①精化染毒，即直接染毒，由于不洁性交，阴器直接感受霉疮毒气。②气化染毒，即间接染毒，由于接触霉疮病人，或同厕、同寝、共食等感染霉疮毒气，毒从外入。③胎中染毒，系母患霉疮，遗毒于胎儿所致。

1. 由精化染毒，经阴部直入肝经，致肝经湿热结聚，阴部生疳疮。

2. 由精化染毒或气化染毒，霉疮毒气经肺脾或肝肾经脉传入，蕴滞血脉，外溢肌肤，故周身起杨梅疮、杨梅疹。

3. 日久霉疮毒气夹瘀夹痰流注经脉、筋骨，致关节、骨骼疼痛；霉疮毒气郁滞，气血失和，肉腐成脓，则出现树胶肿样损害，腐臭不堪。

4. 毒滞日久，侵犯脏腑，心脏受损，心气不足；或耗伤肝肾，出现脊髓痨。

西医学认为本病的病原体为梅毒螺旋体，亦称苍白螺旋体。梅毒螺旋体在体外不易生存，煮沸、干燥、肥皂水以及一般的消毒剂如升汞、苯酚、酒精等很容易将其杀死。

梅毒的传染源是梅毒患者。传染途径主要是：①性接触，未经治疗的病人在感染后的1

年内最具有传染性；②血传播，患者血清具传染性，通过输血及共用针头可传染他人；③胎传；④少数可通过接吻、哺乳、剃刀、餐具烟嘴等传染。

【临床表现】

（一）一期梅毒

主要症状为硬下疳和梅毒性横痃。

1. 硬下疳 一般是感染梅毒螺旋体后 2～4 周后出现。90％以上发生在阴部，男性病人多见于阴茎冠状沟、龟头、包皮及系带；女性病人多在大小阴唇、子宫颈等处。此外，也可见于阴囊、肛门周围；极少数发生于口唇、舌、指、乳房等部位，往往容易被忽视。

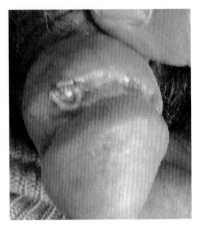

图 22-1A 硬下疳

硬下疳的数目通常为 1 个，稀有多发者。初为无自觉症状的小红斑，以后变为隆起之硬结，最后破溃、糜烂，形成溃疡。溃疡的特点是圆形或椭圆形，1～2cm 大小，境界清楚，基底光滑，呈肉样红色，有浆性分泌物，触之硬如软骨，无自觉症状，也无压痛。分泌物中含大量梅毒螺旋体，传染性极强。（图 22-1A）

硬下疳即使不予以治疗，经 1 月左右，可以自然愈合，仅留一个浅表的疤痕或留轻微的色素沉着。

2. 梅毒性横痃 又称"无痛横痃"。下疳出现后 1～2 周左右，距离下疳最近处的淋巴结肿大，质硬，不粘连、不溃破，无痛，可持续数月之久。

（二）二期梅毒

约在硬下疳出现后 6～8 周发病。此时梅毒螺旋体经血循环播散至全身，可侵犯皮肤、黏膜、淋巴系统，有时可侵犯骨骼、眼及神经系统，传染性强。

1. 前驱症状 头痛、低热、全身不适、关节酸痛、食欲不振等。

2. 二期梅毒疹 共同特点是分布广泛、对称，无自觉症状，破坏性小。可表现为斑疹（玫瑰疹）、丘疹、毛囊性丘疹、苔藓样疹、脓疱疹、蛎壳样疹等。掌跖梅毒疹表现为圆形或椭圆形铜红色斑疹，境界清楚，有领圈样脱屑，具有特征性。（图 22-1B）

3. 扁平湿疣 好发于外阴、肛周、乳房下等易摩擦浸渍部位。湿性丘疹形如扁豆，表面湿烂，有少量渗液，含大量梅毒螺旋体，传染性强。可融合成斑块，有时呈疣状或乳头瘤状，分泌物有臭味。（图 22-1C）

4. 二期黏膜损害 多见于口腔、咽部黏膜，初为红斑，境界清楚，其后表面糜烂，呈乳白色，伴扁桃体肿大，如波及喉头、声带可出现声音嘶哑。

5. 梅毒性脱发 又称"虫蚀样脱发"。主要侵犯后枕部，为指甲大小脱发斑，呈虫蚀状，可以再生新发。

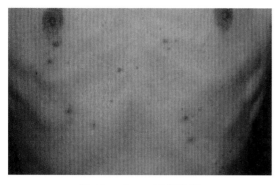

图 22－1B 二期梅毒疹

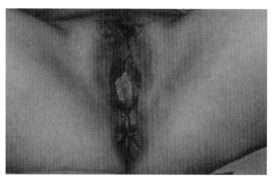

图 22－1C 扁平湿疣

6. 骨与关节损害 可出现骨膜炎、骨炎、关节炎等损害。多发生于长骨，骨膜肥厚，有压痛，夜间较重。大关节肿胀，疼痛夜间明显，X 线检查无异常发现。

7. 梅毒性淋巴结肿大 全身淋巴结肿胀发硬，无痛。

（三）三期梅毒

三期梅毒一般发生于感染后 3～4 年，可侵犯心血管及中枢神经系统等重要器官，危害甚大；梅毒血清阳性率降低，甚至转阴，传染性较小。

1. 三期梅毒疹 主要为结节性梅毒疹和树胶样肿。

（1）结节性梅毒疹：结节如豌豆大到扁豆大，簇集成群，隆起皮面，呈铜红色，可破溃形成溃疡；或由中心部消退，边缘续生新疹，而呈环状、蛇形或卫星状。

（2）梅毒树胶样肿：发生时间较迟，破坏性最强。全身各处均可发生，但以头部、下肢胫前，臀部等处多见。初起为皮下硬结，逐渐扩大，中心液化坏死，形成溃疡，境界清楚，边缘锐利，分泌黏稠脓汁，状如树胶，故名树胶样肿。

2. 三期黏膜损害 表现为坏死、溃疡，引起吞咽困难及发音障碍，鼻骨破坏，形成"马鞍鼻"。

3. 三期骨梅毒 与二期骨骼梅毒相似，但分布较局限，疼痛较轻，可导致病理性骨折。

4. 心血管系统梅毒 主要有梅毒性主动脉炎，主动脉瓣闭锁不全与主动脉瘤等。愈后不良。

5. 神经系统梅毒 可引起脊髓痨及全身性麻痹性痴呆。

（四）潜伏梅毒（隐性梅毒）

梅毒感染后，无临床症状或症状消失，梅毒血清反应阳性，称为潜伏梅毒。一旦机体抵抗力降低，可出现梅毒症状。

（五）胎传梅毒（先天梅毒）

胎传梅毒是由梅毒螺旋体经胎盘传染给胎儿引起。胎传梅毒儿的母亲一定是梅毒患者。

特点是不发生硬下疳。

1. 早期胎传梅毒 皮损可在出生时，或出生数月出现，症状类似获得性二期梅毒。口周皲裂，愈后遗留放射状瘢痕，具有特征性。小儿发育不良，可有梅毒性鼻炎。

2. 晚期胎传梅毒 一般5~8岁发病，最主要的症状为角膜炎，神经性耳聋与哈钦森氏齿，合称"哈钦森三联征"。

【实验室检查】

1. 暗视野显微镜检查 一期、二期皮肤或黏膜渗出性损害可查到梅毒螺旋体。

2. 梅毒血清学检测

（1）非梅毒螺旋体血清试验：常用的有三种：①性病研究实验室玻片试验（VDRL）。②血清不加热的反应素玻片试验（USR）。③快速血浆反应素环状卡片试验（RPR）可用作临床筛选，并可作定量用于疗效观察。

（2）梅毒螺旋体血清试验：包括有①荧光螺旋体抗体吸收试验（FTA－ABS）。②梅毒螺旋体血凝试验（TPHA）。③梅毒螺旋体制动试验（TPI）等。这类试验特异性高，主要用于诊断试验。

3. 梅毒螺旋体 IgM 抗体检测 特异性 IgM 类抗体（TP－IgM）检测，可作为梅毒治愈的判定方法。

4. 组织病理检查 二期梅毒疹组织学改变以真皮浅层及深层血管周围淋巴细胞、浆细胞浸润，及血管扩张、管壁增厚、内皮细胞肿胀为特点。

5. 脑脊液检查 神经梅毒脑脊液白细胞计数及总蛋白量增加，梅毒血清反应阳性，胶体金试验阳性。

【诊断与鉴别诊断】

1. 诊断要点 根据病史，皮疹特点，实验室检查诊断。

2. 鉴别诊断

（1）硬下疳与软下疳鉴别。软下疳是由杜克雷嗜血杆菌感染的性病，皮疹发于阴部，为多发性小溃疡，边缘不整齐，有脓性分泌物，伴有疼痛和压痛。局部淋巴结可以肿大压痛或出现破溃。梅毒检查阴性。

（2）二期梅毒疹与银屑病、玫瑰糠疹鉴别。

（3）梅毒扁平湿疣与尖锐湿疣鉴别。尖锐湿疣为红色、暗红色的菜花状、刺状赘生物，梅毒血清检查阴性，醋酸白试验阳性。

（4）梅毒树胶肿与瘰疬性皮肤结核鉴别。瘰疬性皮肤结核主要侵犯颈部、腋部淋巴结及周围皮肤，可形成溃疡及瘘管，结核菌素试验阳性。

【治疗】

一、辨证论治

1. 肝经湿热证

证候：多见于一期梅毒，皮疹为疳疮，色红质硬，溃烂而润，或伴有横痃；兼见胸胁胀痛，心烦易怒，口苦纳呆，尿短赤，大便秘结；舌质红，苔黄腻，脉滑数。

治法：清热利湿，解毒祛梅。

方药：龙胆泻肝汤加土茯苓、金银花、牡丹皮、虎杖等。横痃肿胀者，重用土茯苓。

2. 血热毒蕴证

证候：多见于二期梅毒，周身起杨梅疮、杨梅疹，形态各异，疹色暗红或古铜色，而无痛痒；兼见全身不适，口舌生疮，咽干而红，便干溲赤；舌质红，苔黄，脉数。

治法：清热解毒，凉血散瘀。

方药：清营汤加土茯苓、黄连、黄芩、栀子、大青叶等。毒结筋骨伴关节、骨骼疼痛夜甚，行走不便者，加五虎汤。

3. 痰瘀毒结证

证候：患梅毒数年，头部或下肢出现树胶肿样损害，边缘整齐，腐臭不堪；舌紫暗，苔腻，脉弦滑。

治法：化痰散结，解毒活血。

方药：海藻玉壶汤合血府逐瘀汤加减。结节较大者，加全蝎、蜈蚣等解毒活血通络；并加夏枯草软坚散结。

4. 心气不足证

证候：多见于梅毒性心脏病，心悸不安，怔忡，健忘，失眠，头晕目眩，面色无华，神疲气短，自汗盗汗；舌淡黯，苔少，脉细滑或结代。

治法：补气养心，化瘀解毒。

方药：方用炙甘草汤加减。加土茯苓解毒驱梅；气虚血瘀明显，舌唇紫绀者，加三七，丹参，山楂等。

5. 肝肾亏损证

证候：见于晚期脊髓痨，患杨梅疮数十年，逐渐两足瘫痪或痿弱不行，肌肤麻木或虫行作痒，筋骨串痛，腰膝酸软，小便困难；舌淡嫩，苔水滑，脉沉细。

治法：温补肝肾，填髓息风。

方药：地黄饮子加减。肝风内动者，加钩藤、白僵蚕；痰湿阻滞者，加半夏、竹茹。

二、外治疗法

1. 疳疮选用珍珠散外敷患处，每日3次。

2. 横痃、杨梅结毒未溃时，选用金黄膏；破溃时先用四黄膏；脓尽后再用生肌散；外敷患处，每日1～2次。

3. 杨梅疹、杨梅疮，可用蛇床子、金银花藤、大青叶、川椒、紫花地丁、白鲜皮，煎汤外洗，每日 1～2 次。

三、西医治疗

目前临床上治疗梅毒以西药为主。一旦确诊为梅毒，应及早实施驱梅疗法，并要足量、连续，保证疗程，规则用药。

1. 早期梅毒 包括一期、二期及早期潜伏梅毒

（1）青霉素：苄星青霉素 G，240 万单位，分两侧臀部肌注，1 次/周，共 2～3 周；或普鲁卡因青霉素 G，80 万单位，1 次/日，肌注，连续 10～15 天，总量 800 万～1200 万单位。

（2）对青霉素过敏者，用四环素或红霉素 500mg，4 次/日，口服，连续 15 天；或多西环素 100mg，2 次/日，口服，连续 15 天。

2. 晚期梅毒 包括三期皮肤、黏膜、骨骼梅毒，晚期潜伏梅毒，或不能确定病期的潜伏梅毒及二期复发梅毒

（1）青霉素：苄星青霉素 G，240 万单位，分两侧臀部肌注，1 次/周，连续 3 周；或普鲁卡因青霉素 G，80 万单位，1 次/日，肌注，连续 20 天为 1 疗程。也可根据情况，2 周后进行第 2 个疗程。

（2）对青霉素过敏者，用多西环素 100mg，2 次/日，口服，连续 30 天；或红霉素，用法同多西环素。

3. 心血管梅毒

（1）不用苄星青霉素 G。

（2）预备治疗，水剂青霉素 G，第 1 日 10 万单位，一次肌注；第 2 日，10 万单位，肌注，日 2 次；第 3 日，20 万单位，肌注，日 2 次；第 4 日起按照正规方案治疗。

（3）采用普鲁卡因青霉素 G，80 万单位/d，15 天为 1 个疗程，共 2 个疗程。疗程间停药 2 周。

4. 神经梅毒

水剂青霉素 G1800 万～2400 万单位/d，静滴（300 万～400 万单位，每 4 小时 1 次），连续 10～14 天，继以苄星青霉素 G240 万单位，肌注，每周 1 次，共 3 周。

注意：治疗心血管梅毒、神经梅毒为避免吉海反应，青霉素注射前应口服泼尼松，每次 10mg，每日 2 次，连续 3 天。妊娠梅毒禁服四环素、多西环素。

【预防与调护】

1. 强化精神文明建设，净化社会风气，禁止嫖娼卖淫，加强性病防治。

2. 早诊断，早治疗，坚持查出必治，治必彻底的原则，并建立随访追踪制度。

3. 做好孕妇胎前检查，对梅毒患者要避孕或及早中止妊娠。

4. 夫妇双方共同治疗。

【临症参考】

杨梅疮（梅毒）初期属实证，病位在肝肾等经脉和血脉之中，病性突出为"毒"字，由霉疮毒气经性接触或非性接触传染而来。治疗早期梅毒以解毒除湿为主，土茯苓是解毒驱梅的要药，宜重用，常用量为30～60g。晚期梅毒出现气血亏虚及肝肾不足等症候，治疗宜标本兼治，对梅毒引起的神经损害特别是梅毒性脊髓痨患者，应用河间地黄饮子治疗可取得良好的疗效。

【文献选录】

《韩氏医通》："近时霉疮以霞天膏入防风通圣散治愈，……"

《本草纲目·土茯苓》："昔人不知用此，近时弘治、正德间，因杨梅疮盛行，率用轻粉药取效，毒留筋骨，溃烂终身，至人用此，遂为要药。"

《霉疮秘录》："霉疮一证……古未言及，究其根源，始于午会之末，起于岭南之地，致使蔓延通国，流祸甚广。""是证也，不独交媾相传，禀薄之人……偶中毒气，不拘老幼或即病或不即病。"

第二节　花柳毒淋

花柳毒淋是由淋病双球菌引起的泌尿生殖系统化脓性感染性疾病，是主要的性传播疾病之一。本病的特点是尿频、尿急、尿痛、尿道溢脓，甚至排尿困难。除尿道炎外，还可并发前列腺炎、精囊炎、盆腔炎等，严重者可出现腹膜炎及淋菌性败血症，危及生命。

本病属于中医的"淋证"、"淋浊"、"毒淋"等范畴。近代中医多将淋病称为"毒淋"或"花柳毒淋"，如《医学衷中参西录》就记载有治毒淋的"毒淋汤"。

本病即西医的淋病（gonorrhea）。

【病因病机】

中医认为其病因病机乃因不洁性交或秽浊毒邪乘虚侵袭阴器，酿湿化热，热蚀尿道，血败成脓而成本病。

1. 湿热秽浊之气由下焦前阴窍口入侵，阻滞于膀胱、尿道、精室等，局部气血运行不畅，气化失司，湿热熏蒸，精败肉腐。

2. 湿热秽浊之气久恋，伤津耗气，阻滞气血，久病及肾，导致肾虚阴亏，瘀热内阻；病程日久，形成本虚标实或虚实夹杂之证。

西医学认为淋病的病原体是淋球菌。淋球菌十分娇嫩，不耐寒热，一般消毒剂即可将其杀死。淋病主要通过性接触传染，也可以通过污染的衣裤、被褥、寝具、毛巾、浴盆、马桶圈和手等间接传染。新生儿淋菌性结膜炎多在通过母体产道时受传染。

【临床表现】

有不洁性交或间接接触传染史。潜伏期1~10天，平均3~5天。

（一）男性淋病

1. 急性尿道炎 初发为前尿道炎，可发展成后尿道炎。可伴有发热、不适等全身症状。

（1）前尿道炎：尿道口红肿、痒痛，继之尿道口溢出黄白色脓液，排尿困难，尿痛，疼痛性勃起，可并发龟头炎，腹股沟淋巴结肿大。

（2）后尿道炎：多由前尿道炎未经规范治疗发展而来，主要表现为尿频、尿急、尿痛、终末血尿、会阴部钝痛、压迫感。

2. 慢性尿道炎 多因治疗不规范、不彻底引起。表现为尿道炎症状反复出现，或持续2个月以上，患者临床症状较轻，可合并有前列腺炎、精囊炎、附睾炎等。

（二）女性淋病

女性患者症状轻微，约60%患者无症状。

1. 淋菌性宫颈炎 阴道脓性分泌物增多，宫颈口红肿糜烂，自宫颈流出脓性分泌物。

2. 淋菌性尿道炎 症状较轻，可有尿急、尿频、尿痛等症状，尿道口红肿及脓性分泌物。

3. 淋菌性前庭大腺炎 单侧前庭大腺炎红肿、疼痛。

4. 并发症 上行感染则可引起淋菌性盆腔炎，继发性输卵管卵巢脓肿、腹膜炎，出现下腹痛、脓性白带增多、附件增厚，还可出现全身症状，继发异位妊娠、不孕。

（三）儿童淋病

1. 幼女外阴阴道炎 多由间接感染所致，表现为急性外阴阴道炎及淋菌性阴道炎。

2. 新生儿淋菌性眼结膜炎 主要由产道感染引起，多在出生后2~3天发病，多为双侧；表现为结膜充血水肿，大量脓性分泌物，严重时可出现角膜溃疡甚至引起角膜穿孔，导致失明。通过血行，全身播散，有较严重的全身症状。

（四）播散性淋球菌感染

较少见。淋菌入侵血液后出现全身症状。

1. 淋菌性关节炎 是淋菌性菌血症的合并症之一。在菌血症阶段可以是多发性关节炎，在菌血症后多为限局性大关节炎，可导致骨质破坏，引起纤维化、骨关节强直。关节腔液检查有淋菌存在。

2. 淋菌性败血症 多为女性，常在月经期和妊娠期发生。可有间隙性发热、寒战和关节疼痛。在四肢远端及关节附近常出现皮疹，有红斑、水疱、脓疱等损害，周围有红晕。可伴有脑膜炎、心内膜炎和心包炎等严重疾患。

（五）其他部位淋病

主要有淋菌性咽炎和直肠淋病。

【实验室检查】

1. 分泌物的涂片作革兰染色镜检，在多形核白细胞内找到革兰染色阴性双球菌，可初步诊断。

2. 分泌物培养可确诊。淋球菌培养对症状很轻或无症状的女性和男性都是敏感的，是目前世界卫生组织推荐的过筛淋病病人的主要方法。

【诊断与鉴别诊断】

1. 诊断要点：根据病史、体检和实验室检查诊断。

2. 鉴别诊断

（1）非淋菌性尿道炎：有冶游史。但其潜伏期长，多为 7～21 天；尿道分泌物少而稀薄，尿痛及排尿困难轻或无，无全身症状，实验室检查衣原体或支原体为阳性。

（2）念珠菌性阴道炎：外阴、阴道剧烈瘙痒，白带增多，呈白色凝乳样或豆腐渣样，略有臭味，小阴唇肿胀肥厚，阴道黏膜充血水肿、糜烂，表面有白色伪膜。取白膜镜检可见成群卵形孢子及假菌丝。

【治疗】

一、辨证论治

1. 湿热毒蕴证

证候：相当于急性毒淋，尿道口红肿，尿急，尿频，尿痛，淋沥不止，尿液混浊如脂，尿道口溢脓，附近淋巴结肿痛；女性宫颈充血、触痛，并有脓性分泌物，可有前庭大腺红肿热痛等；可伴发热等全身症状；舌红，苔黄腻，脉滑数。

治法：清热利湿，解毒化浊。

方药：龙胆泻肝汤加减。脓液较多，疼痛明显者，加黄连、黄柏；尿频，尿急明显者，加八正散利尿通淋。

2. 毒邪流窜证

证候：见于合并症的患者，男性合并前列腺炎，肿痛，拒按，小便溢浊或点滴淋沥，腰酸有下坠感；女性合并附件炎，有下腹部隐痛，压痛，外阴瘙痒，白带多；或伴有低热等全身不适；舌质红，苔薄黄，脉滑数。

治法：清热解毒，利湿消肿。

方药：五味消毒饮合黄连解毒汤加减。

3. 正虚毒恋证

证候：见于慢性毒淋患者，病程超过 3 个月，小便不畅，短涩，淋沥不尽，酒后或疲劳易发；伴腰酸腿软，五心烦热，食少纳差，女性带下多；舌质淡或有齿痕，苔白腻，脉沉细弱。

治法：益气除湿，解毒通淋。

方药：补中益气汤合知柏地黄汤加减。

4. 热毒入络证

证候：见于毒淋败血症患者，小便灼热刺痛，尿液赤涩，下腹痛，头痛高热，或寒热往来；伴面目浮肿，四肢关节酸痛，心悸烦闷；舌质红绛，苔黄燥，脉滑数。

治法：清热解毒，凉血化浊。

方药：清营汤加减。

二、外治疗法

中药外洗：大黄、千里光、野菊花、苦参、黄柏、土茯苓等煎水外用。男性冲洗阴茎龟头及尿道口；女性可以取药液用注射器或阴道冲洗器灌注阴道；每日 2 次。

三、其他治疗

1. 西医疗法

（1）淋菌性尿道炎、宫颈炎：头孢曲松 250mg，1 次肌注；或大观霉素 2g（宫颈炎4g），1 次肌注；或环丙沙星 500mg，1 次口服；或氧氟沙星 400mg，1 次口服；或头孢噻肟1g，1 次肌注。

（2）有合并症的淋病：包括淋菌性附睾炎和输卵管炎。头孢曲松 250mg，肌注每日 1 次，共 10 天；或大观霉素 2g（宫颈炎 4g），肌注每日 1 次，共 10 天。

（3）新生儿淋菌性眼炎：头孢曲松 25～50mg/kg（单次剂量不超过 125mg），静脉点滴或肌肉注射，每日 1 次，连续 7 天；或头孢噻肟 25mg/kg，静脉点滴或肌肉注射，每日 1 次，连续 7 天；或大观霉素 40mg/kg，肌注，每日 1 次，连续 7 天。

同时用生理盐水冲洗眼部，每小时 1 次，之后用 0.5％红霉素眼药水或 1％硝酸银滴眼液滴眼。

（4）淋菌性咽炎和直肠炎：头孢曲松 250mg，1 次肌注；或氧氟沙星 400mg，1 次口服。

（5）妊娠期淋病：头孢曲松 250mg，1 次肌注；或大观霉素 4g，1 次肌注。孕妇禁用氟喹诺酮类和四环素类药物。

（6）儿童淋病：头孢曲松 125mg，1 次肌注；或大观霉素 40mg/kg，1 次肌注。体重大于 45kg 者按成人方案治疗。

（7）播散性淋病：头孢曲松 1g 静脉注射，每日 2 次，共 5 天，再改为 250mg，肌肉注射，每日 1 次，共 7 天。淋菌性脑膜炎疗程约 2 周，心内膜炎疗程要 4 周以上。

2. 物理疗法 超短波、微波或射频疗法。用于治疗淋菌性慢性前列腺炎。

3. 针灸疗法 慢性有合并症淋病可选择针灸治疗。中医辨证属气虚不足，肾气虚弱等证候，取穴心俞、白环俞，平补平泻法；取脾俞、曲泉，直接灸或隔姜灸。

【预防与调护】

1. 树立正确的性观念，杜绝不正常的性行为及嫖娼卖淫行为。
2. 外出时便前便后洗手，注意洗浴卫生，尽量避免池浴，提倡淋浴。
3. 夫妇不可隐瞒病史、病情，如共患要双方同时治疗。
4. 忌烟酒及辛辣刺激之品。
5. 及时、足量、规则用药，治疗后一定要做细菌学检查。

【临症参考】

中医认为花柳毒淋（淋病）的核心病机是外染湿热毒邪，阻滞溺道，气化不利；日久可出现毒邪旁流，或合并气虚、肾虚之候。根据急则治其标，缓则治其本的原则，清利湿热解毒是急性淋病的主要治法。脓液溢出的多少是判断毒邪盛衰的标志，脓多重用清热解毒之品；尿频尿急尿痛是气化不利的证候，利湿通淋是主要的治疗方法。若病程迁延，慢性经过则要标本兼治，根据辨证在祛邪的同时用补气、益肾、化瘀等法。

【文献选录】

《黄帝内经素问·六元正纪大论》："小便黄赤，甚则淋。"

明《赤水玄珠·白浊门》："若小便将行而痛者，气之滞也；行后而痛者，气之陷也；若小便频数而痛，此名淋浊。治以二陈汤加木通、山栀、升麻、柴胡之类。"

《医学衷中参西录·医方》："毒淋汤，治花柳毒淋，疼痛异常，或兼白浊，或兼溺血。金银花 6 钱 海金沙 3 钱 石韦 2 钱 牛蒡子 2 钱 甘草梢 2 钱 生杭芍 3 钱 三七 2 钱 鸭蛋子 30 粒去皮。"

第三节　非淋菌性尿道炎

非淋菌性尿道炎（nongonococcal urethritis），又称非淋菌性泌尿生殖道炎，是指由淋球菌以外的其它病原体所致的泌尿生殖道炎症。主要通过性接触传染。本病的特点是尿道不适、尿道口轻度红肿、有稀薄分泌物或黏性分泌物封口现象。

本病属于中医的"淋证"、"溺浊"、"白浊"、"阴痒"、"带下"等范畴。

【病因病机】

本病多因纵欲好色，房事不洁，感受污秽之邪而发病。

1. 污秽之邪夹湿化热，湿热下注，导致膀胱功能失调，三焦水道通调不利。
2. 久病不愈，患者情志不畅，肝郁气滞；或久病及肾，损阴耗气，致脾肾亏虚。

西医学认为本病的病原体主要是沙眼衣原体和支原体，另有约 10％～20％ 由阴道毛滴虫、单纯疱疹病毒、类杆菌等微生物引起。但本病不包括由结核杆菌、金黄色葡萄球菌、肺炎球菌、变形杆菌、绿脓杆菌等引起的尿道炎，这些细菌偶尔也可以引起尿道炎，但一般不经过性接触传播。本病成人主要通过性接触传播，新生儿则由母亲生殖道分娩时感染。

【临床表现】

患者多有不洁性接触史，潜伏期约1～3周。男性主要表现为尿道炎，女性则为泌尿生殖道炎。

（一）男性非淋菌性尿道炎

1. 症状与淋球菌尿道炎相似，但程度较轻。尿道刺痒、灼烧感或坠胀感，少数出现尿频或尿痛，尿道口轻度红肿，分泌物稀薄，呈浆液性或脓性，量少，长时间不排尿或晨起时见痂膜封口（糊口）；或见污秽裤裆。部分病人无症状。约有10%～20%的患者同时有淋球菌双重感染。

2. 合并症：常见合并附睾炎、前列腺炎、直肠炎、Reiter综合征（尿道－眼－滑膜综合征）等。

Reiter综合征已经证实与沙眼衣原体感染有关，是特异性体质对衣原体等微生物发生的特异性反应。出现关节炎、结膜炎和尿道炎三联征。

（二）女性非淋菌性阴（尿）道炎

1. 主要感染宫颈上皮，表现为阴道充血，白带增多，子宫颈水肿或糜烂等症状，此外还可出现外阴瘙痒，小腹不适等症状。如出现尿道内感染，则可有尿道炎症状。

少数患者可有咽部感染，与口－生殖器接触有关。

约60%女性患者为无症状感染。

2. 并发症：主要并发症为盆腔炎，表现为急慢性输卵管炎；亦可并发前庭大腺炎、子宫内膜炎，甚至引起宫外孕、流产、宫内死胎、不孕等。

（三）新生儿感染

新生儿经产道感染衣原体发生结膜炎，损害视力；还可出现肺炎。

【实验室检查】

1. 对病原体的检查　免疫荧光抗体法主要检查支原体、衣原体抗体；酶标法主要检查支原体、衣原体抗原；培养法是明确病原体是否存在的一个重要指标，可直接检出支原体和衣原体，但可能出现假阳（阴）性。

2. 药敏试验　用于选择敏感抗生素。

【诊断与鉴别诊断】

1. 诊断　根据有不洁性交史，临床表现，实验室检查诊断。

2. 鉴别诊断　主要与淋菌性尿道炎鉴别。

淋菌性尿道炎的潜伏期短，尿道或宫颈分泌物多，脓液呈黄色或黄绿色，尿道刺激症状明显，尿频、尿急、尿痛等。

【治疗】

一、辨证论治

1. 湿热下注证

证候：尿道外口或宫颈口微红肿，分泌物色黄稀薄而少，小便短赤，灼热刺痛；伴口苦；舌质红，苔黄腻，脉数。

治法：清利湿热，分清泌浊。

方药：萆薢分清饮加减。分泌物明显者，加土茯苓、败酱草、白花蛇舌草；尿道刺痛明显者，加泽兰、马鞭草。

2. 肝气郁滞证

证候：小便涩痛，排尿不畅，小腹或胸胁胀满，隐痛不适；伴情志抑郁，或多烦善怒，口苦；舌质红，苔薄，脉弦。

治法：舒肝解郁，理气通淋。

方药：丹栀逍遥散加减。急躁易怒者，加郁金、夏枯草；心烦不得眠者，加酸枣仁、合欢皮；排尿不畅明显者，加水蛭、琥珀粉等。

3. 脾肾亏虚证

证候：久病缠绵，小便淋漓不尽，分泌物清稀，遇劳则发；伴神疲纳呆，面色无华，形寒肢冷；舌质淡，边有齿痕，苔白，脉沉细无力。

治法：健脾温肾，利湿化浊。

方药：金匮肾气丸加减。小腹冷胀不适者，加小茴香、乌药；腰膝酸软，加杜仲、狗脊。

二、外治

1. 尿道口溢脓，可用野菊花，黄柏，马齿苋等水煎，待温外洗，每日 3 次。

2. 合并有男性龟头包皮炎，女性阴道分泌物多及外阴瘙痒者，可用皮肤康洗液稀释 10～20 倍冲洗外生殖器及阴道。

三、其他治疗

1. 针刺治疗

慢性非淋菌性尿道炎，或合并男性前列腺炎，女性盆腔炎患者，经过多种抗生素治疗，机体抵抗力明显下降，可选用肾俞、关元、三阴交、阴陵泉、太溪等穴，针刺，用平补平泻手法。

2. 西医治疗

（1）四环素类：多西环素 100mg，口服，每日 2 次，连续 1～2 周；米诺环素 100mg，口服，每日 2 次，连续 10 天。

（2）大环内酯类：阿奇霉素 1g，顿服；红霉素 500mg，口服，每日 4 次，连续 1～2 周；罗红霉素 150mg，口服，每日 2 次，连续 10 天；克拉霉素 500mg，口服，每日 2 次，连续 10 天。

（3）喹诺酮类：氧氟沙星 200mg，每日 2 次，连续服用 1～2 周。

【预防与调护】

1. 加强精神文明建设，净化社会风气，禁止嫖娼卖淫。
2. 外出时便前便后洗手，注意寝具卫生。
3. 夫妇双方同时治疗。
4. 忌烟酒及辛辣刺激之品。
5. 及时、足量、规则用药，以防病情迁延，发生并发症，增加治疗难度。

【临症参考】

非淋菌性尿道炎的中医治疗可以参考花柳毒淋的中医治疗，但应该注意的是由于非淋菌性尿道炎的症状较轻，尿道口分泌物清稀，或仅有尿道口微红、糊口现象等，说明污秽之邪的毒力较花柳毒淋轻；且病程往往慢性经过，病情虚实夹杂。故治疗应标本兼治，治标以解毒利湿为主，治本以健脾益肾为主。

【文献选录】

《丹溪心法·淋》中云："淋者，小便淋漓，欲去不去，不去又来，皆属于热也。"
《诸病源候论·虚劳小便白浊候》："胞冷肾损，故小便白而浊也。"
《医学入门·白浊》："萆薢分清饮……治真元不足，下焦虚寒，小便白浊，频数无度。"

第四节 臊疣

臊疣是人类乳头瘤病毒（HPV）感染引起的皮肤黏膜良性赘生物。本病的特点是好发于外阴及肛周皮肤黏膜交界处。主要经性接触传染，也可自身接种及经非性接触途径感染。是一种高发的性传播疾病。

本病即西医的尖锐湿疣（condyloma acuminata）。又名生殖器疣或性病疣。

【病因病机】

性滥交或房事不洁，感受秽浊之毒，毒邪蕴聚，酿生湿热，湿热下注皮肤黏膜而发生赘疣。湿毒缠绵难去，易于耗伤正气，致脾虚毒蕴而反复发作。

西医学认为本病系由人乳头瘤病毒（HPV）感染所致。HPV 为 DNA 病毒，目前已经发现有 90 个亚型，不同的亚型感染出现不同的皮肤表现。尖锐湿疣主要的感染型为 6，11，

16，18，26，30，31 型等。主要由性接触传播，性伴之间传染率可达到 60%，单次性接触的传染率达到 25%～26%。此外，病毒可以通过污染物传播及母婴传播。

【临床表现】

1. 有不洁性交或间接接触史。潜伏期一至数月，平均 3 个月。

2. 常见的发病部位是男性的冠状沟、尿道口、阴茎根部、肛周；女性的阴道口、大小阴唇、宫颈等；偶见口腔、女性乳房等处。

3. 皮损初起单发，常多发，为粉红色、肉色、灰褐色丘疹，增大融合呈乳头状、鸡冠状、菜花状高起的赘生物，少数呈乳头瘤样增殖的巨大型。疣体表面易糜烂、出血及继发感染。（图 22－2A、B）

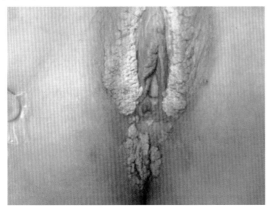 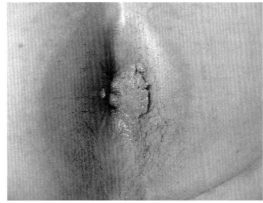

图 22－2A　尖锐湿疣　　　　　　　　　　图 22－2B　尖锐湿疣

4. 无自觉症状，亦可有刺痒、异物感、压迫感或疼痛。

5. 女性可伴有白带增多。

【实验室检查】

1. 用 5% 醋酸液涂抹皮损处，3～5 分钟后变白。对于肉眼看不到疣体的感染部位，即亚临床感染，醋酸白试验阳性是最简便的诊断方法。

2. 组织病理检查：颗粒层和棘细胞层上部出现空泡化细胞为特征性改变。

【诊断与鉴别诊断】

1. 诊断要点　依据有不洁性接触史、生殖器部位疣状赘生物，醋酸试验阳性即可诊断。有疑惑者需做皮损活检，组织病理诊断。

2. 鉴别诊断

（1）二期梅毒扁平湿疣：是丘疹性梅毒的特殊类型，女性多见，好发于肛周、外阴等皱褶多汗部位。初为表面湿润的扁平丘疹，扩大或融合成扁平斑块，基地宽广，无蒂，表面可有糜烂、渗液。检查暗视野显微镜可见大量梅毒螺旋体，梅毒血清试验阳性。

（2）假性湿疣：又称前庭乳头瘤病。发生于女性，原因不明，可能是一种生理变异。典型损害为 1～2mm 大小淡红色或黏膜色丘疹，表面光滑，密集但不融合，对称分布于小阴唇内侧、前庭和阴道口后方，呈绒毛状或鱼卵状外观；无自觉症状或轻度瘙痒、灼热。

（3）阴茎珍珠状丘疹：可能是一种生理变异。发生在男性，皮损为肉色、白色、或红色半透明小丘疹，沿冠状沟不规则排列 1～3 行。因丘疹形似珍珠而得名。无自觉症状，也不需治疗。

【治疗】

一、辨证论治

1. 湿毒下注证

证候：外生殖器或肛门等处出现疣状赘生物，颜色灰褐或淡红，质地柔软，表面秽浊潮湿，触之易出血，恶臭，伴小便色黄或不畅；舌苔黄腻，脉滑或弦数。

治法：利湿化浊，清热解毒。

方药：萆薢化毒汤加减。皮损鲜红广泛者，加马齿苋、败酱草、白花蛇舌草；瘙痒重者加地肤子、白鲜皮等。

2. 脾虚毒蕴证

证候：外生殖器或肛门等处反复出现疣状赘生物，屡治不愈；伴体弱肢倦，食少纳差，声低懒言，大便溏，小便清长；舌质淡胖，苔白，脉细弱。

治法：益气健脾，化湿解毒。

方药：参苓白术散合黄连解毒汤加减。皮损干燥粗糙者，加红花、桃仁、浙贝；气短懒言，神疲乏力者，加生黄芪、当归。

二、外治疗法

1. 龙胆草、虎杖、大黄、香附各 30g，枯矾、皂矾、莪术各 20g，侧柏叶、薏苡仁各 50g。煎水，先熏后洗，每天 1～2 次。

2. 疣体较小者，可用五妙水仙膏、或鸦胆子捣烂点涂疣体。使用时应注意保护周围正常皮肤。

三、其他疗法

1. 外用足叶草脂、鬼臼毒素、三氯醋酸溶液、酞丁胺等点涂皮损。

2. 可选用 CO_2 激光、高频电刀等去除疣体。

【预防与调护】

1. 保持清洁卫生，特别是外生殖器部位的洁净干燥。

2. 禁止嫖娼卖淫，力戒多性伴生活。

3. 外出注意寝具卫生。

4. 夫妇双方应同时治疗。

【临证参考】

中医治疗尖锐湿疣的优势在于内外综合治疗，提高患者机体免疫功能，减少复发。对于复发性尖锐湿疣，其核心病机是脾气虚弱，湿毒留恋，气血瘀阻；益气除湿，活血解毒是常用的治疗大法。外治法的选择，对于疣体少而小者，选用点药法腐蚀疣体；多发、巨大的尖锐湿疣应选用中药熏洗疗法。

【文献选录】

尖锐湿疣属于中医所谓"疣目"、"千日疮"范畴。生于前后阴皮肤粘膜交界处的疣由于湿润、柔软，形如菜花，污秽而色灰，故民间有"菜花疮"之称。现代中医则予以定名，赵炳南老中医名之曰"瘙瘊"，俗称"臊瘊"。

第五节　生殖器疱疹

生殖器疱疹（genital herpes，GH）是单纯疱疹病毒感染所致的常见性传播疾病。本病的特点是外生殖器皮肤黏膜处出现群集水疱、糜烂、疼痛。由于疱疹反复发作，目前不能彻底治愈，以及可以诱发宫颈癌，引起早产、流产或畸形胎儿等，成为性病中的较严重疾患。

生殖器疱疹属中医"阴疮"、"疳疮"的范畴。

【病因病机】

本病总由正气不足，触染湿热毒邪而发病。

由于不洁性交，感染湿热毒邪，毒邪多从性器官侵入，邪正交争，搏结肌肤而发；或嗜食肥甘厚味，湿热内蕴，与外邪相合，积于下焦，注于阴部而发。房事过度，耗伤肾阴，或由于湿热久蕴，耗气伤阴，造成阴虚邪恋，病情反复缠绵。

西医学认为本病的病原体为单纯疱疹病毒（HSV），是一种较大的，被有包膜的、形态学复杂的 DNA 病毒。单纯疱疹病毒分为 Ⅰ 型和 Ⅱ 型，90% 生殖器疱疹由 HSV－Ⅱ 引起，此型易出现临床复发，难以治愈；10% 的生殖器疱疹由 HSV－Ⅰ 引起，此型不易复发，易于治疗。研究发现 HSV－Ⅱ 感染与宫颈癌的发生有密切关系。

【临床表现】

（一）原发性生殖器疱疹

1. 常有不洁性交史。潜伏期 2～14 天，平均为 3～5 天。既往无 HSV 感染史，血清中无 HSV 抗体。

2. 生殖器部位可见小红丘疹、小水疱、糜烂、溃疡。

3. 自觉疼痛或瘙痒。

4. 常伴有全身症状，如发热、头痛、乏力、腰酸及腹股沟淋巴结炎。

5. 一般 2～3 周损害结痂、愈合。

（二）复发性生殖器疱疹

1. 常见的复发因素有感染、皮肤创伤、月经、日晒、寒冷、饮酒、疲劳等。

2. 大多数有前驱症状。发作前有臀部、大腿和髋部的放射性疼痛，或局部皮肤烧灼感、轻微的麻木和刺痒；少数出现明显的骶部神经痛。少数患者只感到前驱症状而没有皮损的发生。

3. 一般于原发部位发生，皮损与原发性相似，症状较轻，愈合快。

4. 因屡屡复发，患者心理负担过重，可出现全身不适症状。

（三）其它感染

1. **亚临床感染**　缺乏典型的临床表现，是生殖器疱疹的主要传染源。

2. **妊娠期感染**　可造成流产、早产、死胎，产道分娩可引起新生儿感染。

【实验室检查】

1. Tzanck 标本或 Papanicolaou 涂片寻找多核巨细胞和包涵体。

2. HSV－Ⅱ抗体检测阳性。原发感染及急性期 HSV 抗体可以是阴性。

【诊断与鉴别诊断】

1. **诊断要点**　依据不洁性交史，生殖器部位出现簇集水疱，灼热、疼痛等症状进行诊断，必要时结合实验室检查。

2. **鉴别诊断**　主要是与硬下疳和软下疳相鉴别。（表 22－1）

表 22－1　生殖器疱疹与梅毒硬下疳、软下疳的鉴别要点

	生殖器疱疹	硬下疳	软下疳
皮损	小红丘疹，成群水疱，可发展为糜烂、溃疡	单个质硬的溃疡	质软的溃疡
疼痛	＋＋	－	＋＋
反复发作	常有	无	无
实验室检查	HSV－Ⅱ（＋）	USR（＋）RPR（＋）TPHA（＋）	链状杆菌（＋）

【治疗】

一、辨证论治

1. 肝经湿热证

证候：阴部簇集红色斑丘疹或丘疱疹，或水疱成簇，或有糜烂、溃疡，自觉痒痛；小便

黄赤，大便干结；舌红苔黄腻，脉弦数。

治法：清肝泻火，利湿解毒。

方药：龙胆泻肝汤加减。皮疹色鲜红者，加赤芍、丹皮；瘙痒明显者，加苦参、白鲜皮；糜烂明显者，加茵陈。

2. 热毒蕴结证

证候：阴部疱疹、糜烂大而色红，局部肿胀，疼痛明显，腹股沟淋巴结肿大，或有低热，排尿困难；舌红绛，脉滑数。

治法：清热解毒，利湿消肿。

方药：五神汤合黄连解毒汤加减。水疱较大，或有血疱者，加板蓝根、马齿苋。

3. 阴虚邪恋证

证候：疱疹反复发作，局部潮红，糜烂，自觉灼热刺痒或灼痛；伴有腰膝酸软，神疲乏力，心烦口干，五心烦热，失眠多梦；舌质红，苔少或薄腻，脉细数。

治法：滋阴降火，解毒除湿。

方药：知柏地黄汤合萆薢渗湿汤加减。神疲乏力明显者，加生黄芪、太子参；失眠多梦者，加酸枣仁、合欢皮。

二、外治疗法

1. 皮疹未破者，可用青黛散加麻油调涂患处，每日 2 次。

2. 皮疹糜烂、溃疡者，用马齿苋、地榆、苦参、野菊花各 30g；水煎去渣，冷后作湿敷或外洗，每日 2～3 次。

三、西医疗法

1. 阿昔洛韦 400mg，口服，每日 3 次，疗程 7～10 天；或阿昔洛韦 200mg，口服，每日 5 次，7～10 天；或泛昔洛韦 250mg，口服，每日 3 次，7～10 天；如用 10 日后皮损仍未痊愈，疗程可延长。

2. 复发感染每日抑制疗法。阿昔洛韦 400mg，口服，每日 2 次；或泛昔洛韦 250mg，口服，每日 2 次。一般需连续口服 6～12 个月。

3. 外用 3%～5%阿昔洛韦霜；1%喷昔洛韦乳膏涂患处，每日 3 次。

【预防与调护】

1. 避免不洁性交是预防本病的关键，安全套不能完全预防本病的发生。

2. 保持患处清洁干燥及疱壁完整，尽量避免继发感染。

3. 复发性生殖器疱疹患者要避免复发诱因，如避免过度疲劳，忌酒，少食辛辣发物。

【临证参考】

HSV 感染是一种全身性疾患，几乎所有的内脏和皮肤粘膜均可分离出 HSV，HSV－Ⅰ主要引起口唇疱疹、咽炎、角膜结膜炎等，HSV－Ⅱ引起生殖器疱疹，但也有少数相反的情况。生殖器疱疹和热疮虽然都是由单纯疱疹病毒引起的疾患，但二者有明显的区别。口角处出现的疱疹多发生于热病或疲劳之后，对人的危害较轻；而生殖器疱疹为性病中危害较大者。

中医治疗的优势在于复发性生殖器疱疹。对于复发性生殖器疱疹目前没有特效的手段可以完全控制和彻底治愈。中医药治疗可以减少复发，或一定程度控制病情的发展。中医认为热毒伤阴，正虚邪恋是复发性疱疹核心病机。由于患者常有腰膝酸软，五心烦热等肝肾阴虚之候，特别是在疱疹的间歇期滋补肝肾成为主要的治疗大法。

【文献选录】

《医宗金鉴·外科心法要诀》："疳疮，……痛而多痒，溃而不深，形如剥皮烂杏者，名瘙疳；……治当疏利肝肾邪火，以八正散、清肝导赤汤主之。"

第六节　艾　滋　病

艾滋病（AIDS）全称为获得性免疫缺陷综合征（acquired immunodeficiency syndrome），是由人类免疫缺陷病毒（human immunodeficiency virus，HIV）感染所致的传染病。20世纪80年代初才被人们认识。本病的主要特点是淋巴结肿大，慢性腹泻，发热，各种条件致病性感染，继发恶性肿瘤。本病传播迅速，病死率高，目前尚缺乏有效的治疗方法，因此成为全球性的热点问题。

本病与中医"瘟疫"、"虚劳"有相似之处，但亦有区别。艾滋病虽然是一种传染病，其传染媒介只有血液和精液，重要的传播途径是交媾不洁、输血、针头不洁、母乳传播，这和一般"瘟疫"通过呼吸道、消化道传播不同。艾滋病患者常伴有元气亏损，精气不足的表现，如纳少、乏力、盗汗、腹泻、消瘦等，这些症状与"虚劳"病证相似，但艾滋病又与单纯脏腑亏损而致的虚劳有区别。首先中医所谓虚劳属内伤劳损，而与艾滋病的"疫毒"入侵不同；其次在治疗方面艾滋病也不能完全沿用"损者益之"、"劳者温之"的补益虚劳方法，而应扶正祛邪，标本兼顾。

【病因病机】

按照中医理论，长期性生活紊乱者，必然使正气受损，肝肾不足，气血亏虚；复感瘟邪淫毒，"邪之所凑，其气必虚，"正虚无力抗邪，内外合因，严重损害全身脏腑功能，造成恶性循环，阴阳离决。

1. 肺肾两虚　肺为娇脏，易受外邪，风热毒邪耗灼肺金，则肺阴亏虚，日久损及于肾；加之房劳过度，淫欲无度，耗伤肾阴，则肺肾之阴愈亏。

2. 脾胃虚弱　脾胃为后天之本，气血生化之源，瘟邪淫毒损伤正气，致气血无以生化，脾胃失运，胃失受纳和腐熟水谷，则常发生腹泻纳呆诸症。

3. 脾肾两亏　脾为后天之本，肾为先天之本。瘟邪淫毒伤人日久，常可造成脾肾之气受损，气血阴阳俱虚，则病势愈重，危及生命。

4. 气虚血瘀 瘟邪淫毒损伤肺、脾、肾诸脏，首先损伤各脏之气，出现气虚血瘀的病理表现。瘀血阻滞，又反过来影响气血生化，出现气虚与血瘀的恶性循环。各脏腑之气亏损，滋生痰、湿、寒、热等邪，与瘀血相搏，则渐生肿瘤。

5. 窍闭痰蒙 疾病后期，各脏腑功能失调，气血阴阳亏损，各种病理产物（如痰浊、瘀血、邪热）聚积，正不胜邪，邪盛正衰，痰热邪毒内陷心包，蒙闭清窍，则出现本虚标实之危重情况。

西医学认为艾滋病的病原体 HIV 是反转录病毒。HIV 对热敏感，56℃经 30 分钟灭活；许多化学物质都可以使 HIV 迅速灭活，如乙醚、丙酮、及所有的对乙型肝炎病毒有效的消毒剂对 HIV 也都有良好的灭活作用。但对紫外线不敏感。

HIV 进入人体后主要在辅助性 T 淋巴细胞内进行繁殖，此外还能感染 B 淋巴细胞、巨噬细胞、朗格汉斯细胞等。HIV 在繁殖过程中，不断杀伤宿主细胞，特别是 CD4＋T 细胞数量显著减少，造成机体细胞免疫功能缺陷而发病。

传播途径：①性接触传播：包括同性及异性之间的性接触。②血液传播：包括输入污染了 HIV 的血液或血液制品；静脉药瘾者共用受 HIV 污染的、未消毒的针头及注射器；共用其他医疗器械或生活用具（如与感染者共用牙刷、剃刀）；也可能经破损处传染，但罕见。③母婴传播：也称围产期传播，即感染了 HIV 的母亲在产前、分娩过程中及产后不久传染给胎儿或婴儿。

艾滋病的高危人群包括：同性恋者、性乱者、静脉药瘾者、接受输血以及血液制品者、血友病患者、父母是艾滋病病人的儿童均是高危人群。最近认为性病患者，特别是是有生殖器溃疡者（如梅毒、软下疳、生殖器疱疹）也应列为 HIV 感染的高危人群。

【临床表现】

潜伏期长短不一，从艾滋病病毒感染到发展为艾滋病的时间，从数月～17 年，平均 10 年。其间经过一个渐进性过程，即急性 HIV 感染期、无症状 HIV 感染期、艾滋病前期、艾滋病期。

1. 急性 HIV 感染期 在感染 HIV 后 6 天至 6 周内，53％～93％的患者出现急性症状。如流感样综合征表现，常出现发热、淋巴结肿大、咽痛、皮疹、肌痛；或出现关节痛、腹泻、头痛、恶心和呕吐，也可出现肝脾肿大、神经症状。不经治疗可以自行消退。

出现症状后 2～4 周，HIV 抗体可以出现阳性。从感染到出现 HIV 抗体（＋）的时间称为"窗口期"。

2. 无症状 HIV 感染期 随着急性感染症状的消退，人体进入了一个相对稳定的时期，即 HIV 阳性的无症状期，也就是艾滋病的潜伏期。这一时期少数患者可以出现持续性全身淋巴结病，出现两个或多个腹股沟以外部位的淋巴结肿大，其直径大于 1cm，至少持续 3 个月。此阶段感染者体内的 CD4＋细胞进行性减少。

3. 艾滋病前期 即出现艾滋病相关综合征，表现为发热、腹泻、盗汗、乏力等，间断或持续 3 个月以上；两个以上的非腹股沟部位的淋巴结肿大，持续时间 5～6 个月；体重下降 10％以上；伴有非致命性真菌、病毒及细菌等条件性感染。

4. 艾滋病期　当不常见的条件致病性感染或罕见的恶性肿瘤出现，并且提示与细胞免疫缺损有关时，可诊断为艾滋病。

（1）条件致病性感染：艾滋病始终伴有条件致病性感染，以混合性感染为多，且难以控制，成为 90％患者的死亡原因。有关病原包括：原虫类（卡氏肺囊虫肺炎、鼠弓形体感染，隐孢子虫病、兰氏贾弟鞭毛虫感染等）；病毒类（巨细胞病毒感染、单纯疱疹病毒感染、水痘—带状疱疹病毒感染、J.C 病毒引起的进行性多灶性脑白质病，EB 病毒所致的原发性单核细胞增多症及其他病毒感染）；真菌类（白色念珠菌感染、隐球菌感染、组织胞浆菌病、毛霉菌病、曲霉菌病）；细菌类（非典型分枝杆菌感染、奴卡氏菌感染、结核杆菌、绿脓杆菌、伤寒杆菌）；蠕虫类（类圆线虫感染）。

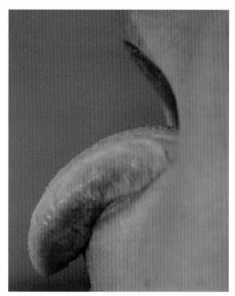

图 22－3A　艾滋病舌缘毛状白斑

（2）卡波希肉瘤（kaposi sarcoma）：25％～40％病人并发这种肿瘤，是艾滋病的标记性肿瘤。表现为皮肤有青红色或紫色的斑块结节。一般经 18～36 个月死亡。除此以外，非霍奇金淋巴瘤也是艾滋病常见的肿瘤。

5. 艾滋病的皮肤表现

艾滋病患者常常有较严重的皮疹发生。

（1）病毒性疱疹：由于患者的免疫功能低下，往往出现较严重的疱疹病毒的感染，如播散性单纯疱疹和带状疱疹。

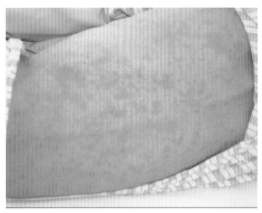

图 22－3B　艾滋病

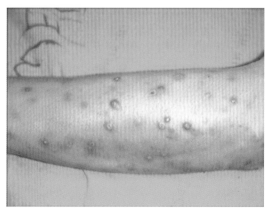

图 22－3C　艾滋病

（2）病毒疣：可以出现较严重的尖锐湿疣、泛发型寻常疣等。

（3）口腔毛状黏膜白斑：口腔有稍微隆起的白膜，表面毛状，可检出 EB 病毒、HSV、HPV 等病毒。（图 22－3A）

（4）口腔白色念珠菌病：舌面及口腔出现白斑，基底红，化验检查白色念珠菌阳性。

（5）泛发型脂溢性皮炎、毛囊炎：检查马拉色菌常为阳性。

（6）非感染性皮肤黏膜损害：皮损多形性，可类似于鱼鳞病、毛发红糠疹、银屑病、特应性皮炎、结节性痒疹等。（图 22－3B、C）

【实验室检查】

1. 病毒及抗体检查　检查病毒包括病毒分离培养、病毒载量检验、病毒核酸及反转录酶检测。检测 HIV 抗体是最常用的方法，初筛试验包括酶联免疫吸附试验（ELISA），免疫荧光法（IF）及放射免疫试验；确诊试验特异性较强，包括蛋白印迹法（WB）及放射免疫沉淀试验。

2. 免疫缺陷检查　循环淋巴细胞显著下降，CD4＋T 细胞减少，CD4＋/CD8＋T 细胞<0.1，T 细胞功能下降，迟发型皮肤试验转阴等。

【诊断及鉴别诊断】

1. 诊断要点　依据病史及实验室检查，尤其是 HIV 抗体阳性，结合细胞免疫缺陷，可以诊断。

2. 鉴别诊断

（1）免疫缺陷：除艾滋病外，还有其它免疫缺陷病，如原发生免疫缺陷病，继发性免疫缺陷病。皮质激素、化疗、放疗或严重的蛋白－热能性营养不良可引起的继发性免疫缺陷病。

（2）血液病：由于艾滋病患者有发热，肝脾肿大、淋巴结肿大，个别患者白细胞降低，淋巴细胞减少，因此需要与血液病鉴别。

（3）传染性单核细胞增多症：艾滋病的急性 HIV 感染期的表现与传染性单核细胞增多症相似。

（4）中枢神经系统疾病：近期发现艾滋病患者表现为中枢神经系统的症状比较多，如感染、痴呆等，应注意与其他原因引起的中枢神经系统疾病相鉴别。

当艾滋病的高危人群出现以上病症时，应立即进行 HIV 抗体或病毒抗原的检测，进行鉴别诊断。

【治疗】

一、内治疗法

(一) 辨证论治

1. 肺肾阴虚证

证候：多见于以呼吸系统症状为主的艾滋病早、中期患者。尤以卡氏肺炎—肺孢子虫肺炎、肺结核较多见。发热，咳嗽，无痰或少量黏痰，或痰中带血，气短胸痛，动则喘促，全身乏力，消瘦，口干咽痛，盗汗，周身可出现淡红色皮疹，伴轻度瘙痒；舌红少苔，脉沉细小数。

治法：滋补肺肾，佐以解毒化痰。

方药：百合固金汤合贝母瓜蒌散加减。干咳少痰者，酌加百部、款冬花；合并面部、头部脂溢性皮炎样损害者，酌加苦参、白鲜皮、侧柏叶。

2. 脾胃虚弱证

证候：多见于以消化系统症状为主者。腹泻久治不愈，大便呈稀水状，少数挟有脓血和黏液，里急后重不明显，可有腹痛；并见发热，消瘦，全身乏力，食欲不振，恶心呕吐，吞咽困难或腹胀肠鸣，口腔内鹅口疮；舌淡有齿痕，苔白腻，脉濡细。

治法：扶正祛邪，培补脾胃。

方药：补中益气汤、真人养脏汤、参苓白术散加减。伴有腹痛者，可加高良姜、香附；胃脘胀满者，可加枳壳、大腹皮。

3. 脾肾亏虚证

证候：多见于晚期患者，预后较差。发热或低热，形体极度消瘦，神情倦怠，心悸气短，头晕目眩，腰膝酸痛，四肢厥逆，食欲不振，恶心，呃逆频作，腹泻剧烈，五更泄泻，毛发枯槁，面色黄白；舌淡或体胖，苔白，脉沉细无力。

治法：温补脾肾，益气回阳。

方药：肾气丸、四神丸、右归丸加减。大便溏泻者，加芡实、白术。

4. 气虚血瘀证

证候：以卡波希氏肉瘤多见，或见于其他恶性肿瘤。四肢、躯干部出现多发性肿瘤，瘤色紫暗，易于出血，淋巴结肿大；伴周身乏力，气短懒言，面色黄白，饮食不香；舌暗淡，脉沉细无力。

治法：补气化瘀，活血清热。

方药：补阳还五汤加西黄丸。疼痛较重者，可加五灵脂；气虚明显者，可加人参、党参。

5. 窍闭痰蒙证

证候：多见于中枢神经病症的晚期垂危者。发热头痛，恶心呕吐，神志不清；或神昏谵语，项强惊厥，四肢抽搐；或伴癫痫或呈痴呆状；舌苔黄腻，脉细数或滑。

治法：急则治其标，以清热化痰开窍为主；缓则治其本，窍开后则大补气血阴阳。

方药：选用安宫牛黄丸、紫雪丹、清开灵、生脉饮。神昏谵语者，用安宫牛黄丸；高热者，加紫雪丹。也可用清开灵注射液静脉滴注。

（二）中成药

养阴清肺糖浆：滋阴润肺，清热利咽。用于卡氏肺囊虫肺炎，属肺肾阴虚证者。

加味逍遥丸：疏肝清热，健脾养血。用于艾滋病慢性腹泻、腹痛，属肝胃失和证者。

参苓白术丸：补气健脾，渗湿和胃化痰。用于艾滋病脾胃虚弱证。

六味地黄丸：滋阴补肾。用于艾滋病有腰酸、腿痛、头晕、耳鸣等症状，属肝肾不足证者。

二、外治疗法

1. 艾滋病合并皮肤脂溢性皮炎，可用三黄洗剂、颠倒散洗剂外涂，每日 2 次。

2. 艾滋病合并带状疱疹，可用青黛散水调涂患处，每日 2 次。

3. 艾滋病有多发性疣者，可用木贼草、露蜂房、马齿苋、香附等水煎，熏洗，每次 30 分钟，每日 1～2 次。

4. 艾滋病有肿瘤者，可用阳和解凝膏、蜂房膏外敷，每日 1 次。

三、西医治疗

目前还没有特效药物，也没有疫苗预防接种。临床上可分别针对艾滋病病毒和条件致病菌，以及提高免疫功能进行治疗。

抗 HIV 的药物齐多夫定（AZT）及叠氮去氧胸苷（ZDU）为胸苷核苷的变型，经临床试用似能延长艾滋病病人的生命，实验研究能抑制反转录酶，阻断 HIV 的复制，但不能杀灭病毒，且价格昂贵。

【预防及调护】

1. 防止被可能污染的器械刺伤或割破皮肤，避免开放性皮肤伤口与污染性材料接触。

2. 使用一次性针头或针管，禁止静脉药瘾。

3. 能不输血时尽量不输血，接受输血时对供血者应严格检查，血液制品要经过严格检查。

4. 提倡健康安全性行为，杜绝性滥交。

5. 患艾滋病妇女或处于艾滋病感染高危状态的妇女应避免妊娠。

6. 对艾滋病患者的护理可以发挥中医气功、食疗的优势，注意顾护脾胃，使患者正胜邪却、以延长患者的生命。

【临证参考】

由于艾滋病是一种新被认识的传染病，中医对其辨证规律还在不断探索之中，根据其临床特征及疾病演变规律，可参考中医对"虚劳"、"瘟疫"等疾病的认识进行辨证治疗。

　　一般情况 HIV 阳性的病毒携带者，邪气内伏，正气未伤，治疗当顾护正气，调节气血，调整阴阳，使人体处于一种相对的平衡状态，以延长潜伏期，阻止发病；艾滋病相关综合征期，正邪交争，正气相对不足，治疗当以扶正祛邪，特别注意扶正；艾滋病期，正气大耗，毒热、痰饮、瘀血等病理产物壅滞，治疗当以急则治其标，缓则治其本，清除病理产物同时顾护正气，祛邪而不伤正。

附录一

内 服 方 剂

二 画

二至丸（《医方集解》） 女贞子 旱莲草

二陈汤（《太平惠民和剂局方》） 半夏 橘红 茯苓 甘草 生姜 乌梅

七宝美髯丹（《医方集解》引邵应节方） 何首乌 怀牛膝 补骨脂 茯苓 菟丝子 当归 枸杞子

八正散（《太平惠民和剂局方》） 车前子 木通 瞿麦 萹蓄 滑石 甘草 栀子 大黄 灯芯

八珍汤（《正体类要》） 人参 炒白术 茯苓 甘草 当归 白芍药 熟地黄 川芎 生姜 大枣

三 画

三子养亲汤（《韩氏医通》） 苏子 莱菔子 白芥子

三石汤《温病条辨》 飞滑石 生石膏 寒水石 杏仁 竹茹 金银花 白通草 金汁

三妙丸（《医学正传》） 苍术 黄柏 川牛膝

大补阴丸（《丹溪心法》） 熟地黄 龟板 黄柏 知母 猪脊髓 蜂蜜

大黄䗪虫丸（《金匮要略》） 大黄 黄芩 甘草 桃仁 杏仁 芍药 干地黄 干漆 虻虫 水蛭 蛴螬 䗪虫

小儿化湿汤（《朱仁康临床经验集—皮肤外科》） 苍术 陈皮 茯苓 泽泻 炒麦芽 六一散

马齿苋合剂二方《朱仁康临床经验集》 马齿苋 蜂房 生薏仁 紫草

马齿苋合剂三方《朱仁康临床经验集》 马齿苋 败酱草 紫草 大青叶

四 画

天麻钩藤饮（《杂病证治新义》） 天麻 钩藤 石决明 栀子 黄芩 川牛膝 杜仲 益母草 桑寄生 夜交藤 砵茯神

五苓散（《伤寒论》）茯苓 猪苓 白术 泽泻 桂枝

五虎汤（《霉疮秘录》） 僵蚕 穿山甲 蜈蚣 斑蝥 生大黄

五神汤（《洞天奥旨》） 茯苓 车前子 金银花 川牛膝 紫花地丁

五子衍宗丸（《医学入门》） 枸杞子 菟丝子 五味子 覆盆子 车前子

五味消毒饮（《医宗金鉴》） 金银花 紫花地丁 紫背天葵 野菊花 蒲公英

贝母瓜蒌散（《医学心悟》） 贝母 瓜蒌 天花粉 茯苓 橘红 桔梗

内消瘰疬丸《疡医大全》 夏枯草 玄参 青盐 海藻 贝母 薄荷 天花粉 海粉 白蔹 连翘 熟大黄 生甘草 生地黄 桔梗 枳壳 当归 硝石

化斑解毒汤（《外科正宗》） 玄参 知母 石膏 人中黄 黄连 升麻 连翘 牛蒡子 甘草 淡竹叶

丹栀逍遥散（《内科摘要》） 柴胡 当归 白芍 白术 茯苓 炙甘草 生姜 薄荷 牡丹皮 栀子

乌蛇驱风汤（《朱仁康临床经验集—皮肤外科》） 乌蛇 蝉衣 荆芥 防风 羌活 白芷 黄连 黄

芩　金银花　连翘　甘草

六一散（《伤寒直格》）　滑石　甘草

六味地黄丸（《小儿药证直诀》）　熟地黄　山茱萸　干山药　牡丹皮　茯苓　泽泻

五　画

甘草泻心汤（《伤寒论》）　半夏　黄芩　干姜　人参　甘草　黄连　大枣

左归丸《景岳全书》　大怀熟地　山药　山茱萸　枸杞子　鹿角胶　菟丝子　龟胶　川牛膝

右归丸（《景岳全书》）　大怀熟地　山药　山茱萸　枸杞子　鹿角胶　菟丝子　杜仲　当归　肉桂　制附子

龙胆泻肝汤（《医方集解》）　龙胆草　黄芩　栀子　泽泻　木通　车前子　当归　生地黄　柴胡　生甘草

平胃散（《太平惠民和剂局方》）　苍术　厚朴　陈皮　甘草　生姜　大枣

归脾汤（《济生方》）　人参　黄芪　茯神　酸枣仁　白术　龙眼肉　当归　远志　木香　甘草　生姜　大枣

四物汤（《太平惠民和剂局方》）　熟干地黄　当归　白芍　川芎

四神丸《证治准绳》　肉豆蔻　补骨脂　五味子　吴茱萸

四君子汤（《太平惠民和剂局方》）　人参　茯苓　白术　甘草

四物消风饮（《外科证治全书》卷五）　生地黄　当归　赤芍　荆芥　薄荷　蝉蜕　柴胡　川芎　黄芩　生甘草

四妙勇安汤（《验方新编》）　玄参　当归　金银花　甘草

生脉饮（《内外伤辨惑论》）　人参　麦冬　五味子

仙方活命饮（《妇人良方》）　穿山甲　白芷　天花粉　皂角刺　当归尾　甘草　赤芍药　乳香　没药　防风　贝母　陈皮　金银花

白虎汤（《伤寒论》）石膏　知母　甘草　粳米

皮炎汤（《朱仁康临床经验集》）　生地黄　牡丹皮　赤芍药　知母　生石膏　金银花　连翘　竹叶　生甘草

六　画

地黄饮子（《黄帝素问宣明论方》）　熟干地黄　巴戟天　山茱萸　石斛　肉苁蓉　附子　五味子　官桂　白茯苓　麦门冬　石菖蒲　远志　生姜　大枣　薄荷叶

百合固金汤（《医方集解》引赵蕺庵方）　生地黄　熟地黄　麦冬　百合　白芍　当归　贝母　生甘草　玄参　桔梗

托里消毒散《医宗金鉴》　人参　川芎　当归　白芍　白术　金银花　茯苓　白芷　生黄芪　皂角刺　甘草　桔梗

托里排脓汤《医宗金鉴》　人参　白术　白芍　甘草　当归　黄芪　陈皮　茯苓　连翘　金银花　贝母　肉桂　桔梗　牛膝　白芷　生姜

当归饮子（《重订严氏济生方》）　当归　川芎　白芍　生地黄　防风　白蒺藜　荆芥　何首乌　黄芪　甘草

当归四逆汤（《伤寒论》）　当归　桂枝　芍药　细辛　通草　甘草　大枣

血府逐瘀汤（《医林改错》）　当归　生地黄　川芎　赤芍　桃仁　红花　枳壳　柴胡　桔梗　牛膝　甘草

全虫方（《赵炳南临床经验集》） 全蝎 皂刺 猪牙皂角 刺蒺藜 炒槐花 威灵仙 苦参 白鲜皮 黄柏

安宫牛黄丸（《温病条辨》） 牛黄 郁金 犀角 黄连 黄芩 栀子 朱砂 雄黄 梅片 麝香 珍珠 金箔衣

导赤散（《小儿药证直诀》） 生地黄 木通 生甘草梢

阳和汤（《外科全生集》） 麻黄 熟地黄 白芥子 炮姜炭 甘草 肉桂 鹿角胶

防风通圣散（《黄帝素问宣明论方》） 防风 荆芥 连翘 麻黄 薄荷 川芎 当归 白芍 白术 大黄 芒硝 石膏 黄芩 滑石 甘草 栀子 桔梗

七　　画

沙参麦冬汤《温病条辨》 沙参 麦门冬 玉竹 桑叶 生扁豆 天花粉 生甘草

补中益气汤（《脾胃论》） 黄芪 甘草 人参 当归 橘皮 升麻 柴胡 白术

补阳还五汤（《医林改错》） 黄芪 当归尾 赤芍 地龙 川芎 红花 桃仁

八　　画

青蒿鳖甲汤《温病条辨》 青蒿 鳖甲 细生地 知母 丹皮

枇杷清肺饮（《医宗金鉴》） 人参 枇杷叶 生甘草 黄连 桑白皮 黄柏

肾气丸（《金匮要略》） 干地黄 薯蓣 山茱萸 泽泻 茯苓 牡丹皮 桂枝 附子

知柏地黄汤《医宗金鉴》 知母 黄柏 熟地黄 山茱萸 干山药 泽泻 茯苓 牡丹皮

炙甘草汤（《伤寒论》） 炙甘草 生姜 人参 生地黄 桂枝 阿胶 麦门冬 火麻仁 大枣

泻心汤（《金匮要略》） 大黄 黄连 黄芩

泻黄散（《小儿药证直诀》） 藿香叶 栀子 石膏 甘草 防风

治瘰方（《中医外科学》经验方） 熟地黄 何首乌 杜仲 赤芍 白芍 牛膝 桃仁 红花 赤小豆 白术 穿山甲

参附汤（《正体类要》） 人参 附子

参苓白术散（《太平惠民和剂局方》） 人参 白术 白茯苓 山药 莲子肉 白扁豆 砂仁 薏苡仁 桔梗 大枣 甘草

九　　画

荆防败毒散（《摄生众妙方》） 羌活 独活 柴胡 前胡 枳壳 茯苓 荆芥 防风 桔梗 川芎 甘草

茵陈蒿汤（《伤寒论》） 茵陈 栀子 大黄

独活寄生汤（《备急千金要方》） 独活 寄生 杜仲 牛膝 细辛 秦艽 茯苓 肉桂心 防风 芎䓖 人参 甘草 当归 芍药 干地黄

养血润肤饮（《外科证治全书》） 生地黄 熟地黄 当归 黄芪 天门冬 麦门冬 桃仁 红花 天花粉 黄芩 升麻

养阴清肺汤（《重楼玉钥》） 生地黄 麦门冬 生甘草 玄参 贝母 牡丹皮 薄荷 炒白芍

宣毒发表汤《痘疹仁端录》 升麻 葛根 枳壳 防风 荆芥 薄荷 连翘 木通 牛蒡子 淡竹叶 前胡 杏仁 桔梗 生甘草

宣痹汤（《温病条辨》） 防己 杏仁 滑石 薏苡仁 连翘 栀子 半夏 晚蚕砂 赤小豆

祛风地黄丸（《医宗金鉴》） 生地黄 熟地黄 白蒺藜 川牛膝 知母 黄柏 枸杞子 菟丝子

独活

祛湿健发汤（《中医杂志》）　炒白术　泽泻　猪苓　萆薢　车前子　川芎　赤石脂　首乌藤

神应养真丹（《三因极一病证方论》）　木瓜　天麻　当归　白芍　菟丝子　熟地黄　川芎

除湿胃苓汤（《外科正宗》）　苍术　厚朴　陈皮　猪苓　泽泻　赤茯苓　白术　滑石　防风　栀子　木通　肉桂　甘草　灯心草

十　画

真武汤（《伤寒论》）　茯苓　芍药　白术　生姜　附子

真人养脏汤《太平惠民和剂局方》　人参　当归　白术　肉豆蔻　肉桂　炙甘草　白芍　木香　诃子　罂粟壳

桂枝汤（《伤寒论》）　桂枝　芍药　生姜　炙甘草　大枣

桂枝麻黄各半汤（《伤寒论》）　桂枝　芍药　生姜　炙甘草　麻黄　杏仁

桃红四物汤（《医宗金鉴》）　当归　熟地黄　赤芍　川芎　桃仁　红花

柴胡疏肝散（《景岳全书》）　柴胡　陈皮　川芎　芍药　枳壳　甘草　香附

逍遥散（《太平惠民和剂局方》）　柴胡　白芍　当归　白术　茯苓　炙甘草　生姜　薄荷

健脾除湿汤（《赵炳南临床经验集》）　生薏苡仁　生扁豆　山药　芡实　枳壳　萆薢　黄柏　白术　茯苓　大豆黄卷

益胃汤（《温病条辨》）　沙参　麦门冬　生地黄　玉竹　冰糖

凉血五根汤（《赵炳南临床经验集》）　白茅根　瓜蒌根　茜草根　紫草根　板蓝根

凉血四物汤（《医宗金鉴》）　当归　生地黄　川芎　赤芍　黄芩　赤茯苓　陈皮　红花　生甘草

凉血地黄汤（《外科大成》）　生地黄　当归尾　地榆　槐角　黄连　天花粉　生甘草　升麻　赤芍　枳壳　黄芩　荆芥

凉血消风散（《朱仁康临床经验集》）　生地黄　当归　荆芥　蝉衣　苦参　白蒺藜　知母　生石膏　甘草

消风散（《医宗金鉴》）　荆芥　防风　当归　苦参　炒苍术　蝉蜕　胡麻仁　牛蒡子　知母　煅石膏　木通　甘草

消风导赤汤（《医宗金鉴》）　生地黄　赤茯苓　牛蒡子　白鲜皮　金银花　薄荷叶　木通　黄连　生甘草　灯芯

海藻玉壶汤《医宗金鉴》　海藻　昆布　半夏　陈皮　青皮　连翘　贝母　当归　川芎　独活　甘草节　海带

通络活血方（《朱仁康临床经验集》）　当归尾　赤芍　桃仁　红花　香附　青皮　王不留行　茜草　泽兰　牛膝

通窍活血汤（《医林改错》）　赤芍　川芎　桃仁　红花　老葱　红枣　麝香

桑菊饮（《温病条辨》）　桑叶　菊花　杏仁　连翘　薄荷　桔梗　生甘草　苇根

十一画

黄连解毒汤（《外台秘要》引崔氏方）　黄连　黄芩　黄柏　栀子

黄芪桂枝五物汤（《金匮要略》）　黄芪　芍药　桂枝　生姜　大枣

萆薢化毒汤《疡科心得集》　萆薢　当归尾　牡丹皮　牛膝　防己　木瓜　薏苡仁　秦艽

萆薢分清饮（《丹溪心法》）　益智仁　川萆薢　石菖蒲　乌药

萆薢渗湿汤（《疡科心得集》）　萆薢　薏苡仁　黄柏　赤茯苓　牡丹皮　泽泻　滑石　通草

银翘散《温病条辨》　金银花　连翘　桔梗　薄荷　竹叶　生甘草　荆芥穗　淡豆豉　牛蒡子　芦根

麻黄汤（《伤寒论》）　麻黄　桂枝　杏仁　甘草

清胃散（《兰室秘藏》)　生地黄　当归身　牡丹皮　黄连　升麻

清骨散《证治准绳》　银柴胡　胡黄连　鳖甲　秦艽　青蒿　地骨皮　炙甘草　知母

清营汤《温病条辨》　犀角　生地黄　玄参　竹叶心　麦门冬　丹参　黄连　金银花　连翘

清暑汤（《外科全生集》）　连翘　天花粉　赤芍　甘草　滑石　车前子　金银花　泽泻　淡竹叶

清肺抑火丸（《寿世保元》清咽抑火汤加减）　黄芩　栀子　知母　桔梗　苦参　前胡　黄柏　天花粉　大黄

清热泻脾饮《医宗金鉴》　栀子　生石膏　黄连　黄芩　生地黄　赤苓　灯芯

清热解毒汤（《医宗金鉴》）　生地黄　黄连　金银花　薄荷叶　连翘　赤芍　木通　生甘草　灯芯

清脾除湿饮（《医宗金鉴》）　赤茯苓　白术　苍术　黄芩　生地黄　麦门冬　栀子　泽泻　甘草　连翘　茵陈　枳壳　元明粉　竹叶　竹心

清解透表汤（《中医儿科学》验方）　西河柳　蝉蜕　葛根　升麻　紫草根　桑叶　菊花　金银花　连翘　牛蒡子　甘草

清瘟败毒饮　（《疫疹一得》）　生石膏　生地黄　犀角　川黄连　栀子　桔梗　黄芩　知母　赤芍　玄参　连翘　竹叶　甘草　牡丹皮

十 二 画

紫雪丹（《外台秘要》）　石膏　寒水石　滑石　磁石　犀角屑　羚羊角屑　青木香　沉香　玄参　升麻　甘草　丁香　朴硝　硝石　麝香　朱砂　黄金

普济消毒饮（《东垣试效方》）　黄芩　黄连　陈皮　生甘草　玄参　连翘　板蓝根　马勃　牛蒡子　薄荷　僵蚕　升麻　柴胡　桔梗

滋阴除湿汤（《朱仁康临床经验集》）　生地黄　玄参　当归　丹参　茯苓　泽泻　白藓皮　蛇床子

犀黄丸（《外科全生集》）　牛黄　麝香　没药　乳香

犀角地黄汤（《备急千金要方》）　犀角　生地黄　牡丹皮　芍药

十 三 画

解毒养阴汤（《赵炳南临床经验集》）　西洋参　南沙参　北沙参　石斛　玄参　佛手参　生黄芪　生地黄　丹参　金银花　蒲公英　天门冬　麦门冬　玉竹

解毒清营汤（《赵炳南临床经验集》）　金银花　连翘　蒲公英　干生地　白茅根　生玳瑁　牡丹皮　赤芍　川黄连　绿豆衣　茜草根　生栀子

十 五 画

增液汤（《温病条辨》）　玄参　生地黄　麦冬

增液解毒汤（《朱仁康临床经验集》）生地黄　玄参　麦门冬　石斛　沙参　丹参　赤芍　天花粉　金银花　连翘　炙鳖甲　炙龟板　生甘草

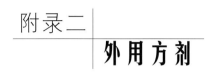

附录二 外用方剂

一　画

一号癣药水（《中医外科学》经验方）

组成：土槿皮 300g　大枫子肉 300g　地肤子 300g　蛇床子 300g　硫黄 150g　白藓皮 300g　枯矾 150g　苦参 300g　樟脑 150g　50％乙醇 20000ml　将土槿皮打成粗末，大枫子肉捣碎，硫黄研细，枯矾打松，用 50％乙醇温浸，第一次加 8000ml，浸两天后，倾取清液，第 2 次加 6000ml，再浸 2 天，倾取清液，第 3 次加 6000ml，去渣取液，将 3 次浸出的药液混合，再以樟脑用 95％乙醇溶解后，加入药液中，俟药液澄清，倾取上层清液备用。

功用：杀虫止痒。用于鹅掌风、脚湿气、圆癣等病。

用法：搽擦患处，每天 3～4 次。有糜烂者禁用。

二　画

二号癣药水（《中医外科学》经验方）

组成：米醋 1000g　百部　蛇床子　硫黄各 240g　土槿皮 300g　砒石 6g　斑蝥 60g　白国樟 36g　轻粉 36g（或加水杨酸 330g，冰醋酸 100ml，醋酸铝 60g）　先将砒石、硫黄、轻粉各研细末，再同其余药物和米醋浸在瓶中或缸中，俟 1 周后使用。

功用：解毒杀虫。用于鹅掌风、脚湿气等证。

用法：外搽，每天 1～2 次，也可浸用，约浸 20 分钟。有糜烂者禁用。

九一丹（《医宗金鉴》）

组成：熟石膏 9 份　升药 1 份，各研极细末，和匀。

功用：提脓祛腐。用于溃疡、瘘管流脓未尽者。

用法：掺于疮面，或制成药线插入疮口或瘘管。

三　画

三黄洗剂（《中医外科学》经验方）

组成：大黄　黄柏　黄芩　苦参各等量　共研细末，每 10g～15g，加入蒸馏水 100ml，医用石碳酸 1ml。

功用：清热止痒，保护收敛。治各种急性无渗出性皮炎，单纯性皮肤瘙痒。

用法：摇匀，以棉签蘸搽患处，每日 4～5 次。

干葛水剂（《简明中医皮肤病学》）

组成：葛根 30g　明矾 15g　加水 1000ml 煮沸 20 分钟，待温后备用。

功用：祛湿收干，止汗止痒。手足多汗症及腋部多汗。

用法：浸泡手足或擦患处。

土槿皮酊（10％）（《中医外科学》经验方）

土槿皮粗末　80％酒精 100　ml　按渗漉法制成即可。

功用：杀虫止痒。用于鹅掌风、脚湿气、紫白癜风等。

用法：搽擦患处，每日 3～4 次；手足部糜烂皲裂者禁用。

大枫子油（《中国医学大辞典》）

组成：大枫子油 2000g　硼酸 100g　冰片 10g　麝香 0.1g

功用：攻毒杀虫，润肤止痒。

用法：外涂患处。

子油熏药方（《赵炳南临床经验集》）

组成：大枫子　地肤子　蓖麻子　蛇床子　蕲艾各一两　苏子　苦杏仁各五钱　银杏　苦参子各四钱
共碾粗末。

功用：软坚润肤，杀虫止痒。

用法：用较厚草纸卷药末成纸卷，燃烟熏皮损处。每日 1～2 次。每次 15～30 分钟，温度以病人能耐
受为宜。

四　　画

五五丹（经验方）

组成：熟石膏 5 份　升丹 5 份　共研细末

功用：提腐祛脓。

用法：掺于疮口中或用药线蘸药插入。

五妙水仙膏（市售）

组成：五倍子　石碱　生石灰等　制成软膏剂。

功用：消炎解毒，祛腐生新，收敛杀菌。

用法：外用。有特发性瘢痕疙瘩史者慎用或忌用。

止痒扑粉（《中医外科学》经验方）

组成：绿豆 50g　氧化锌 5g　樟脑 1g　滑石粉加至 100g　将绿豆、氧化锌、滑石粉研细后，再加入樟
脑，研匀即成。

功用：清热，收涩，止痒。用于痱子等。

用法：干扑患处，每日 3～5 次。

止痒洗方（二号）（《朱仁康临床经验集》）

组成：透骨草 30g　红花 15g　苦参 30g　雄黄 15g　明矾 15g

功用：软坚、止痒。用于神经性皮炎，皮肤淀粉样变。

用法：外洗患处，每次 15 分钟，每天 3～4 次。

止痒药膏（《赵炳南临床经验集》）

组成：止痒药粉 1 两（老松香　官粉　枯矾　乳香　轻粉　冰片　密陀僧　炉甘石）　凡士林 9 两
混匀成膏

功用：除湿收敛，杀虫止痒。用于慢性湿疹，神经性皮炎等。

用法：外涂患处。有一定刺激作用，对于急性炎症性皮肤病禁用。

五　　画

玉容散（《种福堂方》）

组成：白僵蚕　白附子　白芷　山奈　硼砂各9g　石膏　滑石各15g　白丁香1g　冰片1g。上为细末。

功用：消斑润肤。

用法：临睡用少许水和，搽面，人乳调搽更妙。

玉露散（《药蔹启秘》）

组成：芙蓉叶，去梗茎。研成极细末。

功用：凉血、清热、退肿。用于疮疡阳证。

用法：可用麻油、菊花露、银花露或凡士林调敷患处。

甘草油（《赵炳南临床经验集》）

组成：甘草30g　香油30ml　甘草浸入油内1昼夜，文火将药炸至焦黄，去滓备用。

功用：解毒，润肤，清洁疮面。

用法：涂敷患处

四黄膏（《中医外科学》经验方）

组成：黄连　黄芩　黄柏　大黄　乳香　没药各等量　研细末。以药末20％加80％凡士林调匀成膏。

功用：清热解毒，活血消肿。用于阳证疮疡。

用法：将药膏摊敷料上，贴患处，或涂患处。

生发健发酊（《张志礼皮肤病临床经验辑要》）

组成：当归　川芎　生姜　灵芝　蜂王浆　仙灵脾　女贞子　辣椒　酒精

功用：养血，生发，健发。用于斑秃、脂溢性脱发。

用法：局部外涂。

生肌散（《中医外科学》经验方）

组成：制炉甘石15g　滴乳石9g　滑石30g　血珀9g　朱砂3g　冰片0.3g

功用：生肌收口。用于皮肤疮疡痈疽溃后，脓水将尽者。

用法：将药粉撒于疮面上，外盖膏药

生肌玉红膏（《外科正宗》）

组成：当归60g　白芷15g　白蜡60g　轻粉12g　甘草36g　紫草6g　血竭12g　麻油500ml　先将当归、白芷、紫草、甘草四味，入油内浸3天，大勺内慢火熬微枯，细绢滤清，复入勺内煎滚，入血竭化尽，次入白蜡，微火化。用茶盅4个，预放水中，将膏分作四处，倾入盅内，候片时，下研细轻粉，每盅3g搅匀。

功用：活血祛腐，解毒镇痛，润肤生肌。用于疮疡溃后脓水将尽、烫伤、肉芽生长缓慢者。

用法：将膏匀涂纱布上，敷贴患处，并依溃疡局部情况，可掺提脓、祛腐药于膏上同用，效果更佳。

生肌白玉膏（《中医外科学》经验方）

组成：熟石膏9份　制炉甘石1份　将熟石膏研成粉，加入炉甘石粉和匀，以麻油少许调成膏，再加凡士林使成70％的软膏。

功用：润肤、生肌、收敛。用于溃疡腐肉已尽，疮口不敛者。

用法：涂敷患处

白玉膏：即生肌白玉膏。详见该条目。

白降丹（《医宗金鉴》）

组成：朱砂　雄黄各6g　水银30g　硼砂15g　火硝　食盐　白矾　皂矾各45g

功用：腐蚀、平胬。

用法：以清水调涂疮头上；亦可和米糊为条，插入疮口中，外盖膏药。

白及软膏（经验方）

组成：白及　凡士林　先将白及研成细末，再将凡士林加入白及粉中调成软膏。

功用：活血润肌。用于皮肤干燥疼痛皲裂。

用法：每天 3 次外涂患处。

白屑风酊（《中医外科学》经验方）

组成：蛇床子 40g　苦参片 40g　土槿皮 20g　薄荷脑 10g　将蛇床子、苦参片、土槿皮共研成粗粉，先用 75％酒精 80ml 将药粉浸透，放置 6 小时后，加入 75％酒精 920ml，依照渗漉分次加入法，取得酊剂约 1000ml（不足之数可加入 75％酒精补足），最后加入薄荷即成。

功用：祛风止痒。用于白屑风。

用法：搽擦患处，每日 3～5 次，有糜烂者禁用。

皮肤康洗液（市售）

组成：金银花　蒲公英　马齿苋　土茯苓　大黄　赤芍　蛇床子等

功用：清热解毒，凉血除湿，杀虫止痒。主治湿热阻于肌肤所致湿疮、皮肤瘙痒、红斑、丘疹、水泡、渗出、糜烂等和湿热下注所致阴痒、带下异常等症。皮肤湿疹或阴道炎见有上述证候者。

用法：取适量药液直接涂抹于患处，15 分钟后可用清水洗净，或稀释 5 倍后湿敷，每日 2 次。妇女阴道病：先用清水冲洗阴道。取适量药液用温开水稀释 5～10 倍，用阴道冲洗器将药液注入阴道内保留几分钟，每日二次。

六　　画

西瓜霜（市售）（《中华人民共和国药典·临床用药须知》）

组成：西瓜霜　黄芩　黄连　黄柏　射干　山豆根　大黄　浙贝母　青黛　薄荷脑　无患子果（炭）　硼砂（煅）　冰片　甘草

功用：清热解毒，消肿止痛。用于风热上攻、肺胃热盛所致的乳蛾、喉痹、口糜，症见咽喉肿痛、喉核肿大、口舌生疮、牙龈肿痛或出血；急慢性咽炎、扁桃体炎、口腔炎、口腔溃疡、牙龈炎见上述证候者及轻度烫伤（表皮未破）者。

用法：散剂外用，喷、吹或敷于患处。1 次适量，1 日数次；重症者兼服，1 次 1～2g，1 日 3 次。

百部酊（《赵炳南临床经验集》）

组成：百部 180g　75％乙醇 360ml　将百部碾碎置酒精内，浸泡 7 昼夜，过滤去渣备用。

功用：祛风杀虫止痒。用于荨麻疹、神经性皮炎、疥癣、虱病等瘙痒性皮肤病。

用法：直接外涂皮损处。

冲和膏（《外科正宗》）

组成：紫荆皮 150g　独活 90g　赤芍 60g　白芷 30g　石菖蒲 45g　研成细末，调成软膏。

功用：疏风活血，定痛消肿，祛寒软坚。用于疮疡半阴半阳证。

用法：外涂患处，每日 3 次。

冰硼散（《外科正宗》）

组成：冰片 1.5g　朱砂 1.8g　玄明粉 1.5g　硼砂 1.5g　为极细末。

功用：清热解毒，消肿止痛。用于咽喉疼痛，牙龈肿痛，口舌生疮，舌肿木硬，小儿鹅口白斑。

用法：　吹搽患处，甚者日搽 5～6 次。

冰黄肤乐软膏（市售）

组成：大黄　姜黄　硫黄　黄芩　甘草　冰片　薄荷脑

功用：清热燥湿活血祛风止痒消炎用于湿热蕴结或血热风燥引起的皮肤瘙痒；神经性皮炎湿疹足癣及银屑病等瘙痒性皮肤病见上述证候者

用法：外用涂擦患处，每日 3 次。

羊蹄跟散（《医宗金鉴》）

组成：羊蹄跟 24g　枯白矾 6g　共研细末。

功用：杀虫止痒收湿。

用法：醋调外搽。

阳和解凝膏（《外科正宗》）

组成：鲜牛蒡子根叶梗 1500g　鲜白凤仙梗 120g　川芎 120g　川附　桂枝　大黄　当归　川乌　肉桂　草乌　地龙　僵蚕　赤芍　白芷　白蔹　白及　乳香　没药各 60g　续断　防风　荆芥　五灵脂　木香　香橼　陈皮各 30g　苏合油 120g　麝香 30g　菜油 50g　白凤仙熬枯去渣。除乳香、没药、麝香、苏合油外，余药俱人锅煎枯，去渣滤净，秤准斤两，每油 500g 加黄丹（烘透）210g 熬至滴水成珠、不黏指为度，撤下锅后将乳香、没药、麝香、苏合油人膏搅和，半月后可用。

功用：温经和阳，祛风散寒，调气活血，化痰通络。用于一切疮疡阴证（如贴于背脊上第三脊骨处，可治疟疾）。

用法：置铜勺中，加热，烊化，摊布上，贴患处。

阴蚀黄连膏（《赵炳南临床经验集》）

组成：乳香粉 10g　青黛面 10g　黄连膏 80g　调匀备用。

功用：清热解毒，生肌止疼。适于女阴溃疡、白塞氏病有阴部损害者。

用法：外敷患处，每日 2 次。

如意金黄散（《医宗金鉴》）

组成：大黄　黄柏　姜黄　白芷各 2500g　南星　陈皮　苍术　厚朴　甘草各 1000g　天花粉 5000g　共研细末。

功用：清热除湿，散瘀化痰、止痛消肿。用于疮疡阳证。

用法：用葱捣汁、酒、油、蜜、菊花露、银花露、丝瓜叶捣汁等调敷。

红灵酒（《中医外科学》经验方）

组成：当归 60g　红花 30g　花椒 30g　樟脑 15g　肉桂 60g　细辛 15g　干姜 30g　75％酒精 1000ml 浸泡 7 日去渣备用。

功用：活血、消肿、止痛。用于冻疮等。

用法：直掺在疮口上，外盖相应软膏。

红油膏（《中医外科学》经验方）

组成：九一丹 30g　广丹 4.5g　凡士林 300g　先将凡士林烊化，然后徐徐将两丹调入，和匀成膏。

功用：防腐生肌。用于溃疡久不收口，以及烫伤。

用法：将药膏匀涂纱布上，敷贴患处。

七　画

芙蓉膏（《疡医大全》）

组成：芙蓉叶 18g　榆皮面 60g　生大黄 15g　皮硝 3g　共为细末，入蜜调匀。

功用：清热解毒，消肿止痛。

用法：涂于患处，每日 2～3 次。

苍肤水剂（《简明中医皮肤病学》）

组成：苍耳子　地肤子　艾叶　土槿皮　蛇床子　苦参　百部各 15g　枯矾 6g　水煎。

功用：燥湿润肤，杀虫止痒。用于慢性湿疹、手足癣、掌跖角化，以及其他肥厚性、角化性皮肤病。

用法：浸泡或湿敷患处。每次 20～30 分钟，每日 1～2 次。

季德胜蛇药（市售）（经验方）

组成：七叶一枝花　蟾酥皮　蜈蚣　地锦草等。

功用：清热解毒，消肿止痛。用于毒蛇、毒虫咬伤。

用法：外用，以本品和水外搽，即可消肿止痛。口服，第 1 次 20 片，以后每隔 6 小时续服 10 片。

冻疮膏（经验方，赵纯修《中医皮肤病学》）

组成：炉甘石 10g　象皮　龙骨各 12g　肉桂 24g　石蜡 12g　凡士林 120g　以上前五味药共研细末，兑入石蜡、凡士林调匀成膏。

功用：温经散寒，生肌敛疮。主治冻疮。

用法：外涂或我敷患处。

补骨脂酊（《赵炳南临床经验集》）

组成：补骨脂 180g　75％酒精 360ml　将补骨脂碾碎，置酒精内，浸泡 7 昼夜，过滤去滓。

功用：调和气血，活血通络。用于白癜风、扁平疣、斑秃、神经性皮炎、瘙痒症。

用法：用棉球蘸药涂于患处，并摩擦 5～15 分钟。

鸡苏散（《伤寒直格》）

组成：滑石 60g　甘草 10g　薄荷 18g

功用：清暑利湿，兼能清散风热。

用法：外搽，日 2～5 次

鸡眼膏（《疡医大全》）

组成：荸荠　火丹草　蟾酥　蓖麻子　桃仁　穿山甲　三棱　红花　莪术　天南星各 6g　鳝鱼血半杯（阴干为末）　鸡肫皮 10 个　河豚眼 10 枚　虎耳草　阿魏各 4.5g　麝香 1g　麻油 180g　飞黄丹 90g 熬膏。

功用：治鸡眼

用法：将鸡眼修净摊贴。

八　　画

青白散（《朱仁康临床经验集》）

组成：青黛 30g　海螵蛸末 90g　煅石膏末 370g　冰片 3g　先将青黛研细，次加海螵蛸末研和，后加煅石膏末研细。冰片研细，加入上药少许研和，再加全部药末研和。

功用：收湿止痒，消炎退肿。

用法：渗水多时，将药末掺上；渗水不多，用麻油调敷。

青黛膏（《中医外科学》经验方）

组成：青黛散 75g　凡士林 300g　先将凡士林烊化，再将药粉徐徐调入，冷却即成。

功用：同青黛散，兼有润肤作用。用于一般皮肤病，焮肿痒痛结痂。

用法：将药膏涂于纱布上，贴敷患处；或直接涂搽患处。

青黛散油（《中医外科学》经验方）

组成：青黛 60g 石膏 120g 滑石 120g 黄柏 60g 研细末，和匀。加入适量麻油。

功用：收湿止痒、清热解毒。用于皮肤病、焮肿痒痛出水者。

用法：外搽患处。

苦参汤（《疡科心得集》）

组成：苦参 60g 蛇床子 30g 白芷 15g 金银花 30g 菊花 60g 黄柏 15g 地肤子 15g 大菖蒲 9g 共煎水去渣。

功用：祛风止痒，清热除湿。一切疥癞疯癣，洗之并佳。

用法：外洗患处，一日 2 次。

苦参酒（《朱仁康临床经验集》）

组成：苦参 百部 野菊花 风眼草 樟脑 75％酒精 5000ml，浸泡 7 天去渣，加樟脑溶化后，备用。

功用：灭菌止痒。用于脂溢性皮炎、皮肤瘙痒症、单纯糠疹、玫瑰糠疹。

用法：外涂，每日 1～2 次。

侧柏叶酊（经验方）

组成：二甲亚砜 100g 侧柏叶乙醇浸出液加到 10000ml（取生侧柏叶 2500g，用 60％乙醇渗漉到 10000ml 即成）。

功用：凉血清热止痒。适用于面游风干性型发于头皮部者。

用法：每天 3～4 次搽擦患部。

金黄膏（《医宗金鉴》）

组成：如意金黄散用凡士林或蜜调匀成膏。

功用：清热除湿，散瘀化痰、止痛消肿。用于疮疡阳证。

用法：将药膏摊敷料上，贴患处，或涂患处。

炉甘石洗剂（经验方）

组成：炉甘石粉 10g 氧化锌 5g 石碳酸 1g 甘油 5g 水加至 100ml

功用：燥湿止痒。用于瘙痒性皮肤病。

用法：用前必须摇匀，每天至少搽 5～6 次。

九　　画

珍珠散（《医宗金鉴》）

组成：珍珠末 黄连 轻粉 象牙 五倍子 儿茶 乳香 没药 淀粉 共研细末，混匀。

功用：祛腐、生肌、收口。用于疮疡溃后腐肉不祛，新肉不长，久不收口。

用法：掺疮面上，外盖膏药或药膏。

复方土槿皮酊（《中医外科学》经验方）

10％土槿皮酊 40ml（土槿皮粗末 10g、80％乙醇 100ml，按渗漉法制成） 苯甲酸 12g 水杨酸 6g 75％乙醇加至 100ml，将苯甲酸、水杨酸加酒精适量溶解，再加入 10％土槿皮酊混匀，最后将酒精加至尽量。

功用：杀虫止痒，用于鹅掌风，脚湿气等病。

用法：笔蘸药水，搽患处。

独胜膏（《医宗金鉴》）独头蒜。

功用：温散活血。治冻疮，兼可预防。

用法：预防用，可于六月中取独头蒜杵烂，日中晒热，涂于冻疮发生之处，即于日中晒干。患处忌水。治疗用，敷于患处约10分钟，或觉患处发热作痛时除去，并用温水洗净。

疯油膏（经验方）

组成：轻粉4.5g　东丹3g　朱砂3g　上药研细末，先以麻油煎微滚，入黄蜡再煎，再将药末渐投入，调匀成膏。

功用：润燥杀虫止痒。用于鹅掌风、牛皮癣等皮肤皲裂、干燥作痒者。

用法：涂擦患处。或加热烘疗法更好。

活血止痛散（经验方，赵纯修《中医皮肤病学》）

组成：透骨草30g　川楝子　当归　姜黄　海桐皮　威灵仙　川牛膝　羌活　白芷　苏木　五加皮　红花　土茯苓各15g　川椒　乳香各6g

功用：舒筋活血，消肿止痛。用于冻疮，手足皲裂等。

用法：煎汤熏洗患处。

十　　画

氧化锌油（经验方）

组成：氧化锌250　花生油750

功用：适用于急性皮炎。

用法：外用患处。亦可作为基质。

积雪苷霜软膏（市售）

组成：积雪草总苷

功用：有促进创伤愈合作用，用于治疗外伤、手术创伤、烧伤、疤痕疙瘩及硬皮病。

外用，涂患处，1日3～4次

透骨草水剂（《简明中医皮肤病学》）

组成：透骨草30g　侧柏叶30g　皂角15g　白矾15g　水2000ml　煎煮沸20分钟，滤过后加硼砂15g，碳酸氢钠30g，放温待用。

功用：除湿止痒，去油护发。

用法：放温后洗头。

脂溢洗方（《朱仁康临床经验集》）

组成：苍耳子　王不留行各30g　苦参15g　明矾9g　煎水半盆。

功用：收敛止痒。用于湿性型面游风。

用法：洗前剪短头发，反复洗头皮，每天2次，每次15分钟，隔3天洗1天。

养阴生肌散（金起凤《中医皮肤病学》经验方）

组成：雄黄　青黛　甘草　冰片各2g　牛黄　黄柏　龙胆草各1g　共为细末。

功用：清热养阴，生肌止痛。

用法：取少许涂于患处，每日2－3次。

海艾汤（《医宗金鉴》）

组成：蕲艾　菊花　蒿本　蔓荆子　防风　薄荷　荆芥　藿香　甘松各6g

功用：用于风盛血燥，不能荣养毛发者。

用法：将热气熏蒸头面，候汤稍温，用布蘸洗，每日2次。

润肌膏（《外科正宗》）

组成：麻油120g　当归150g　紫草3g　黄蜡15g　前3味同煎至药枯滤清，将油再煎，入黄腊化尽，倾入碗内，待冷。

功用：润肤活血化燥。

用法：外涂患处。

诸疮一扫光 （《外科正宗》）

组成：苦参　黄柏各 500g　烟胶 500g　枯矾　木鳖肉　大枫子肉　蛇床子　点椒红　樟脑　硫黄　明矾　水银　轻粉　白砒各 90g　共研细末，熟猪油 1120g，化开，入药搅匀，做丸如龙眼大，瓷瓶收贮。

功用：杀虫止痒。用于白秃疮、疥疮、白屑风等。

用法：搽擦疮上。

十 一 画

黄连膏 （《医宗金鉴》）

组成：黄连 9g　当归 15g　黄柏 9g　生地 30g　姜黄 9g　麻油 360g　黄蜡 120g　上药除黄蜡外，浸入麻油内，1 日后，用文火煎熬至药枯，去渣滤清，再加入黄蜡，文火徐徐收膏。

功用：润燥清热，解毒止痛。用于疮疡阳证者。

用法：外敷疮面。

黄连锌氧油 （《皮肤病中药外用制剂》）

组成：黄连 100g　芝麻油 2500ml　氧化锌 800g　黄连入油，煎枯去渣，药油内加入氧化锌粉，调匀，备用。

功用：清热解毒，燥湿收敛止痒。用于湿疹，婴儿湿疹。

用法：涂患处，每日 3 次。每次换药时先用植物油擦去旧药痂。

黄柏霜 （《中医外科学》经验方）

组成：硬脂酸 200g 单硬脂酸甘油脂 72g 石蜡油 160g 凡士林 40g 尼伯金 1g 苯甲酸钠 4g 吐温－8010g 三乙醇胺 50g 二甲基亚砜 20g 黄柏液（1∶4）500g 配制成霜剂。

功用：清热止痒。

用法：搽擦患处，每日 3～4 次。

黄柏溶液（10％）（《中医外科学》经验方）

组成：黄柏流浸膏 2～10ml，每 1ml 流浸膏等于生药 1g，加蒸馏水至 100ml，尼泊金 0.05g，稀释即成。

功用：清热解毒，祛腐止痛。用于烫伤糜烂及疮疡溃后，脓腐不脱，疼痛不减，疮口难敛者。

用法：外敷或外洗患处。

菟丝酊 （《今日中医外科》）

组成：菟丝子 60g　补骨脂 30g　白芷 15g　红花 15g　紫草 15g　将药粉碎，加 60％酒精浸泡 1 周。

功用：白癜风

用法：每日用酊涂擦患处 1 次，涂药后再晒太阳或照紫外线灯，以皮损充血为度。

蛇蜕膏 （《医宗金鉴》）

组成：蜂房　蛇蜕　蜈蚣　各研细末，调于麻油中

功用：提毒拔脓。用于痈疽已溃。

用法：外敷患处。

蛇床子水剂 （蛇床子汤）（《医宗金鉴　外科心法要诀》）

组成：蛇床子　威灵仙　当归尾　土大黄　苦参各 15g　缩砂仁 9g　老葱头 7 个　碾碎装纱布袋内备用。

功用：消风祛湿，杀虫止痒。适应于阴囊湿疹、女阴溃疡、外阴瘙痒。

用法：蒸后或煮水后熏洗或坐浴。

脱脂水剂（《简明中医皮肤病学》）

组成：透骨草30g 皂角30g（打碎）。煎煮沸20分钟待用。

功用：止痒脱屑，去油护发。

用法：放温后洗头。

清凉膏（《赵炳南临床经验集》）

组成：当归30g 紫草6g 大黄粉5g 香油500ml 黄蜡120g以香油浸泡当归、紫草3日后，用微火熬至焦黄，离火，将油过滤、去渣，再入黄蜡加入熔解，待凉后加大黄面，搅匀成膏。

功用：清热解毒，凉血止痛。

用法：直接涂搽患处。

密陀僧散（《外科正宗》卷四）

组成：雄黄 硫黄 蛇床子各二钱 密陀僧 石硫黄各一钱 轻粉五分

功用：散风，杀虫。用治汗斑、白癜风。

用法：将药共碎成细末，用新鲜茄片蘸药末涂擦患处，每日1次。

十 二 画

硫黄膏（5％～15％）（《中医外科学》经验方）

组成：硫黄5～15g 75％乙醇适量 凡士林加至100g。

功用：杀虫、止痒、祛脂。用于疥疮、脓疱疮、癣病等。

用法：外涂。

雄黄软膏（《中医外科学》经验方）

组成：雄黄10g 氧化锌10g 羊毛脂30g 凡士林加至100g

功用：杀虫止痒。用于手足癣、白疕及慢性皮肤病变。

用法：干掺，或麻油调敷患处。

雄黄解毒散（《证治准绳》）

组成：雄黄30g 寒水石30g 生白矾120g 共研细末。

功用：清热解毒，杀虫止痒。

用法：鲜芦荟折断或用黄瓜把儿，蘸药擦患处，每日2次。

紫金锭（《百一选方》）

组成：山慈姑60g 五倍子60g 麝香9g 千金子30g 红芽大戟45g 朱砂9g 雄黄9g 研粉，渐加糯米浓汁调和，制成锭剂。

功用：解毒辟秽、活血消肿。用于霍乱痧胀、瘟疫喉风、癫狂痈疽、蛇犬咬伤等。

用法：用麻油调成糊状外敷。

紫草油（经验方）

组成：紫草50g 香油250g。将紫草浸入麻油内，1天后用文火熬煎至药枯，去渣即得。

功用：活血化瘀，润肤生肌。

用法：外敷患处。

紫草洗方（《赵炳南临床经验集》）

组成：紫草30g 茜草15g 白芷15g 赤芍15g 苏木15g 红花15g 厚朴15g 木通15g 丝瓜络15g

功用：行气活血，化瘀消斑。

用法：加水煎4～5斤（2000～2500ml），煮沸15～20分钟，温后湿敷。

紫色疽疮膏（《赵炳南临床经验集》）

组成：轻粉10g 红粉10g 琥珀粉10g 乳香粉10g 血竭10g 冰片3g 蜂蜡30g 香油120g 煅

珍珠粉3g。 油熬开，离火，将前五味药入油溶匀，加入蜂蜡，溶化将冷时兑入冰片、珍珠粉搅匀成膏。

功用：化腐生肌。

用法：贴敷患处，每日1～2次。

紫色消肿膏（《赵炳南临床经验集》）

组成：紫草 升麻 贯众 赤芍 紫荆皮 当归 防风 白芷 红花 羌活 芥穗 儿茶 神曲 共为细末为散剂，加凡士林调为膏。

功用：消肿清火解毒止痛，用于痈疽疖病等焮肿疼痛者。

用法：外搽患处。

黑豆馏油（市售）

组成：黑豆经火熏烤流出之油。

功用：本品3%～5%浓度有角质软化作用。20%～30%浓度能促使角质剥脱。还有止痒、消炎、收敛作用。 用于慢性湿疹、神经性皮炎等。

用法：外用患处，每日1～2次。

鹅掌风浸泡方（《中医外科学》经验方）

组成：大枫子肉9g 花椒9g 皂荚15g 土槿皮15g 地骨皮6g 藿香18g 白矾12g 鲜凤花9g 米醋1kg

功用：杀虫止痒。用于物足癣。

用法：将药浸入米醋内24小时，煎沸待温，将药汁放放塑料袋内，将患者手（足）伸入袋中扎住，浸6～12小时，隔日将药汁煎沸待温再浸，共浸3～4次，浸泡后7天内不宜用碱水、肥皂水洗手（足），如有皲裂者暂缓使用。

普连膏（《赵炳南临床经验集》）

组成：黄芩面10g 黄柏面10g 凡士林80g 混匀成膏。

功用：清热除湿，消肿止痒。

用法：涂于患处，每日2～3次。

湿毒膏（《朱仁康临床经验集》）

组成：青黛150g 黄柏末310g 煅石膏末310g 炉甘石末180g 五倍子末90g 先将青黛和黄柏研细，后加入三药研和，再加入凡士林，调成30%油膏。

功用：收湿止痒润肤。用于慢性湿疹，皲裂性湿疹。

用法：涂敷皮损上，每日1～2次。

湿润烧伤膏（市售）（光明中医烧伤疮疡研究所研制）

组成：黄连 黄柏 黄芩 地龙 罂粟壳

功用：清热解毒，止痛，生肌。用于各种烧、烫、灼伤。

用法：外用。涂于烧、烫、灼伤等创面（厚度薄于1mm），每4～6小时更换新药。换药前，须将残留在创面上的药物及液化物拭去。暴露创面用药。

十 三 画

蜂房膏（《证治准绳》）

组成：炙蜂房 炙蛇蜕 玄参 蛇床子 黄芪 杏仁 血余炭 加入白蜡中微火化，再加入铅丹混匀

功用：祛腐生肌收口。用于溃疡日久不能收口者。

用法：摊布上，贴患处

锡类散 (《金匮翼》)

组成：青黛　象牙屑　珍珠　人指甲　壁钱炭　人工牛黄　冰片　共为细末。

功用：清热解毒，消肿止痛。

用法：取粉适量，吹撒患处。

痱子粉 (《赵炳南临床经验集》)

组成：冰片一钱　薄荷冰一钱　甘石粉五钱　滑石粉一两　黄柏二钱

功用：清热敛汗，解毒止痒

用法：直接扑撒。

十 四 画

辣椒酊 (10％)

组成：辣椒 50g　75％酒精 450ml 浸泡 7 天。

功用：刺激皮肤，改善局部血液循环。用于冻疮、斑秃等。

用法：外用患处，每日两次。破损或感染时禁用。

赛金化毒膏 (《中华人民共和国药典·临床用药须知》)

组成：牛黄、大黄、大黄（酒炒）、黄连、珍珠、雄黄、川贝母、天花粉、赤芍、乳香（制）、没药（制）、冰片、甘草。

功用：清热解毒。

用法：用于毒火内热所致的口舌生疮、咳嗽痰黄、咽喉肿痛、大便秘结，疮痈疖肿。

十 六 画

颠倒散 (《医宗金鉴》)

组成：硫黄　生大黄各等分　研细末，共合一处，再研匀。

功用：清热散瘀。用于酒皶鼻、粉刺等病。

用法：可用香油、凉茶水等调敷。

薄荷三黄洗剂 (1％) (《中医外科学》经验方)

组成：大黄　黄柏　黄芩　苦参各等份　共研细末。上药 10g～15g，加入蒸馏水 100ml，医用石碳酸 1ml，薄荷脑 1g。

功用：清热，止痒，收涩。用于急性皮肤病、疖病等有红肿焮痒渗液者。

用法：临用时摇匀，以棉花蘸药汁搽患处，每日 4—5 次。

十 九 画 及 以 上

癣症熏药方 (《赵炳南临床经验集》)

组成：苍术　黄柏　苦参　防风各 9g　大枫子　白鲜皮　各 30g　松香　鹤虱草各 12g　五倍子 15g 共碾粗末，用较厚的草纸卷成纸卷，或碾成细面做成药香。

功用：除湿祛风，杀虫止痒，软化浸润。用于神经性皮炎、慢性湿疹、外阴瘙痒症、皮肤淀粉样变，以及其他慢性肥厚性瘙痒性皮肤病患等。

用法：直接用粗药末撒在炭火盆上燃烧发烟而熏患处，或点燃对准患处熏用，温度以病人耐受为宜。每日 1～2 次，每次 15～30 分钟。

麝珠明目滴眼液 (市售) (《中华人民共和国药典·临床用药须知》)

组成：麝香　珍珠（水飞）　石决明（煅）　炉甘石（煅）　黄连　黄柏　大黄　猪胆（膏）　蛇胆　紫苏

叶　荆芥　冬虫夏草　冰片。

功用：清热，消翳，明目，用于肝虚内热所致的视物不清、干涩不舒、不能久视；早、中期年龄相关性白内障见上述证候者。

用法：取本品 1 支（0.3g）倒入装有 5ml 生理盐水的滴眼瓶中，摇匀，即可使用，每次 3 滴（每滴之间闭眼 15 分钟），1 日 2 次。

附录三

中西医病名对照

（说明：左栏为中医病证名，右栏为西医病名）

三　　画

马疥（顽湿聚结）　　　　　　　　　　　　结节性痒疹

四　　画

天疱疮（火赤疮、天泡疮）　　　　　　　　天疱疮、大疱性类天疱疮
日晒疮　　　　　　　　　　　　　　　　　日光性皮炎、日晒伤
牛皮癣（摄领疮、顽癣）　　　　　　　　　神经性皮炎、慢性单纯性苔藓
牛程蹇　　　　　　　　　　　　　　　　　跖疣
手足逆冷　　　　　　　　　　　　　　　　雷诺病、肢端动脉痉挛症、雷诺现象
丹毒（丹熛、抱头火丹、流火、赤游丹）　　丹毒
风疹（风痧）　　　　　　　　　　　　　　风疹
风热疮（风癣）　　　　　　　　　　　　　玫瑰糠疹
风瘙痒（痒风）　　　　　　　　　　　　　瘙痒症
水痘　　　　　　　　　　　　　　　　　　水痘

五　　画

四弯风　　　　　　　　　　　　　　　　　特应性皮炎、异位性皮炎
白疕（蛇風、蛇虱、白壳疮、干癣、松皮癣）银屑病
白秃疮　　　　　　　　　　　　　　　　　白癣
白驳风（白癜、白驳、白駮、斑白）　　　　白癜风
白屑风（面游风）　　　　　　　　　　　　脂溢性皮炎
白痦　　　　　　　　　　　　　　　　　　晶形粟粒疹、白痱
瓜藤缠（梅核火丹、梅核丹、室火丹）　　　结节性红斑
皮痹　　　　　　　　　　　　　　　　　　硬皮病

六　　画

伤水疮　　　　　　　　　　　　　　　　　类丹毒
血疳　　　　　　　　　　　　　　　　　　色素性紫癜性皮肤病
肌痹　　　　　　　　　　　　　　　　　　皮肌炎
阴癣　　　　　　　　　　　　　　　　　　股癣

阴虱疮	阴虱病
奶癣（胎癥疮）	婴儿湿疹
红皮病（脱皮疮）	红皮病
红蝴蝶疮（阴阳毒、温毒发斑、瘟病发斑）	红斑狼疮

七　画

花柳毒淋（毒淋）	淋病
杨梅疮（霉疮、广疮、时疮、棉花疮）	梅毒
乳头风	乳房湿疹
冻疮（瘃冻、冻风、冻烂疮、冻烂肿疮）	冻疮
鸡眼（肉刺）	鸡眼

八　画

肾囊风（绣球风）	阴囊湿疹
肥疮（肥粘疮、癞头疮、赤秃疮）	黄癣
狐蚤病	白塞病、白塞综合征
油风（鬼舐头）	斑秃、全秃、普秃
油灰指甲（鹅爪风）	甲癣
虱疮	虱病
线瘊	丝状疣

九　画

药毒（中药毒）	药物性皮炎、药疹
疣目（千日疮、枯筋箭）	寻常疣
疥疮（虫疥、癞疥、干疤疥、脓窝疥）	疥疮
扁瘊	扁平疣

十　画

恶虫叮咬（射工伤、蚝虫螫、蜂叮疮）	虫咬皮炎
热疮（热气疮）	单纯疱疹
圆癣（钱癣）	体癣
脐疮	脐部湿疹
粉刺（肺风粉刺、面疮、面疱、酒刺）	寻常痤疮
粉花疮	接触性皮炎
酒齄鼻（酒齄、赤鼻）	酒渣鼻、玫瑰痤疮

十一画

黄水疮（滴脓疮）	脓疱疮
蛀发癣（发蛀脱发）	脂溢性脱发、男性型脱发、雄激素性脱发、早秃、女性弥漫性脱发

蛇皮癣（蛇体、蛇身、小儿鳞体）	鱼鳞病
蛇串疮（缠腰火丹、蛇丹、火带疮、甑带疮）	带状疱疹
脚湿气（田螺疱、臭田螺）	足癣
猫眼疮（雁疮、寒疮）	多形红斑
麻疹	麻疹
旋耳疮	耳部湿疹
皲裂疮（手足皲裂、皴裂疮、裂口疮、干裂疮）	手足皲裂

十 二 画

葡萄疫（紫斑、紫癜）	过敏性紫癜
紫癜风	扁平苔癣
紫白癜风（汗斑）	花斑癣
鹅掌风	手癣
腓腨发（腓腨发疽、驴眼疮）	硬红斑
湮尻疮	尿布皮炎
湿疮（浸淫疮、粟疮、血风疮）	湿疹

十三画以上

鼠乳	传染性软疣
痱子（痱、沸子、痱瘟、痤痱疮）	痱子、粟粒疹
瘑疮	手部湿疹
膏药风	接触性皮炎
漆疮（马桶癣）	接触性皮炎
瘾疹（风痦瘟、痦瘟、赤白游风）	荨麻疹
臊瘊	尖锐湿疣
鼾黑斑（鼾黑鼾黯、面黚、面尘）	黄褐斑、黑变病

附录四 | 西医病名索引

三 画

大疱性类天疱疮	217	女性弥漫性脱发	235

四 画

天疱疮	217	手足皲裂	128
日晒伤	117	风疹	74
日光性皮炎	117	丹毒	88
手癣	100	水痘	81
手足口病	79		

五 画

艾滋病	280	白塞病	191
甲癣	104	白癜风	245
生殖器疣	274	皮肌炎	207
生殖器疱疹	277	丝状疣	72
白癣	96		

六 画

过敏性紫癜	184	色素性紫癜性皮肤病	197
尖锐湿疣	274	汗疱疹	238
早秃	235	寻常疣	67
虫咬皮炎	111	寻常痤疮	225
传染性软疣	73	异位性皮炎	139
全秃	232	阴虱病	114
多形红斑	173	红皮病	180
多形日光疹	117	红斑狼疮	200

七 画

花斑癣	107	男性型脱发	235
足癣	102	体癣	105

冻疮	123	鸡眼	126
尿布皮炎	144		

八　画

玫瑰痤疮	229	股癣	105
玫瑰糠疹	171	鱼鳞病	250
非淋菌性尿道炎	271	单纯疱疹	61
肢端动脉痉挛症	194	虱病	114

九　画

带状疱疹	64	扁平疣	69
荨麻疹	151	扁平苔癣	177
药疹	146	神经性皮炎	156
药物性皮炎	146	结节性红斑	188
疥疮	109	结节性痒疹	161
类丹毒	91		

十　画

原发性皮肤淀粉样变	252	脂溢性皮炎	222
特应性皮炎	139	脂溢性脱发	235
脓疱疮	85	酒渣鼻	229

十 一 画

黄癣	98	婴儿湿疹	137
黄褐斑	241	银屑病	164
黄瘤病	255	麻疹	76
梅毒	261	淋病	267
接触性皮炎	142		

十 二 画

斑秃	232	跖疣	71
硬皮病	212	普秃	232
硬红斑	93	湿疹	131
雄激素性脱发	235		

十 三 画 及 以 上

雷诺病	194	瘙痒症	159
蕈样肉芽肿	257	慢性单纯性苔癣	156
痱子	120		

附录五

英文索引

A

atopic dermatitis   特应性皮炎   139

acne vulgaris   寻常痤疮   225

alopecia areata   斑秃   232

alopecia totalis   全秃   232

alopecia universalis   普秃   232

alopecia seborrheica   脂溢性脱发   235

androgenetic alopecia   雄激素性脱发   235

anaphylactoid purpura   过敏性紫癜   184

Addison's disease   阿狄森病   242

AIDS（acquired immunodeficiency syndrome）   艾滋病   280

auspitz's sign   点状出血现象   165

allergic contact dermatitis   变应性接触性皮炎   143

B

bullous pemphigoid   大疱性类天疱疮   217

Behcet disease   白塞病   191

Behcet syndrome   白塞综合征   191

C

chloasma   黄褐斑   241

clavus   鸡眼   126

contact dermatitis   接触性皮炎   142

condyloma acuminatum   尖锐湿疣   274

CREST syndrome   CREST 综合征   213

CTCL（cutaneous T cell lymphoma）   原发性皮肤 T 细胞淋巴瘤   257

congelatio   冻伤   123

D

drug eruption   药疹   146

dermatitis medicamentosa   药物性皮炎   146

dermatomyositis   皮肌炎   207

DLE （discoid lupus erythematosus）　　盘状红斑狼疮　　200

E

erysipelas　　丹毒　　88

erysipeloid　　类丹毒　　91

erysipelothrix rhusiopathiae　　猪丹毒杆菌　　91

erythema induratum　　硬红斑　　93

eczema　　湿疹　　131

erythroderma　　红皮病　　180

erythema multiforme　　多形性红斑　　173

erythema nodosum　　结节性红斑　　188

F

filiform warts　　丝状疣　　72

G

gonorrhea　　淋病　　267

genital herpes　　生殖器疱疹　　277

Gottron papule　　Gottron 丘疹　　208

H

hand—foot—mouth disease　　手足口病　　79

herpes simplex　　单纯疱疹　　61

herpes zoster　　带状疱疹　　64

HIV　　人类免疫缺陷病毒　　280

HSV　　单纯疱疹病毒　　61

HPV　　人类乳头瘤病毒　　67

I

impetigo　　脓疱疮　　85

insect bite dermatitis　　虫咬皮炎　　111

infantile eczema　　婴儿湿疹　　137

ichthyosis　　鱼鳞病　　250

irritant contact dermatitis　　刺激性接触性皮炎　　143

L

lichen simplex chronicus　　慢性单纯性苔藓　　156

lichen planus　　扁平苔藓　　177

lupus erythematosus　　红斑狼疮　　200

M

measles	麻疹	76
miliaria	痱子	120
MF（Mycosis Fungoides）	蕈样肉芽肿	257
melasma	黄褐斑	241
melanosis	黑变病	241
male pattern alopecia	男性型脱发	235
molluscum contagiosum	传染性软疣	73
MCV	传染性软疣病毒	73

N

neurodermatitis	神经性皮炎	156
nongonococcal urethritis	非淋菌性尿道炎	271
nodular vasculitis	结节性血管炎	188

O

| onychomycosis | 甲真菌病 | 104 |

P

phytophotodermatitis	植物日光性皮炎	117
polymorphous light eruption	多形性日光疹	117
pediculosis	虱病	114
pediculosis pubis	阴虱病	114
pernio	冻疮	123
pruritus	瘙痒症	159
prurigo nodularis	结节性痒疹	161
primary cutaneous amyloidosis	原发性皮肤淀粉样变	252
pompholyx	汗疱疹	238
pemphigus	天疱疮	217
pigmented purpuric dermatoses	色素性紫癜性皮肤病	197
psoriasis	银屑病	164
pityriasis rosea	玫瑰糠疹	171
premature alopecia	早秃	235

R

rubella	风疹	74
rhagades manus et pedes	手足皲裂	128
rosacea	酒渣鼻，玫瑰痤疮	229
Raynaud disease	雷诺病	194
Ramsay－Hunt syndrome	Ramsay－Hunt 综合征	64

S

scabies	疥疮	109
solar dermatitis	日光性皮炎	117
sunburn	日晒伤	117
syphilis	梅毒	261
seborrheic dermatitis	脂溢性皮炎	222
scleroderma	硬皮病	212
Stevens－Johnson syndrome	Stevens－Johnson 综合征	173
SLE（systemic lupus erythematosus）	系统性红斑狼疮	200
SCLE（subacute cutaneous lupus erythematosus）	亚急性皮肤型红斑狼疮	200

T

tinea favosa	黄癣	98
tinea manus	手癣	100
tinea pedis	足癣	102
tinea unguium	甲癣	104
tinea corporis	体癣	105
tinea cruris	股癣	105
tinea versicolor	花斑癣	107

U

urticaria	荨麻疹	151

V

varicella	水痘	81
VZV（varicella zoster virus）	水痘－带状疱疹病毒	64
verruca	疣	67
verruca plana	扁平疣	69
verruca plantaris	跖疣	71
verruca vulgaris	寻常疣	67
vitiligo	白癜风	245

W

wart	疣	67
white ringworm	白癣	96
Wickham	Wickham 纹	177

X

xanthomatosis	黄瘤病	255

附录六

主要参考文献

北京中医医院．赵炳南临床经验集．北京：人民卫生出版社，1975

陈德宇．中西医结合皮肤性病学．北京：中国中医药出版，2005

顾伯康．中医外科学．上海：上海科学技术出版，1986

金起凤，等．中医皮肤病学．北京：中国医药科技出版社，2000

李博鉴．皮科证治概要．北京：人民卫生出版社，2002

李曰庆．中医外科学．北京：中国中医药出版社，2002

李元文，等．专科专病名医临证经验丛书·皮肤病．北京：人民卫生出版社，2002

刘承煌．皮肤病理生理学．北京：中国医药科技出版社，1991

欧阳恒，等．新编中医皮肤病学．北京：人民军医出版社，2000

瞿幸．中医技术资格考试辅导用书·中医皮肤与性病学．北京：中国中医药出版社，2005

王沛，等．中医外科治疗大成．河北：河北科学技术出版社，1997

赵炳南，等．简明中医皮肤病学．北京：中国展望出版社，1983

赵辨．临床皮肤病学．南京：江苏科学技术出版社，2001，第3版

朱仁康．中医外科学．北京：人民卫生出版社，1987

朱学骏，等．实用皮肤病性病治疗学．北京：北京医科大学出版社，1998，第2版

中医研究院广安门医院．朱仁康临床经验集．北京：人民卫生出版社，1979

张学军．皮肤性病学．北京：人民卫生出版社，2008，第7版

南京中医学院医经教研组．黄帝内经素问译释．上海：上海科学技术出版社，1981，第2版

南京中医学院．诸病源候论校释．北京：人民卫生出版社，1982

《圣济总录》．北京：人民卫生出版社，1982

《证治准绳·疡医》．上海：上海科学技术出版社，1958

《外科正宗》．北京：人民卫生出版社，1973

《医宗金鉴·外科心法要诀》．北京：人民卫生出版社，1981，第2版

《外科大成》．上海：上海卫生出版社，1957

《洞天奥旨》．北京：中国中医药出版社，1992

《外科证治全书》．北京：人民卫生出版社，1983